UNREAD

远离那个牙医

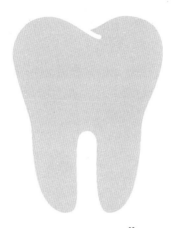

AUF DEN ZAHN GEFÜHLT:
Wie unsere Zähne stark und gesund bleiben

[德]斯特凡·菲克尔
Prof. Dr. med. dent. Stefan Fickl

著

陈敬思

译

天津出版传媒集团

天津科学技术出版社

著作权合同登记号：图字 02-2023-190 号

Original Title: „Auf den Zahn gefühlt. Wie unsere Zähne stark und gesund bleiben" by Stefan Fickl
Illustrations by Nadja Tilke, Guter Punkt
Copyright © 2022, Verlag Kiepenheuer & Witsch GmbH & Co. KG, Cologne/Germany
Simplified Chinese translation copyright © 2023 by United Sky (Beijing) New Media Co., Ltd.
All rights reserved.

图书在版编目（CIP）数据

远离那个牙医 / (德) 斯特凡·菲克尔著；陈敬思译. -- 天津：天津科学技术出版社，2023.11
ISBN 978-7-5742-1652-5

Ⅰ . ①远… Ⅱ . ①斯… ②陈… Ⅲ . ①口腔科学－普及读物 Ⅳ . ①R78-49

中国国家版本馆CIP数据核字(2023)第196939号

远离那个牙医
YUANLI NAGE YAYI

选题策划：联合天际·社科人文工作室

责任编辑：马妍吉

出　　版：天津出版传媒集团
　　　　　天津科学技术出版社

地　　址：天津市西康路35号

邮　　编：300051

电　　话：（022）23332695

网　　址：www.tjkjcbs.com.cn

发　　行：未读（天津）文化传媒有限公司

印　　刷：天津联城印刷有限公司

关注未读好书

客服咨询

开本 880 × 1230　1/32　印张10.5　字数230 000
2023年11月第1版第1次印刷
定价：88.00元

本书若有质量问题，请与本公司图书销售中心联系调换
电话：(010) 52435752

献给维姬、海伦娜和尤斯图斯

目录

第三部分

成熟的牙：关于龋洞、裂缝和初步修补

第四部分

衰老的牙：从小磕小碰到全面报废

第五部分

脱下白大褂：牙医生涯幕后探秘

序

谁要读一本讲牙齿的书啊？
本书的"说明书"

亲爱的读者们：

想象一下，某个清晨，您心情愉悦地从床上一跃而起，窗外阳光明媚，预示着美好的一天即将到来。您看了一眼日历，然后愣住了——日历上赫然写着几个可怕的字：预约看牙医。

关于这一点，我有很多病人的故事可讲，他们为了逃避看牙医，编出了各种离谱的借口：路上堵车了，地址忘了，宠物狗生病了等，只要能不看牙医，他们编出的借口一个比一个有创意。我还有许多病人非要拖到牙齿"咔吧响"了才来看病，如果不是疼得实在受不了，他们是绝对不愿意踏进我的诊所一步的。

既然我们都不愿意面对这个主题，那又为什么要搞一本讲牙齿的书呢？毕竟除了每天刷两次牙，一年去做一次例行检查，我们也没法再对我们的牙齿做什么，不是吗？

所以我为什么不写一本牙医专业著作，发明一种全新的手术技法，再以天才发明者的名字为它命名呢？我倒确实这么考虑过，但我的姓破坏了这个计划——顶着"菲克尔切法"[1]这个名字的手术技法估计很难推广吧……

但您现在之所以能读到这本书，并不是因为上面这个原因。有一个事实也许很多人并不知道：除牙齿以外，此时此刻人体内外的几乎所有东西都会在大约一年内经历一次更新换代。身体的其他部位会不断地自我更新，细胞会被替换，头发会持续生长，但您嘴里的每一颗牙齿依旧是六岁那年从牙床上长出来的那颗。作为牙医，我甚至见过辛勤工作了将近一百年的牙！真是令人难以置信，毕竟现在用了两年的手机就已经算是古董了。尽管如此，大多数人对牙齿的了解还是少得出奇，也不知道如何让牙齿保持健康强壮。我希望能通过风趣的方式让您掌握一些有关牙齿的基础知识，顺便像拔牙一样拔除一些不切实际的想法——当然，我们拔除的只是想法。

不要害怕，我们现在已经不像以前那样急着拔牙了，牙病预防才是当今牙科医学的热门话题——本书也会提及这一方面。

您绝对想象不到，我在私人场合跟人聊起我这个职业的概率有多高！人人都有关于看牙医的故事可讲，或者眼下正受牙病困扰，而后者发生的概率更高。看到没有，虽然我们牙医不是特别招人待见，但人人都需要我们！

我至今还清楚地记得，在某次家庭聚会上，有位老先生在主菜上来时从嘴里摸出了假牙，问我能不能随手帮他磨一磨他这颗会引起压痛的假牙。我那会儿还在读医学院，这完全超出了我的能力范围。假如换成现在的我，自然会拿出《百战天龙》里马盖先[2]的派头，用牛排刀解决掉这个

---

1 可能因为作者的姓"Fickl"会让人联想起德语里的不雅词，但这个姓氏实际上起源于德语常见人名"Friedrich"的昵称"Fricke"，与不雅词并无关系。——译者注
2 马盖先（Angus MacGyver）为美国电视剧《百战天龙》的男主角，最大的特点为不带武器，足智多谋，擅长就地取材，靠随身携带的瑞士军刀及身边各种不起眼的物品解决困难。——译者注

压痛点。

同样重视我的建议并大力协助我的还有过分焦虑的年轻父母们，自从我和妻子有了孩子之后，他们就经常来我家做客。他们往往会遮遮掩掩地问我，能不能帮忙看看他们家孩子嘴里某颗长歪了或变黑了的牙。更让人难忘的是我亲爱的岳母，她有一次像召唤四处出诊的乡村医生一样，把我叫到一场盛装晚宴上，就为了让我在女厕所里帮她冲洗一下牙周袋[1]。

事到如今，我已经习惯了这种"加班"，可以毫无心理负担地在摆着烤肠和烤鸡的餐桌旁帮人看看他们疼痛的牙齿。有时我也会这样回应："幸好我不是妇科大夫！"

我的确很庆幸我不是妇科医生，而这并不仅仅因为我可以在烧烤野炊现场治病。和肝脏、大脑或骨骼相比，牙齿有一大好处：它们是您看得见的器官。您往往可以自己看见牙齿出了什么问题，比如牙龈肿了，或者牙上有个黑色的洞。绝大部分情况下，走进我诊所的病人都能明确指出究竟哪儿疼。和内科医生的体验比，这显然是一种奢侈，毕竟他们的病人只会说自己"肚子疼"，所以他们必须跟腹腔里的全部器官较一遍劲，才能给出正确的诊断。我们牙齿出的很多问题往往很好找到原因，有些问题您甚至可以自己解决！假如换成神经外科医生来写这么一本指南，估计书里就不会有这么多关于自己动手的建议了。

除此之外，还有一点我很看重：牙科通常不会面临生死攸关的情况。这份职业既可以救人，通常又不会造成很大的损失，这多难得啊。简而言之，我爱我的工作，也希望您能在字里行间感受到我的这份热爱。

但另一方面，牙医的确没什么好名声。除了看牙医时常常不可避免的痛苦体验，20世纪80年代给大众留下的印象依旧阴魂不散，影响着牙医的名声。那时牙医是自由职业者中最赚钱的，许多同行收藏红酒、购买跑

---

1 指牙周炎患者的牙齿和牙龈之间形成的袋状结构。——编者注

车、拥有度假别墅，过着奢侈浮夸的生活。今天的牙医依然收入不菲（关于这一点我会在"宇航员、消防员与心脏外科医生：谁想当牙医啊？"一章中展开讲），而且我必须承认，要想辨认出此地是否有牙医大会，看一眼地下停车场停了什么车就行了，而且这种大会一般还会选在相当"糟糕"的地方召开，比如叙尔特岛、曲尔斯镇或马略卡岛[1]。与此同时，我如今认识的许多同行对这份工作都有着极其坚定的信念，他们每周会在自己的诊所里工作五十小时以上。本书也希望能够让大家看看牙医这个行业背后的故事，了解一下用钻头钻牙的体验，从业三十年的牙医的"后背健康"情况，以及最新款保时捷卡雷拉的驱动装置感觉如何。

那您应该如何阅读本书呢？首先，这是一本指南，而非小说。如果您想了解一下口腔黏膜，您可以直接从后面的"黏膜：不只是牙，整个口腔都归牙医管"一章开始阅读。您对种植牙有需求？请您翻到"救命啊，我的牙医要在我的骨头上开个洞！关于种植牙您想知道的一切"一章。您在担心您孩子或孙辈的牙齿健康状态？请您读一读"乳牙：反正很快就要掉，所以无所谓？"这一章或"恒牙：不是每个孩子都需要正畸，也不是每个大人都必须拔智齿"一章。如果您更想知道牙医究竟赚多少钱，或想了解牙科医学如何开展研究，请您直接跳到本书的第五部分"脱下白大褂：牙医生涯幕后探秘"。

也许您想了解更多关于现代牙科医学和牙病预防的重要性？那请您继续读下去，直接把这本书读完，希望能让您增长一些相关知识。如果您很着急，可以直接看每章结尾都会对最重要的建议做出的总结。如果您觉得补牙材料、种植牙和牙缝刷这些"硬核牙科科普"有点儿过量，附录里收录了一些有趣、刺激，甚至富有戏剧性的趣闻逸事，它们都来自我作为牙医的工作日常——而且全都是真人真事！

1　此三处均为著名度假胜地。——译者注

本书中的大部分内容都基于我作为牙医的经验，其中许多内容都得到了学界的证实，但并非全部如此，不过学界证实也并非必须。我在研究领域工作了很长时间，有能力评估科学研究及其在牙科日常治疗实践中的实际意义。十年前我们还认为，医生或牙医只能依照有科学依据的研究结果（人们称之为"循证医学"）做出判断，到了今天，我们已经比那时走得更远，医生从业几十年积攒的临床经验明显比先前的更有分量。在我看来，以我个人为例，科学研究的指导加上医生的直觉才是最有效的。而如果您遇上的是小问题，那这本指南自然能够帮到您。

希望您看得轻松，看得开心，以及我虽然不这么希望，但您也许和那位出席我在美国举办的讲座的听众会有同感。他在讲座结束后上台对我说："现在我的迷惑更多了！"

您的

斯特凡·菲克尔

编者按：本书中提及的医保制度相关内容皆为作者根据德国真实情况所写，仅供读者参考。

第一部分

牙齿和牙医

牙齿本牙：
明明挺明显，却总是被忽视

牙齿——几乎人人都接触过这个话题。毕竟在人的一生中，三十二颗牙随机出毛病的概率还是挺高的。三十二颗牙？真有这么多颗吗？理想情况下确实有这么多，因为人正常的牙齿数量就是二十八颗恒牙加四颗智齿。有时会有人在背后悄悄议论牙医，说他们在赚钱方面可比耳鼻喉科医生精明多了，因为后者只能跟一个鼻子、一个喉咙和两只耳朵打交道。换个思路想，骨科医生也没什么可抱怨的：考虑到人全身上下有那么多块骨头、那么多个关节，他们出诊治病的概率可不比我们牙医低。

在本书的开头，我想为您简单总结一下有关牙齿的基本知识，这样既能让您在阅读书中其他部分时有一定知识储备，又能让您多一些咖啡桌旁闲聊的谈资。我们人类的上下颌各长有四颗切牙、两颗尖牙、四颗前磨牙和六颗（恒）磨牙[1]。牙齿一颗挨着一颗排列在一起，相邻的两颗牙会在一个地方轻轻挨在一起，这个地方就是所谓的"接触点"。当您使用牙线，牙线穿过接触点时会发出清脆的弹响声。说到牙线——您对这根细线深恶

---

[1] 切牙即门牙，尖牙即犬牙，前磨牙即双尖牙，磨牙即臼齿，第三（恒）磨牙即"智齿"——编者注

痛绝？那我有个好消息要告诉您：在牙科领域，很少有什么东西能像牙线一样，一面受到牙医和牙病预防人员的大力推荐，一面被最新的科学研究证明用处并不大。如果想要毫无心理负担地就此告别牙线，您可以参阅本书后面"牙刷、牙线、牙缝刷：谁才是真正的口腔清洁冠军？"一章。

在牙齿数量方面，大自然自由发挥的空间很大，并不是所有人都能长齐三十二颗牙，比如有些人的嘴里会多长几颗牙。我曾经接诊过两位病人，巧合的是，他们俩不仅在同一天来到我的诊所就医，还在等候室聊起了各自的病情：一位病人除智齿以外，还在前牙[1]后面多长了两颗牙；而另一位病人则天生少长了两颗侧切牙。两位病人最终都接受了包括手术在内的各种治疗，拔除了多余的牙齿，补上了缺失的牙齿。我旁听到二人在等候室中感叹："太可惜了，要是咱俩能交换一下牙齿多好，这样咱俩的问题不就都解决了！"

实际上，牙齿缺失并非罕见问题。有研究表明，有11.3%的人缺失一颗牙，其中最常缺失的是智齿。大部分缺失智齿的人还是比较幸运的，毕竟少长一颗智齿就可以少拔一颗智齿。关于什么时候拔智齿、是不是一定要拔智齿这两个问题，我们会在后面的"恒牙：不是每个孩子都需要正畸，也不是每个大人都必须拔智齿"一章中再详细探讨。第二常缺失的是下切牙，对缺失了这种牙的人而言，情况会更复杂：在长牙的过程中，牙齿会让骨骼和牙龈跟着一起生长，这二者不仅在人们的日常生活中至关重要，做种植牙时同样不可或缺。

牙齿并不是稳稳地和颌骨长在一起，而是被一些吊床一般细细的纤维组织固定在颌骨上的。您可以亲自试试看：用两根手指捏住下侧前牙，然后试着晃一晃——您会发现，这颗牙会轻微地来回摇晃，颌骨深处也会传

---

1 前牙包括切牙和尖牙，后牙包括所有磨牙。——编者注

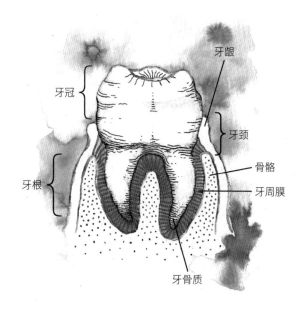

牙冠

牙龈

牙颈

骨骼

牙周膜

牙根

牙骨质

来一种压迫感。但如果您的牙晃动幅度已经有点儿大（这个问题我们会在"噫，好臭啊！我得了牙周病！"一章中谈），那我建议您还是在别人嘴里试试，比如您的岳母。

说到这里，人们可能会发问：身体为什么要把牙周组织搞得这么复杂呢？直接让牙齿和颌骨长在一起岂不是更简单？如果真这样的话，我们的牙就会缺失很多"感觉"，因为这些起到固定作用的纤维是如假包换的感觉大师。这里起到作用的是著名的"樱桃核效应"：如果您在享用黑森林樱桃蛋糕时不慎猛地咬上了一颗樱桃核，这些将牙齿与颌骨连接在一起的纤维会先感觉到这一点，并让您反射性地张开嘴巴，从而保护牙齿不被硌坏。喝咖啡闲聊中途忽然张大嘴看起来很奇怪，但这样做可是救下了您的一颗牙呢。

顺便说一下，上颌和下颌在解剖学层面有巨大的差别：下颌只靠一个关节，即颞下颌关节与颅骨连接在一起，除此之外下颌就像一个骨支架，虽然有时体感上并非如此——下颌是头颅上唯一能活动的部位。有时我会将这个事实作为与病人沟通的小妙招：如果我说"请向右活动一下下颌"，在诊疗椅上坐久了的患者往往并不能理解我的意思，因此我会说"请向左活动一下上牙"。尽管这话听起来完全离谱，但大部分情况下我都能收获想要的结果！

如我们之前所说，人类的牙齿有一大特点，那就是我们的恒牙要用一辈子。在这一点上人类与鲨鱼不同，鲨鱼的下颌里有一个迷你"传送带"，如果有牙齿在咬合过程中脱落，只需要从储备中取出一颗新的就好。因此，牙齿培育是牙科医学的热门课题之一。假如有颗牙坏了，只需要用几个干细胞在实验室里培育一段时间，再将其植入缺牙处，然后新牙就会像小时候那样从下颌里长出来，这画面多美啊！与此同时，柏林工业大学的研究者们甚至已经成功让牙齿在实验室里（人们称之为"体外"）继续生长。然而，该领域的大部分研究者都认为，想要将这项技术投入日常实践，人们还需要等待相当长的时间，即便您还比较年轻，很遗憾，这项技术跟您也没有什么关系。

我们还是来看一个更基础的问题吧：我们为什么要长牙？您也许会立刻回答道：这不明摆着嘛，长牙是为了咀嚼。当然，这的确是主要原因之一（请参见"一天一苹果，牙医远离我？"一章），但牙齿还有许多其他的功能。首先是说话，牙齿对发声至关重要，要发出辅音f、w和v，就要用到上门牙和下嘴唇。您也可以试着念一下"消防队"（Feuerwehr）这个词，但在念的时候不要让嘴唇碰到牙齿。如果您在尝试时收获了火车或等候室邻座投来的奇怪眼神，您就说自己是一名著名演员，正在为一部电影练台词——一部有关消防队的电影。

当然，对大多数人而言，牙齿还担负着另一项非常重要的任务。美丽的外表离不开牙齿，更离不开整齐、无磨损的牙齿。如果您对让牙齿更加美观更有兴趣，那请您直接跳到"魔镜魔镜告诉我，谁的牙齿最漂亮？"一章，我们会在那一章里讨论现代牙科医学中用以改善牙齿及牙龈外观的各种方案。作为牙医，评估其他人的牙齿美观度已经成了我们的第二天性。我至今还记得，我那同为牙医的父亲曾在见到一位熟人后宣布："从他的面部表情来看，M先生上门牙的切缘短了1.5毫米，但除此之外，他是个很好的人！"多项研究表明，整齐的牙齿对一个人的自信心和他在别人眼中的观感都至关重要。与牙齿不整齐、颜色较深的人相比，人们不仅觉得牙齿整齐洁白的人更有吸引力，还认为他们更可靠、更聪明、更沉稳。当然，这些都是偏见，但这种快速评判我们往往避无可避。另外，牙齿也要与主人及其年龄相匹配。整齐洁白、毫无磨损的牙齿在年轻人嘴里当然是好看的，但出现在八十岁老人嘴里就不是那么回事了。您看，牙齿美容有如走钢丝，美观固然重要，但也得合适才行。顺着这个思路想下去，您能对牙医提出最糟糕的批评便是："您给我做的这新牙不管是颜色还是形状都很有马桶风味啊！"

下面我们来说说牙齿令人不快的一面——牙痛。发生在头部的疼痛本来就会让人想到"生死攸关"的事情，让人开始担心最坏的情况。想想汤姆·汉克斯在那部著名的好莱坞大片里的那个场景：流落荒岛的他忽然犯了牙痛，并成功锁定了那颗成为罪魁祸首的牙。回想一下他用滑冰鞋上的冰刀从下颌上撬牙的画面，您是不是五官都拧在一起了？牙痛的确会让人动弹不得，毕竟脸中央的疼痛是无法被忽视的。关于牙痛，有一个好消息：只要接受牙科治疗，牙痛来得快，去得也快；但也有一个坏消息：居家治疗并不能真的治好牙痛，通常只能在短时间内缓解症状。

尽管如此，我还是想在本书开头给您一些建议，以备不时之需。您倒也不必一牙痛就像汤姆·汉克斯那样抄起溜冰鞋准备自己动手解决，毕竟那可能会让您周围的人满头问号。牙痛往往由以下两种原因造成：要么是蛀牙导致牙神经受到攻击，从而引发炎症；要么是牙周病导致牙龈肿胀疼痛。这两种问题都是细菌导致的，因此解决方案很明确，那就是对抗这些细菌。

我们先从对您而言比较容易治疗的病——牙周病——说起。其实，正确的叫法是牙周炎（Parodontitis，炎症在医学术语中都以-itis结尾），但外行人对牙周病这个名字更熟悉。您可以看一眼疼痛处，如果您看到了红肿的牙龈（和口腔另一侧相比），那疼痛可能是急性牙周病所造成的，现在唯一有用的就是刷牙，刷牙并且消毒——最好用药店买来的抗菌漱口水。

因此，对于治疗急性炎症，我的第一个建议是扔掉您的旧牙刷，毕竟您肯定不想把上面已有的细菌再带回嘴里。拿一把全新的牙刷，蘸上抗菌漱口水，然后处理发炎的地方。如果您手头没有漱口水，您也可以使用冷却的洋甘菊茶或盐水，这些溶液也能杀菌。一开始患处可能会流血，会有点儿疼，但过一会儿就会好转。不过，请不要误会我的意思，治疗到这里还没有结束，因为这样的处理治标不治本。您目前所做的这一切更像是给发霉的墙面重新刷漆，这些处理会奏效，但不会持续太久，您还是尽快跟牙医预约面诊为妙。

不幸的是，更经常引起牙痛的是龋齿，而龋齿更难自行治疗，因为引发疼痛的炎症往往出现在牙根末端。兴许您还记得那句古老而贴切的谚语："牙齿长在了脓液上！"对付这种牙痛，通常有用的是冷敷降温和服用止痛药，但我在前面也说过，能够完全迅速止痛的往往还是牙科治疗。

如您所见，说到牙齿，最重要的是两个方面：其一是通过预防来避免问题发生，其二是找到一位合适的牙医。于是问题来了：我应该选择哪位牙医？我需要请专家吗？有两个博士学位的医生一定比没有博士学位的好吗？关于这些问题，您将在下一章中找到答案。

找对医生很重要：
五星好评比博士头衔重要多了！

说到头衔，奥地利依旧保留了许多过去的传统。无论是枢密院议员、硕士，还是教授，只要是个人就有头衔。人们每天都在使用这些头衔，甚至把它们写在自家门铃上。结婚的一大福利在于这些头衔往往可以在婚姻登记处共享："教授夫人，请代我向您的丈夫，教授先生问好！"

到了美国，情况则有所不同。我曾经在纽约大学牙科诊所待过两年，从事教学和研究工作。对我而言，这是个巨大的变化：无论是美式足球、根本不存在的医疗保险，还是地下垃圾分类，大洋彼岸有很多事情都很不一样。

一切都看起来十分气派，令人印象深刻，那家纽约牙科诊所也顺理成章地位于一栋小高层建筑之中。但刚开始最令我震撼的事情是这个：为什么我的老板、牙科医学领域最著名的临床医生与科学家之一，他的名牌上竟然只有一个"博士"头衔，而那些负责洗牙的同事的名牌上都写着"教授"？

作为毕恭毕敬的欧洲人，我自然对纽约大学助理人员的能力水平产生了敬意。但我的敬意并没有维持多久，因为后来我了解到，在美国，"教授"等同于"老师",所以在美国每个"博士"被称作"教授"时心里多少都会有点儿别扭。也就是说,在美国,教授只是普通老师,而获得"博士"头衔才是真正的高级学术荣誉。

所以您看,不同的国家有不同的习俗。在德语国家,"教授"是拥有最高社会声望的头衔,而且——我可以确切地告诉您——是用汗水和背痛换来的。汗水是为科学研究而流的,而背痛则是因为向老板或实验室负责人点头道谢造成的。

您也许会想,一本牙科指南里写这么一章干什么?作者是在炫耀自己光鲜的人生经历吗?不,我并没有这个打算。

我的目的其实是让作为病人的您了解一下大概情况,毕竟,现如今各种头衔、专家和专科牙医五花八门,层出不穷,场面有点儿像安迪·沃霍尔几十年前的形容:"在未来,每个人都能出名十五分钟。"现在有人认为,一个没有额外头衔或者额外资历的牙医就没什么本事,但这种想法大错特错!下面我们就来看看个中缘由。

我的牙医根本没有博士学位……是不是有点儿不对劲?

博士学位和牙科执业许可证(允许从业的许可)之间没有任何关系。博士学位是为某一学术领域——如医学、牙科医学、化学等——的科学成就而颁发的。由于近几年的丑闻,现在大家都知道了,博士论文必须是一篇独立完成的学术论文,而且必须能明确体现个人的学术贡献。如果能做到这一点,只要顺利通过答辩,您就可以在门牌上加上"博士"二字。但您不必因为您的牙医没有博士学位而感到忧心忡忡。博士学位固然可以称得上学习结束之后或学习过程中努力完成的一项苦差事,但没有博士学位并不意味着这个人很懒惰。相反,这个人为了支付学费,可能不得不在假期外出工作，而另外一两个家境优渥的孩子却可以在这段时间里不紧不慢地准备他们的博士论文……

我在担任大学教授期间也指导过一些博士生，并得以一路陪伴他们，直到他们取得博士学位。我可以告诉您，完成一篇博士论文需要付出大量的时间、精力，且这一过程很痛苦。现在人们已不再像前几代人那样重视学术头衔，这是大势所趋，因此在不久的将来，没有博士学位的牙医将会越来越普遍——但在专业方面，他们绝不会比他们拥有博士学位的同行差。

就医小贴士

牙医的资历与博士学位一点儿关系都没有。就是这样。您不用在意这个。

我得找个专家——怎么找？

对某些治疗，选择一个在相关专业领域知识储备非常丰富，而且此前有过多次此类治疗经历的医生至关重要。牙科医学领域中比较典型的例子就是复杂的牙齿美容治疗，比如牙齿贴面。要想做好牙齿贴面，需要医生有充足的经验、良好的审美，以及有长期合作且业务过关的牙科技师。除此之外，还有一些困难的外科手术也有必要请专家来做，例如在骨质结构较差的情况下做种植牙，重点并不在于专家的种牙手艺更好，而在于更有经验的外科医生更不容易因手术中出现意外而方寸大乱。

每个有经验的颌面外科医生都可以给您讲述一些病人的故事，故事的主人公往往嘴角鲜血直流，被出租车送进了诊所，因为之前为这个人治疗的牙医怎么都没法把那颗顽固的智齿从病人的下颌里拔出来。

手术做到一半被推到另一个牙医那里，这自然是最糟糕的情况。我个人目前认为，专家的最大优势在于：如果手术中事态没有按照计划发展，他们能够找到可行的解决方案。

最理想的情况当然是您的牙医主动推荐您去找某位专家进行治疗。大部分情况下，这种推荐都是非常实用的好建议，因为他们双方往往是长期的合作伙伴，如果没有很多成功案例，这种合作是难以维系的。从自身经历出发您也应该能明白这个道理，如果您向别人推荐的东西并没有您说的那么好，那这对您也会造成影响。

如果您想亲自寻找一位专家来解决您的牙齿问题，牙科行业协会可以给您提供很好的参考。在大部分专业协会都能找到经过认证的专家，即更频繁地进行某些特定治疗的牙医。如果您有疑问，不妨在面对这种复杂问题时征求一下第二位专家的意见——这样做永远不会有什么坏处，特别是对于更大、更困难的治疗，那更有必要这样做。

诊所名牌上还有可能出现一种特殊的头衔，即所谓的理学硕士（Master of Science, MSc）。目前有为数不少的牙医都拥有这一学术头衔。这个头衔说明其持有者已经在牙科医学领域顺利完成了一套系统化的在职进修，这种进修的一大特色在于其学术性。其他在职进修课程，进修者只要到场听课就够了，但理学硕士的课程并非如此。要想获得理学硕士学位，除了通过考试，受训者还需要撰写一篇符合学术标准的硕士论文。因此，对病人而言，名牌上的理学硕士头衔是一个非常有效的判断标准，说明牙医对某一特定主题做了深入的研究。尽管如此，在专业上，拥有理学硕士学位的牙医依然要排在专家或专科牙医（例如专精口腔外科的牙医）之后。

对德国的医生和牙医而言，能够进入《焦点周刊》（FOCUS）医疗从业人员名单可以算得上是个小小的荣誉。业内人士非常希望能够入选这个名单，而通常情况下只有做出某些"特殊"事情的从业者才能入选，比如在科研领域有所建树或在重要的学界大会上做了许多报告的人。入选《焦点周刊》名单靠的是其他牙医的推荐，可以说这是相当独立的榜单了。因此，如果您的牙医，或别人推荐给您的牙医榜上有名，这自然不是什么坏事。

👍 就医小贴士

您可千万别误会了。您不需要什么毛病都请专家来看，也不需要什么毛病都去专业协会的网站上做功课。许多牙医的业务水平都很高，因为他们在自发地不断学习。我父亲就是这样的牙医，他每个周末都去上课，晚上还要阅读专业期刊，他的心里只装着一件事，那就是牙科医学。如果您找到了这样的医生，那您就不需要请专家了。您需要接受比较困难的治疗？如果您的医生把您介绍给了一位他/她非常信任且长期合作的同事，那您可以接受这个推荐。除此之外，《焦点周刊》名单可不是单靠挖鼻孔就能进的……

我的牙医是个教授，所以我要多掏钱吗？

我经常听到病人说："当然了，在您这儿看病是贵一些，毕竟您是教授，肯定要多收钱的。"

这是错误的想法，因为头衔和结算方式并不直接挂钩，非要说的话，教授看病会多收钱，往往是因为转给高度专业化教授的病例治疗难度相应更高。

对我而言，获得教授头衔那天是一个非常特殊的日子，毕竟这可是取得了最高的学术头衔……所以之后只有下坡路可走了，对吧？其实，自己开设牙科诊所的教授算是个例外，毕竟获得任教资格，然后拿到"教授"头衔是申请大学教职的前提条件，因此教授其实都应该留在大学里。

但现实中两种情况都存在：留在大学（大学附属医院）里的教授同样在诊治病人，而一些自己开设诊所的牙医也在使用"教授"这个头衔。

这是因为有些牙医——我就是这种情况——在某个时候决定不再继续在高校任职，而是进入私人诊所；而其他人则继续走高校这条路，有朝一日会被任命为所谓的教席教授（Ordinarius），也就是接受大学附属医院的教席。

说回到实践上来，找个有教授头衔的牙医有什么好处？首先可以肯定的是，这样的医生科研经验丰富，也在大学附属医院工作了很长一段时间。但这其实跟博士论文差不多，有没有教授头衔跟牙医业务水平高低没有关系。

唯一可以确定的是，教授每个学期都会花一定时间在任职的大学里给学生讲课，通常也会指导博士生，自然，这让他们对学界最新的研究成果相当熟悉。

就我个人而言，我一个月会去两到三次大学，和年轻的牙医们一起工作，指导科研项目，这种安排能很好地让我将实践与学术联系起来。

有些医生或牙医会在他们的医生头衔前面加上"私人讲师"（Priv.-Doz., PD 或 Privatdozent）的字样。这又是什么？私人学者吗？嗯，这个头衔的确来自大学聘用学者让他们在自己家里举办讲座和研讨会的时代。到了今天，只要一个人拿到了大学任教资格——这是获得教授职位所必需的重要学术成就——就能获得"私人讲师"这一头衔。因此，"私人讲师"可以说是获得教授职位之前的最后一个学术里程碑。

至于成为私人讲师之后会不会有朝一日成为教授，这取决于许多其他因素：有些人在拿到大学任教资格之后对耗费时间的学术研究失去了兴趣，于是便停在了"私人讲师"这个头衔上。

因此，如果您约到的医生是一位私人讲师，请您不要担心。这既不是说您的治疗会在医生的私人房间里进行，又不意味着医生只接受私人医保支付。这个头衔只标志着某人在学术领域投入了大量的时间和精力，但他未必是个更好的医生。

👆📖 就医小贴士

从个人经验出发，我可以告诉您，对很多病人而言，找个教授治疗还是很重要的。但从原则上讲，教授头衔并不能说明这个医生作为执业医师的资历。唯一可以确定的是，教授应该对学界的最新成果更加了解，因为他们每个学期都要回大学好几次。

颌面外科医生和正畸医生是一回事吗？

我百分之百建议您别弄混这两类牙医，因为颌面外科医生用的是手术刀，而正畸医生用的是牙套，弄混之后的结果可能很不妙。但我经常听病人说正畸医生给他们拔了智齿，颌面外科医生给他们做了牙齿矫正。行吧，他们爱这么说就这么说吧。

简单说一下：正畸医生是负责矫正歪斜牙齿的专科牙医，他们的病人主要是儿童；而颌面外科医生完成了对医学和牙科医学的学习，是可以施行颌骨及面部各种外科手术的专科牙医。因此，如果您在候诊室里看到《芝麻街》里的伯特和厄尼或米老鼠在冲您微笑，那您拜访的应该是正畸医生。

关于看正畸医生这个话题，我们会在"恒牙：不是每个孩子都需要正畸，也不是每个大人都必须拔智齿"一章中展开谈谈，毕竟人们通常都是小时候才去看正畸医生。有趣的是，颌面外科医生也有一个主要针对儿童和青少年病人的手术，那就是拔智齿。

除此之外，还有一个共同点：这两类专科牙医都是转诊医生。换句话说，您通常是因为某个具体的牙科问题——比如牙齿歪斜或智齿移位——才被您的牙医送过去找他们的。等他们完成"工作"后，您又会回去找可能会照顾您一辈子的牙医看病。

我这边有个小建议：您可以找机会随便问问您的牙医，打听一下他和这位转诊医生/牙医合作了多久。如果您的牙医可以从很久以前的故事讲起，那您大概率就可以放心去找那位医生看病了。

说到转诊给其他医生，还有一个小小的特别之处让有些病人很困惑：很多牙医把病人送到颌面外科医生或口腔外科医生那里去种植人工牙根，等人工牙根和下颌骨长到一起之后，接手安装牙冠的却是牙医本人。这个操作听起来感觉像是汽车维修店只负责把冬季胎卸下来，而夏季胎要两天后交给另一支专业团队安装。

这个特别之处与"种植学"这一特殊学科有关，关于这个学科，我们会在"救命啊，我的牙医要在我的骨头上开个洞！关于种植牙您想知道的一切"一章中展开谈谈，所以在这里我只简要解释一下：颌面外科医生在手术技术方面非常娴熟，通常会做很多种植人工牙根以外的外科手术，但他们在牙齿修复方面——例如安装牙冠——的经验则近乎是零。您的牙医的情况则恰恰相反，他们在牙齿修复方面经验丰富，但在手术这块却没什么经验。这样一看，真是好完美的共生关系啊……

正畸医生、颌面外科医生和口腔外科医生都是转诊医生，分属于非常不同的牙医学科，可千万别弄混了！来自您牙医的推荐多半情况下是中肯的，如果双方有着长期合作，那更是如此，所以您不妨问问看……

我的牙医在网上有五星好评……

时至今日，在互联网上找不到评价的酒店、手工业作坊或搬家公司压根儿就不存在。当然，在互联网上看评价这事儿非常有吸引力，毕竟这多少有点儿像找有经验的死党征求意见："你觉得那儿怎么样？他们是怎么干活儿的？"

但也只是有那么一丁点儿像而已，因为您根本不认识在网上写下这篇测评的作者——他们的口味和喜好和您一样吗？举个例子，设想一下，在您比较宽泛的社交圈子里，您能放心地让多少人给您推荐一家酒店呢？

当然，假如这家酒店坐落在一座褐煤煤场旁边，那所有人的看法肯定都是一样的。但测评关注的往往是食物口味、环境布置、服务态度等，而在这些问题上，我们的观点往往会有根本性的差异。如果测评的对象是医生，那这些差异只会更明显。只有极少数的病人能准确判断他们的医生或牙医在做什么，能判断治疗水平高低的就更少了——这一点想必您也同意。对牙科而言更是如此，因为治疗质量的高低往往要在三到五年后才能体现出来，但根本不会有人愿意为了写个评价等这么久。因此，大多数评价往往都是围绕着诊所陈设、候诊室里矿泉水的气泡多少、诊所工作人员是否友好或治疗的痛苦程度这种话题展开的。

当然，这些话题的确很重要，毕竟没人愿意在一间破旧的棚屋里找一个满嘴蒜味的牙医看病。但换个思路，如果这个满嘴蒜味的牙医是一位世界闻名的学术泰斗，那我宁愿去找他看病，也不去找我那些在诊所入口处摆白色三角钢琴、在候诊室里放舒适皮椅的同行。

我认为这些点评网站还有一个问题：互联网上往往充斥着吹毛求疵的负面情绪，毕竟匿名批评实在是太容易了。在医学领域，如果患者出现了并发症，最主要的是如何处理它们，而患者往往只看到出了问题，于是这种负面信息就会在网上疯传起来。

您想必已经看明白了我的立场：我不想说点评网站的坏话，而且我也相信，在点评网站上有五星好评的牙医肯定算得上这一行的出色代表。

👍 就医小贴士

点评网站上说，您的牙医在全市排名第一？太棒了！他业务水平肯定差不了。但别忘了，影响评分的往往是诊所的室内装修水平和注射时的疼痛程度，要做复杂的美容或植入治疗可不能只参考这些评价。

怎样找到好牙医？
我不希望只是一位姓郝的牙医

如果您刚搬到一座新城市，那该怎么办？把《焦点周刊》上的名单翻个遍，挑一个职称头衔最多的牙医？上网搜索最好的牙医，然后直奔点评网站上评分最高的那位？要我说，这多少得根据治疗类型来决定。

如果您需要的只是常规治疗，比如一年洗一两次牙，那直接去谷歌搜一下，挑一家第一印象最好的诊所预约一下就行了。在例行检查和专业洗牙（PZR）这方面，牙医之间的业务水平差异并不是很大。

但如果您已经知道自己有牙齿问题——无论是牙龈疾病还是龋齿——或您需要种植牙，那找熟人朋友打听一下还是很有意义的。

和没什么人情味儿的互联网相比，老派的口口相传往往诚实得多。如果您找好了牙医，而且确定要接受比较困难的治疗，找个专家寻求额外建议很有必要。这与信不信任无关，只是重要治疗前的常规操作而已。顺便说一句，很多医生在自己或家人接受复杂治疗之前也会这样做。

作为患者，还能用什么评判标准来了解治疗质量呢？如果是我的话，我会从医生的网络个人主页看起。如果主页上挂着的预约就诊公告还是半年前的日期，那这往往不是什么好兆头——他们连主页都忘记维护了，保不齐也会忘记维护其他东西。到达一家诊所之后，您不妨看一看周围的环境。医疗机构中最重要的就是卫生，如果候诊室的角落里有灰尘，杂志都是去年的，那这个诊所也值得您怀疑。

在治疗室里，医生必须戴口罩和手套。如果有牙医在做初步检查时没戴口罩和手套，那我会怀疑他在做更大型的手术时是否能认真遵守各项卫生要求。

牙医不戴手套的这个画面可不是我牵强附会编出来的：几年前有位患者来找我看病，她说她实在受不了之前那个牙医了——他居然右手一股香烟味，左手一股薯片味！

👍 **就医小贴士**

对于常规治疗（例行检查，专业洗牙），在网上找个牙医当然没问题。如果需要做更复杂的治疗，最可信的依然是传统的口口相传。向相关专业协会的专家寻求额外建议不仅有必要而且很有用。要特别注意诊所的卫生情况，出现维护不周的迹象可绝不是什么好兆头！

对，我是牙医：
冷知识，牙医也是医生

在牙科医学领域，有些事情已经发生了变化。人们曾经嘲笑牙医是"牙科水管工"，这种形容倒也不无道理，毕竟过去牙医大部分的工作都是围绕着补牙、做假牙和拔牙开展的。那时，许多牙医最爱说的一句话就是："疼了就再来哈！"

我想用两个患者的例子来告诉大家，为什么我们应该在患者第一次牙痛之前就进行治疗，以及为什么我们应该更多地强调"牙医"这个称呼中"医"这一部分。

一天早上，一位患者兴高采烈地走进我的牙科诊所，和善地向大家问好。他身高一米八，体重大约八十五千克。他跟我说，他刚从健身房出来，正计划下周沿着卢瓦尔河骑行。看到他出生日期的时候我忍不住多看了一眼：生于1941年——这个男人已经八十多岁了？！

他看起来不过刚满六十岁，当然，他的一头短发和款式新潮的牛仔裤也让他显得很年轻，但我更感兴趣的自然是他的牙齿状况，毕竟我是牙医嘛。

除一颗牙齿（上颌的第一前磨牙）以外，所有的牙齿都还在，几乎没有补过牙，也没做过牙冠；对牙龈状况的测量显示他牙龈紧实，没有牙周病的迹象；在拍摄的X光片上也没有发现骨质流失或其他情况异常的迹象。

在谈话中我了解到，他在生活中为保持健康主动做出了一些正确的决定，例如及早开始牙病预防、注重饮食营养，以及避免生活中出现风险因素（如超重或抽烟）。当然，他也很幸运，因为他找到了一位很有先见之明的牙医。

例如，他回忆说，他曾经因为在大口吃梅子蛋糕时咬到一粒梅子核而崩掉了右上磨牙，那时是1990年，他的牙医建议他做种植牙，而这在当时还是一门很新鲜的技术。

在当时看来，这种做法有些大胆，但他因此保住了相邻的两颗牙（关于这一点请参见"救命啊，我的牙医要在我的骨头上开个洞！关于种植牙您想知道的一切"一章）。因为如果要制作牙桥，就要把相邻两颗健康的牙齿磨得很小，这自然会导致原本健康的牙齿多年后出现问题，例如在牙桥的牙冠边缘龋坏（关于这一点请参见"有洞就有桥：我需要假牙！"一章）。

他还告诉我们，他当时的牙医很早就开始注意牙病的预防，并向他推荐了含氟牙膏，建议他每六个月做一次专业洁牙。特别值得注意的是，时至今日，几乎所有专家都认为使用含氟牙膏可以极大降低患龋齿的风险（这个话题在"牙刷、牙线、牙缝刷：谁才是真正的口腔清洁冠军？"一章会有更多介绍）。

除此之外，他还有点儿小幸运：他的唾液成分对口腔环境更有利，他对牙周病也自带抵抗力，而这大概要感谢家族遗传。

我高兴地调高诊疗椅，告诉这位患者，他日后很可能还能继续用自己的一口好牙享用炸肉排。

两小时之后，另一位患者前来看病。她和刚刚那位患者年龄相仿，但身体状态截然不同：她有些超重，拄着拐杖走进诊所，而她的既往病史长到我们的登记表都快写不下了。

我友好地向她问好，然后和她聊了起来。和刚刚那位患者不同，她交谈中三句话不离自己的种种疾病和她目前糟糕的感受。我一下就注意到：这二人对待生活的态度有着天壤之别。我看了一眼她的口腔，里面有大量牙菌斑，严重的牙周病，有几颗牙已经坏到我都救不了的地步（关于这一点我们会在"噫，好臭啊！我得了牙周病！"一章中展开讲讲）。

通过和这位患者交谈，我发现从来没有人告知过她预防措施的重要性，她只有牙痛时才会去看牙医，她的家庭医生和牙医也从来没有向她强调过均衡饮食和体育锻炼的重要性。

所以是什么让这两位年纪相仿的病人情况如此不同，我又想通过这两个故事说明什么呢？每个人听到这里自然都明白了：这还不简单！一个人生活态度积极，一个人生活态度消极；一个人生活方式很积极，而另一个则缺乏运动，过度肥胖。

但为什么这些也会表现在牙齿上呢？因为口腔是消化道的起点，也是身体的一面镜子，长期以来孤立看待口腔的观点已经不再符合今天的认识水平。

过去，牙科医学最在意的是排列完美的牙冠和精准到一微米都不差的咬合。到了今天，我们已经知道，患者身体上的生活画风（我指的不是紧身牛仔裤）对牙齿健康起着决定性的作用。

也许您现在有些疑惑，因为您的牙医总是告诉您，只要好好刷牙，口腔就不会出问题。或者换一个相当流行的说法："干净的牙齿是不会生病的！"这句话本身没有错，但并不能概括事情的全貌。

当然，您肯定会有理有据地反驳我："如果我从今天开始再也不刷牙了，那我肯定要比每天清洁两次牙齿的人更容易得牙周病。"瑞典的一个研究小组针对这个问题做过一次非常著名的实验，他们要求参与实验的牙科学生七天不要刷牙。实验结果如何呢？大多数实验对象都出现了严重的牙龈炎症状，而当他们重新开始刷牙时，所有的症状都消失了。

所以就地解散？只要好好刷牙，就永远不会得牙科病，可以每天放心大胆地干掉一个双层皇堡，抽一整包烟？

这倒不尽然。只要找牙医聊聊，您就会注意到，牙齿健康并不仅仅与少吃甜食和一天刷两次牙有关。尤其是在过去的十到二十年里，我们越来越多地了解到，造成牙病（例如龋齿和牙周病）的因素有很多，后天因素（由环境引起的）和先天因素（例如基因决定的易感性）都会对其产生影响，认真刷牙只是其中的一个方面，虽然的确是个重要方面。

瑞典研究人员最早通过研究证实了这一点。该研究小组想要了解牙周病（牙龈疾病）是否会在相同条件下在人群中均匀分布，于是研究人员前往斯里兰卡，为种植园工人做牙科检查。这些工人没有条件接受牙科治疗或牙病预防，自己也不注意维护口腔卫生，而且还经常咀嚼烟草。

研究小组获得的结果相当令人惊讶：当然，所有茶园工人的牙齿上都覆盖有牙菌斑，几乎所有被试者都检查出了浅层牙龈炎。但是，在全体被试者中，只有大约8%的人患上了真正严重的牙周病，而且病情进展迅速；81%的人牙周病的进程相当缓慢；而有11%的被试者，您猜怎么样，根本没有显示出牙周病的迹象。一方面，这个结果听起来不怎么让人心情愉快；但另一方面，这清楚地表明，刷牙是重要的，但它并不是让牙齿坚固到老的唯一方法！

所以说，有很多因素决定人们能否终生拥有健康坚固的牙齿，但好消息是您自己可以影响其中的很多因素——这就是我写这本书的原因！

第二部分

年轻的牙：下颌骨里正发生着什么？

乳牙：
反正很快就要掉，所以无所谓？

正如我祖母常说的那样，孩子是世界上最美好的存在。此言非虚，但作为父亲，我还是多操了不少心。有一天，一位母亲带着小女儿来到我的诊所。四岁的妮莉带着灿烂的笑容向我打招呼，而她的母亲却忧心忡忡。之所以这样，是因为这位母亲在前一天被吓坏了——妮莉刷牙时发现她口内左下角的乳磨牙全部变成了褐色，她甚至说这颗牙摸起来是尖尖的。

妮莉的牙上出现了一个巨大的龋洞吗？如果最坏的情况发生，她是不是得拔掉这颗乳牙？还是说这只是乳牙上有时会出现的磨牙凹槽染色？又或者说，妮莉得的是一种叫不出名字的新型牙科病，即俗称的"白垩牙"？无论如何，妮莉还是冲我咧嘴一笑，对治疗——或者是对治疗后可以在礼物盒里一通翻找——兴奋不已。简要检查一番后，我明白了：妮莉的确长了一颗"白垩牙"，这种疾病在医学界被称作磨牙-切牙釉质矿化不全（Molaren-Inzisiven Hypomineralisation，简称MIH）。

不幸的是，家长对孩子乳牙的担忧还不止于此。举个例子：如果孩子从攀爬架上摔下来之后，牙齿往下颌里缩了几毫米，几周后颜色还变深了，这该怎么办？或者是一些非常日常的问题：孩子们可以像吮冰棒一样大吃小熊软糖口味的牙膏吗？什么年龄段换用什么样的牙膏合适？还有最重要的一个问题：到底该怎么让孩子张开嘴，把牙好好刷到位？

在这一章中，既是牙医也是父亲的我将向您说明有关您孩子牙齿的各种不可不知的知识，例如乳牙什么时候长出来，乳牙能使用多久，还有其他可能出现的问题。

解剖学小课堂

解剖学算不上我在大学里最喜欢的科目，但直至今日，解剖学知识依然让我在熟人圈许多忧心忡忡的母亲中间连连上分。

因此，多了解一些也没什么坏处：乳牙和恒牙一样，都由牙冠、牙颈和牙根构成。牙齿通过牙根固定在颌骨上[1]，牙颈被牙龈包裹，牙冠则露在牙龈外面。另外，乳牙和恒牙的牙冠都由三部分组成：最内部的、被牙本质包裹的牙髓，像牙齿的框架一样的牙本质，覆盖着牙本质在牙龈上方"可见"区域的牙釉质。（牙本质在牙龈下方的"不可见"区域则被牙骨质覆盖。）与恒牙相比，乳牙的牙釉质保护层要薄得多，牙齿之间的距离也更近。这些差异让乳牙比恒牙更容易龋坏，也使补牙材料更难以固定——它们都是应该好好保护乳牙的原因！

如果您认为乳牙无关紧要，因为它们反正很快就会脱落，那我要告诉您，除了扮演着恒牙"占位器"的重要角色，乳牙对您孩子的下颌发育和语言发展同样非常重要。不信的话，您在没有切牙的情况下学一门新语言试试？

一副完整的乳牙由二十颗牙齿组成，它们在婴幼儿时期的不同阶段萌出。

---

1 准确地说是牙槽骨，指上颌骨下缘、下颌骨上缘镶嵌牙根的部位。——编者注

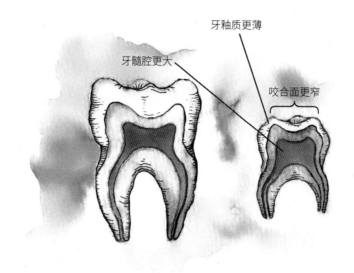

牙髓腔更大

牙釉质更薄

咬合面更窄

注意，能让您和其他家长在喝咖啡时吹牛长脸的知识来了：婴儿通常会在六到八个月大时先长出两颗下颌中切牙，然后是上颌中切牙和侧切牙。等到两岁半或三岁时，孩子嘴里就该长齐一口闪闪发光的小牙了。

牙齿是人体中的一大特殊部位——只有牙齿是既暴露在体表，又不会持续生长更新的固定结构。换句话说，孩子的牙齿是个让家长们操碎了心的特殊器官。

孩子还在肚子里，乳牙就已经出现在脑袋里了？

想必您一定听说过这句老话："生一个孩子掉一颗牙。"的确，怀孕期间的激素水平波动往往会反映在孕妇口腔中，特别是牙龈上。怀孕期间，孕妇的牙龈会发生变化，可能会在刷牙或咀嚼时出现肿胀出血的情况。

不必担心，这完全是自然现象，因为怀孕会对身体带来巨大的变化。我们目前还不清楚为什么身体的过度反应会体现在牙龈上，但许多科学研究表明，尽管牙龈的变化（如牙龈肿胀出血）有时看起来很可怕，但它们只影响牙龈的表面部分，实际上对人体无害。通常情况下，您的妇科医生也会跟您谈及这个话题，但研究表明，截至目前，并不是所有孕妇都能获得有关口腔健康的医学信息，因此这里给大家一些小提示。

如果您的牙龈一直很健康，在怀孕前也不容易患牙周病，那您大可放宽心。保持良好的口腔卫生，兴许再跟您的牙医预约一次洗牙，这就足以让您的牙龈顺利度过这段紧张的时光，毕竟怀孕期间最不希望碰上的就是牙齿出现问题。

如果您的牙齿已经出现了牙周病的迹象（参见"噫，好臭啊！我得了牙周病！"一章）或本身有一些风险因素（如抽烟或患有糖尿病），那就又是另一回事了。这些情况会加重怀孕期间的浅表性牙龈炎，甚至会加重骨质流失和牙齿松动。糖尿病患者的病情也可能因为牙龈炎症而恶化，进而对您的孩子造成影响。

因此，如果您是高风险孕妇，您应当在孕早期（怀孕的第一至第三个月）联系您的牙医，讨论一下如何在不进一步损害牙龈的情况下平安度过孕期。通常最终结果都很理想，因为无论是改善口腔卫生的技巧加上专业的洗牙，还是必要情况下对牙周袋的治疗，都可以防止更多问题的出现。饮食也在这个问题上起到了一定的作用。我知道，巧克力和酸黄瓜是您这段特殊时间的最爱，但"一天一苹果，牙医远离我？"一章中的推荐和建议尤其适用于孕妇！

除此之外，您也在为您的孩子做一件好事：目前，有科学研究表明，如果孕妇的牙龈炎治疗不及时，有可能会造成早产和更多的妊娠并发症。因此，对您和您的宝宝而言，牙龈出血的频率越低越好！

怀孕期间牙龈出血增加是正常现象，如果您容易患牙周病或有其他风险因素，尽早接受牙医检查非常重要。把您口腔里出现的任何问题都告诉您的妇科大夫！自己也要多加注意——强化口腔卫生和维持健康饮食有助于轻松度过妊娠期。

烦人的话题：安抚奶嘴与牙齿

"安抚奶嘴"真是个烦人的话题。我是牙医所以我知道，安抚奶嘴显然不是最有利于颌骨发育的东西。当然，我一开始也怀揣着崇高的目标，希望我的两个孩子都能在不用安抚奶嘴的情况下长大。但正如经常发生的那样，现实很快追上来教我做人了。我的女儿海伦娜非常喜欢她的安抚奶嘴，一让她放弃奶嘴她就要大闹一场。最后，"奶嘴仙女"送来了一份从教育学的角度看问题多多的礼物，抚平了她与奶嘴分离的痛苦。最终的后果呢？她有轻微的开颌[1]，好在还是可以用牙套纠正的。

我们打开天窗说亮话吧：吸吮奶嘴或拇指会导致牙列不齐和所谓的深覆颌[2]，牙科医学领域的科学研究已经比较清楚地表明了这一点。吸吮安抚奶嘴会在儿童口中产生负压，使颌骨纵向生长幅度大于横向。然而，也有资料显示，吸吮拇指会比吸吮奶嘴导致的颌骨变化更明显。这大概是因为拇指要比硅胶奶嘴头更粗，弹性也更差，而且"使用"时间往往更长——儿童停止吸吮拇指的平均年龄是三岁零八个月！

但也不必过度担心：吸吮导致的畸形——通常情况下是所谓的开颌——可以通过正畸治疗相对快速地得到纠正。从这个角度来看，奶嘴似

---

1 表现为咬合时无法紧闭，上下牙齿中间有缝隙。——编者注
2 表现为上牙边沿在水平方向与垂直方向上明显超过下牙，即俗称的"天包地"（龅牙）。——编者注

乎是比拇指更好的选择，毕竟可以选择对牙齿更友好一些的款式，而且可以挑一个适当的时间让孩子们戒掉它——换成拇指可就难办多了。这样一想，作为父亲的我倒也不那么在意自家俩孩子用奶嘴了，毕竟奶嘴的确给了他们一些支持与安全感。

几乎没有科学研究能够证实奶嘴对孩子有积极作用，除了牙齿问题，安抚奶嘴还会让孩子更快断母乳，但母乳喂养是各方都强烈推荐的喂养方式。在牙科医学方面，有一个好消息等着您：如果您的孩子三四岁了仍在使用安抚奶嘴，那才会引发语言与牙齿错位的问题。

所以什么才值得推荐呢？如果您的孩子没有奶瓶和奶嘴也很开心，那我建议您维持现状就好——不要画蛇添足！如果非用安抚奶嘴不可，那它至少是比拇指更好的选择。

下面是选择安抚奶嘴的终极标准：从牙医角度出发，安抚奶嘴的奶嘴颈越细越好。维滕/黑尔德克大学与耶拿大学的研究人员在调查中发现，奶嘴的体积和个头越大，使用者牙列不齐的风险就越高。因此，在挑选奶嘴时，一定要注意挑奶嘴颈比较细的。还有一些奶嘴上有牙齿小人儿标记，这些奶嘴经过了临床测试，可以减少牙列不齐的情况发生。有些口香糖和糖果上也能看到牙齿小人儿图标，它说明这件产品经过测试，对牙齿友好。

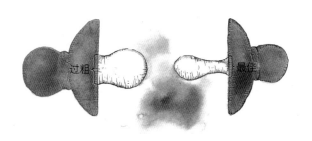

过粗　　　　　　　　　最佳

除了奶嘴，奶瓶对您孩子的牙齿同样有影响。在用奶瓶吸吮时，瓶中含糖或酸性的液体往往会不断冲刷着牙齿。那些睡前用奶瓶喝甜饮料的孩子口中时常会有惊人的发现，因为睡前喝甜饮料会让糖（果糖也是糖！）在牙齿上停留很长时间，并对牙齿造成影响。因此，孩子满一岁之后就应该学会用杯子喝水，绝不能为了哄孩子睡觉把奶瓶带上床。

🦷 家长小贴士

这两样里您总得选一个：吸吮拇指或吸吮奶嘴。从牙科角度看，安抚奶嘴不是什么好东西，但根据临床测试，细颈奶嘴要比其他款奶嘴更不容易引起牙列不齐。购买时请注意牙齿小人儿标记。当然，从两岁开始，吮吸奶嘴就只是习惯问题了——不管是请来奶嘴仙女，还是出门度假时"不小心"把奶嘴忘在家里，再难也得让孩子告别奶嘴。有一个招数尽管听起来很不厚道，但似乎非常有效，那就是循序渐进地在奶嘴上开洞，吸吮的乐趣越来越少，孩子就能慢慢戒掉！

儿科医生还是牙医——我该听谁的？

孩子刚出生后的几周内，家长最关心的问题肯定不包括牙齿发育。我家的情况也一样，我们根本没有想过乳牙和错颌畸形之类的问题。但等到出院后第一次儿科检查（U2检查）时，医生会建议您给孩子补充氟化物和维生素D，以防止孩子患龋齿和导致骨骼软化的佝偻病。关于这个问题，儿科医生和牙医的观点多年来一直存在分歧。氟化物（注意不要和有毒的气态氟弄混了）是一种自然界中的健康微量元素，也是牙科医学研究得最透彻的物质之一，科学研究证明，氟化物可以保护牙釉质、防治龋坏。

儿科医生在儿科检查时首先关注的是儿童，因此他们会给婴儿开氟化物片剂。他们的主要论据是，氟化物在牙釉质形成过程中扮演着至关重要的角色，而牙釉质是在婴儿出生后前几个月形成的，通过服用药片，氟化物可以经血液直接进入正在形成的牙釉质中。

然而，牙医尤其是专业的儿科牙医则倾向于认为，在第一颗牙齿萌出后局部使用氟化物（例如刷牙时使用含氟化物的牙膏）更为重要。通过牙刷按摩使氟化物直接作用于牙表面，要比经血液循环送达的少量氟化物更能强健牙釉质。当我和妻子带着女儿去找相熟的儿科医生做第一次婴儿体检时，我们也讨论了这个问题，于是学生时代牙医和医生之间的陈年拉踩又被翻了出来：你们牙医到底是不是正经医生啊？明明当年在大学里跟法学生针锋相对的时候，我们医学生可是一致对外的！

所以究竟谁说得对，是儿科医生还是牙医？作为父母，您又该怎么做呢？通常情况下，这个选择并不难做，因为这会儿您还没带孩子看过牙医。从科学角度看，两种说法都有道理，但局部使用氟化物（用牙膏刷牙）强化牙釉质的效果似乎更好，也更明显。显而易见，我是站在我的牙科同行这边的。德国联邦风险评估研究所也决定不参与这场争论，但他们提出了一个中立的建议：只使用一种形式的氟化物。目前，儿科医生和牙医似乎成功达成了共识：等到孩子第一颗牙萌出之后，这两种氟化物补充方式（继续服用氟化物片或换用含氟牙膏）都是可行的，但必须在二者中选择一个。

给家长们一个简单的建议：儿科医生之所以会让孩子同时服用氟化物和维生素D，是为了预防因维生素缺乏而造成的骨骼畸形（佝偻病），因此您应当遵循医嘱。但如果您居住地的饮用水氟化过，或者您给孩子喝了氟化的矿泉水，那您需要注意一下，不过这种情况大概也比较少见。

因此，在我看来，您可以放心地听从儿科医生的建议，在孩子第一颗牙齿萌出前就给他们服用氟化物和维生素D。等孩子的头几颗牙长出来之

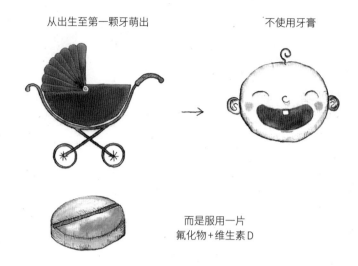

从出生至第一颗牙萌出

不使用牙膏

而是服用一片
氟化物+维生素D

后，您再决定如何给孩子补氟化物也不迟，这个问题我们在后文中就会讲到。

👍 **家长小贴士**

　　在孩子第一颗乳牙萌出之前，请遵循儿科医生的建议，用片剂补充氟化物，除非您的居住地有氟化饮用水……但医生肯定也会提醒您的。

比青春期还能熬通宵——要长牙啦……

　　婴儿出生后，为人父母的头几个月着实令人兴奋。孩子成长的每一小步都伴随着喜悦，长牙也不例外。孩子还只有几个月大时，您就能看到并摸到他的下颌中的头几个小凸起，但头几颗下牙通常要到孩子半岁时才会真正萌出。

您问我做父亲是什么体验？身为牙医，我自然是每天都要摸一摸我女儿和儿子的下颌，但我的女儿海伦娜长牙长得特别晚，吓得我翻阅了一堆教科书，琢磨她究竟出了什么问题。

十个月大的时候，她的头两颗下乳牙终于长了出来，但她随后便开始发烧、哭闹、腹泻，让我们整整手忙脚乱了两个星期。我儿子尤斯图斯的情况则大不相同，他的两颗下切牙准时地在他半岁时的某天清早同时长了出来——他出生时也是这样，刚到医院二十分钟他便降生了！

也许我们之所以感觉第二个孩子长牙更容易，是因为我们不再像初次为人父母那样，事无巨细地关注孩子成长的每一个阶段，不过孩子和孩子之间确实存在着很大的差异。从原则上讲，婴儿长出第一颗乳牙对其自身和父母而言都是一件很有压力的事。随头几颗乳牙接踵而至的是无眠之夜、孩子发烧烧红了的脸颊和许多眼泪。即便孩子有了一些成长，夜晚的安眠也依然会被打断。

各种指南都给出了帮助小宝宝度过这段时间的提示。从医学角度来看，长牙这段时间是婴儿的一大重要发育阶段，因为这是硬物（牙齿）第一次突破人体屏障（上皮屏障）。因此，身体和免疫系统对这种情况做出反应和调整是非常合理的。

首先，我想告诉各位忧心忡忡的父母，孩子长出第一颗牙时出现免疫反应（发烧）是完全正常甚至健康的。当然，腹泻和进食困难也是长牙这一特殊发育阶段造成的，因为孩子们往往会在这个阶段从喝母乳或牛奶转为喝粥或开始吃固体食物。我家孩子长到这个阶段时，我们在餐桌下垫了一块时髦的有机玻璃来保护我家漂亮的木地板，以防没有进嘴的"欧洲防风粥"把地板弄得油腻腻的。

到底有没有什么东西能够减轻这段时间的痛苦，还是说非得硬着头皮熬过去不可？用磨牙环帮助牙齿萌出可能是个不错的主意，有些磨牙环可以放进冰箱里冰镇，宝宝们可能会觉得咀嚼磨牙环很舒服。不建议家长给孩子使用药店里卖的镇痛药膏，因为那种药膏中往往含有较为温和的麻醉剂，对这个年龄段的孩子而言实在没有必要，而且药物通过口腔黏膜被吸收的速度非常快且不受控制。如果真有镇痛的需要，选择布洛芬口服溶液显然更加明智，也更加有效，睡觉前喝一次就好。

家长小贴士

　　婴儿长牙往往伴随着发烧等反应，这是正常现象，因为那时口腔中的细菌可以直接接触到裸露的黏膜，而身体必须对其做出反应。冰镇的磨牙环可以减轻孩子的不适。针对这一阶段，我的最佳建议是请您从现在开始以游戏的方式（例如使用手指牙刷）教孩子刷牙，这是培养您的孩子养成日常刷牙习惯的最佳方法。

第一颗牙已经长出来了——天哪，现在得开始刷牙了！

　　婴儿第一颗牙齿萌出之后，家长就该和孩子一起"刷第一次牙"了。这样做有两个原因：一是正如我们刚刚已经了解到的那样，乳牙的牙釉质很薄，在早期阶段特别容易龋坏；二是孩子必须养成"刷牙"的习惯。

　　如果您现在面露不快，觉得我是个管天管地的"直升机爸爸"，毕竟乳牙迟早都要掉，何必大费周章，那请您看看下面的研究吧。一个瑞典研究小组对四百九十九名受试者进行了跟踪调查，调查从受试者三岁一直持续到二十岁，调查结果非常清楚：乳牙龋坏的孩子到了二十岁，他们恒牙上的龋坏也要比其他人更多——正所谓"少壮不努力，老大徒伤悲"啊！

　　当然，也有其他影响因素，比如饮食、社会地位等，但基本原理就是这样：只要您从现在开始坚持注意刷牙和饮食，您孩子的恒牙肯定会感谢您。

所以开始吧：我们该怎么刷牙？用什么牙膏？一天刷几次？

从根本上讲，在过去的几十年里，有一种物质对龋齿有着重大的影响，那就是氟化物。患者在家中使用不同氟化物浓度的牙膏，而牙科诊所则使用高浓度的氟化物进行涂氟治疗。

当然，这又让我们回到了儿科医生和牙医之间那个看似已经解决的争论上：氟化物片剂和氟化物牙膏究竟哪个更有效。从原则上讲，双方的观点都有一定道理，在过去的几十年里，儿童龋齿的减少有很大一部分确实要归功于氟化物。

但是，我们依然不完全清楚氟化物防龋齿的作用机制。过去，人们认为在牙齿萌出前补充氟化物至关重要，因为那段时间是牙齿的形成期，片剂中的氟化物可以让牙釉质更加坚固；而如今我们又了解到，氟化物的局部作用——刷牙时使用含氟牙膏——更加重要。但正如前文所说，人们直到最近依然不能在这个问题上达成统一。无论是整体作用还是局部作用——氟化物确实有作用，这才是最重要的。

我们在前文中已经说过，您应当遵循儿科医生的建议，让孩子服用氟化物和维生素D复合补剂。但在我看来（绝大多数牙科专家也深有同感），这只适用于第一颗牙齿萌出之前。等牙齿萌出之后，更重要的就是用含氟牙膏刷牙进行局部氟化了。

但您大概也想到了，事情并没有想象中这么简单。长期以来，牙科中盛行着这样的规则：乳牙接受的氟化物少，恒牙接受的氟化物多。因此绝大多数（包装上带有艾莎和安娜图案的）儿童牙膏中的氟化物浓度较低，为500ppm（"ppm"即"parts per million"，意为百万分之一，1ppm等同于0.000 1%），可以说是相当少。让我们说回到剂量问题上来。几十年来一直有这样一条非常明确的规则：乳牙应当每天用儿童牙膏（含氟量500ppm)刷两次,恒牙应当每天用成人牙膏(含氟量1000ppm以上)刷两次。2013年的S2k指南(由专家委员会根据学术国际科研状况提出的一份高阶建议)也收录了这一流程。

但在医学研究领域,没有什么是一成不变的,正如这句古老的德语谚语所说:"没有什么比昨天的报纸更古老的了。"2016年和2018年开展的大规模研究表明,在过去几年中,氟化物几乎在各个社会群体当中"根除"了80%的青少年龋齿(恒牙龋齿)。而乳牙这边的情况却糟糕得多。尽管青少年患龋齿的总数有所减少,但几乎每十颗乳牙中就会有一颗龋坏,这巨大的差异不能仅仅用乳牙牙釉质较薄来解释。

乳牙与恒牙之间唯一真正存在的巨大区别是氟化物的使用量(儿童牙膏和成人牙膏)。其他国家在更早之前就发现了这一点,例如美国牙科协会自2014年起便推荐从第一颗乳牙萌出起使用含1000ppm氟化物的牙膏。最近,美国国立卫生研究院发布的牙齿健康权威报告中公布了推广这项建议的结果:在过去的二十年中,美国的乳牙龋齿数量几乎减少了一半。

当然,随着牙膏中氟化物含量的增加,被吞下肚的氟化物也变多了。据估计,儿童牙膏中大约有20%~40%都被孩子们吞了下去。但只要孩子不额外服用氟化物片剂,这对他们是无害的。记住一条原则:只有一个氟化物来源。

目前,最新的建议是从第一颗乳牙萌出起就要保持使用氟化物浓度较高的牙膏。因此,现在该领域几大牙科协会,如德国儿童牙科协会(DGKiZ)、德国预防牙科协会(DGPZM)和联邦牙医协会(BZÄK)建议,两岁至六周岁的儿童应当使用氟化物浓度为1000ppm的牙膏刷牙。2020年,许多欧洲专业协会同样给出了一致建议:从第一颗牙齿起使用浓度为1000ppm的氟化物。

给孩子用多少牙膏（含氟量1000ppm）合适？

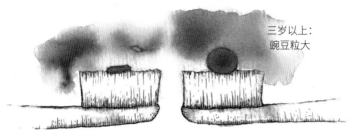

三岁以上：
豌豆粒大

零到三岁：
米粒大

听晕了吗？我们来简单概括一下：忘掉那些含氟量低的儿童牙膏吧。新萌出的乳牙每天要用少量（米粒大小）含氟量1000ppm的牙膏刷两次，牙膏的用量应当随着孩子的成长而增加。孩子长到两周岁之后，每天要用大约豌豆大小的牙膏刷两次牙，但别忘了在开始之后停掉氟化物片剂。

下面来谈谈第二个重要的问题。近几年科学研究清楚地说明了一点：氟化物虽好，但如果饮食方面错误百出，氟化物一样没法力挽狂澜。

作为父亲，我知道要禁止孩子吃棒棒糖和冰激凌或不让他们在午饭时吃炸鱼柳有多难，但这样做非常有必要。制订一些不会对您和孩子造成太多局限的小小规则至关重要，在"一天一苹果，牙医远离我？"一章中我们会展开谈这个问题。但简单总结一下：如果您能够直接（尽量完全）放弃含糖饮料，在两餐之间和正餐时坚持只喝矿泉水，您将为您孩子的口腔健康带来极大的积极影响。当然，从教育学角度看，允许在某一顿正餐中饮用含糖饮料是更明智的选择——苹果苏打水也算数！

在饮食均衡方面，儿童和成人需要注意的事项一样：尽量少吃加工食品、多吃鲜鱼、少吃臭名昭著的炸鱼柳；除此之外，每天要吃一次"彩色"食物——这里指的是水果和蔬菜，不是五颜六色的小熊软糖！

从第一颗乳牙萌出时开始刷牙，立刻停止服用氟化物片剂。选择含氟量较高（1000ppm）的儿童牙膏——放心，这个量依然很小——并随着年龄增长改变牙膏用量。饮食是预防龋齿的第二大支柱。多吃彩色食品（水果和蔬菜），尽量少吃加工食品。

哪种牙刷效果最好？怎么用？

说到儿童牙刷，市场上自然有层出不穷的创意。带各种各样卡通人物图案的儿童牙刷应有尽有，"环保派"可以买竹制牙刷，而"奢侈派"也可以选择配有刷牙应用程序的声波驱动电动牙刷。

我的基本建议是：挑自己喜欢的，毕竟这方面出错空间并不大。但出于卫生层面的考量，我建议您还是不要使用竹制牙刷，毕竟您一旦见过显微镜下竹纤维长什么样，就肯定不会乐意琢磨竹纤维缝隙里存活的细菌这会儿是一个月大还是三个月大。

因此，挑选一把儿童牙刷——如果您想的话也可以买电动的——并且每天使用两次含氟量1000ppm的牙膏，这样做应该就足够了。

您觉得您的孩子非常聪明，已经可以自己刷牙了？一项科学研究调查了四十名会自己刷牙的学龄前儿童的刷牙情况，他们中只有一半的人刷了咬合面，根本没人刷外表面。因此，您每天应该至少亲自帮孩子刷一遍牙——最好是晚上睡前那一遍。等孩子长到一定年龄之后，您可以使用一些机智的策略，告诉他们："你先自己刷一遍，然后我再帮你刷一遍。"这样一来，您保准可以给孩子完整刷一遍牙。

关于给孩子刷牙，我还有两条建议：牙医总是告诫我们这些成年人，刷牙不要刷得太用力。今晚您给自己刷牙时这个建议也适用：刷牙请不要太用力，不然您可能会在牙齿上留下沟槽或伤害到牙龈。但刷乳牙的情况则有些不同，我们总是怕弄疼孩子，因此只敢轻轻地用牙刷蹭蹭牙齿。

我妻子一直对我给孩子刷牙时的"粗暴"程度颇有微词，而等到她给孩子刷了几天牙，我再次接手时，孩子的门牙上已经长出了草坪一般茂盛的牙菌斑，后面的磨牙更是如此。有一次，我用食用色素给这些牙菌斑染了色，其数量之多让我妻子非常震惊，毕竟她几小时前刚刚给孩子们刷完牙。因此，从今晚开始，请您将给自己刷牙的力度减半，然后把省下的力气用在您孩子嘴里。不用担心，您家孩子和他们的牙齿可不是蜡做的！

孩子五到六周岁这段时期也需要家长们格外关注一下。也许您没有注意到，但到了这个时候，第一颗恒磨牙可能已经在最后一颗乳牙后面露头了。这颗牙齿往往很长时间都不会被人发现，加上它一开始就长得比其他牙齿低，这使得它常常在刷牙时被遗漏，所以这颗牙在整口牙中龋坏的风险最高。因此，从孩子满五岁起，请您每隔一段时间就检查一下，看看其口腔深处是不是有一颗牙已经探出了头，在刷牙时记得稍微倾斜一下牙刷，避免这颗重要的牙成为漏网之鱼。

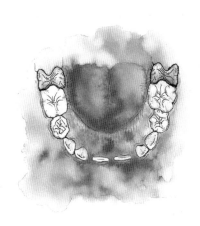

所以应该用什么技巧刷牙？当然，家长和孩子都能比较快掌握的"KAI"技巧依旧很盛行：先刷咬合面（Kauflächen），再刷颊侧面（牙齿外侧，Außenflächen），最后刷舌侧面（牙齿内侧，Innenflächen），合在一起就是KAI技巧。

在我看来，对于还在上托儿所或幼儿园的孩子，要求他们不仅做到完全自己刷牙，还得顾及牙齿的各个面，实在是有点儿强人所难了。老实说，我都不确定我每天晚上能不能把牙齿的每个面都刷到！

因此，在孩子上小学之前，我的建议是每天必须刷两次牙，其中一次要让家长帮忙刷。最理想的情况是"由家长先刷一遍，然后孩子自己刷，最后家长再补刷一次"，这样在教育学层面也比较合理。只要孩子到了上小学的年龄并开始换牙，就应该在牙医那里预约第一次洗牙，让牙病预防组的专业人员通过游戏的方式向孩子介绍正确的刷牙方法。其他方式只会给家里人徒增烦恼，通常也并不会取得成功。

所以，帮孩子刷牙时手上的劲要比您认为的合适的力度大一些，到了学龄期让第三方来教孩子自己刷牙——这样做不仅可以让您少操点儿心，可能还是最行之有效的解决办法。

📖 家长小贴士

选您喜欢的牙刷，在孩子上小学之前坚持每天晚上帮孩子补刷一次牙。刷牙的技巧并不重要，重要的是力度。孩子满五岁之后记得检查一下最后一颗乳牙的后方，第一颗恒牙可能已经在那里萌出了，刷牙的时候可千万别落下它！

我的孩子要去看病了——现在就去看牙医?

自然，每个儿科牙医都会告诉您，在第一颗乳牙萌出之后，儿童就应该和成年人一样每年看两次牙医。我家孩子每天都看牙医，虽然只有下班之后才能看……

在我看来，只要孩子长牙情况正常（参见前文"解剖学小课堂"一节），在孩子长出头几颗乳牙的时候带他们看一次牙医是最好的，之后每年做一次简单的例行检查就足够了。我们通常情况下不会轻易给孩子"治疗"，因为对这个年龄段的孩子而言，家长和医生必须特别注意，不要因为痛苦的牙齿治疗让孩子对牙医产生恐惧心理。如果您能坚持做到前文中提及的几点（给孩子补充氟化物、每天给孩子刷牙、注意孩子的饮食均衡），那孩子收获健康的乳牙应当是顺理成章的。当然，也有一些孩子容易得龋齿，第一次看牙医时就被诊断出有龋坏牙。对这样的孩子，家长应当提高检查的频率，并且在饮食、刷牙和补充氟化物方面多下功夫。

那么，有没有针对乳牙的预防性治疗呢？有一种特殊的治疗方法近几年越来越流行，我也想在此推荐给您，那就是所谓的乳牙"窝沟封闭"。我们在前文中已经说过，乳牙的牙釉质更薄，所以更容易龋坏，而且您也不可能每晚帮孩子刷牙时都能精准地刷到磨牙。

如果您仔细观察一下孩子的磨牙，您就会发现牙齿上有山谷和山脉一样的凹凸，而"山谷"部分——所谓的窝沟——有时会相当深。食物残渣非常喜欢堆积在这里，而如果您刷牙的时候漏掉了磨牙，这些凹坑中就会发生龋坏。

因此，如果您觉得孩子的磨牙上的坑很深，或牙医已经在其他牙上发现了龋坏，那就很有必要给乳牙磨牙做窝沟封闭，即用液体合成材料填充牙齿上的"山谷"，然后让材料固化，通过消除危险区的方式避免乳牙龋坏。

现在您也许想说：对于一颗三四年之后就会脱落的牙齿，这可真是大费周章。这话说得倒也没错，但换一个角度想，给幼儿治疗龋齿难于登天，如果龋坏很深，那往往只能拔掉那颗乳牙，而您也可以想见，拔牙无疑是孩子们的噩梦。因此对于乳牙，防患于未然比复杂的治疗要好得多。

🖐 **家长小贴士**

只要孩子开始长牙，就带他们去看牙医。如果乳牙萌出过程没什么问题，时间也比较正常，一年做一次简单的检查就够了——儿科医生往往也会简单看一眼孩子的牙。如果您觉得孩子磨牙上的凹坑过深，可以和牙医商量一下要不要做乳牙窝沟封闭。这项治疗简单快速，可以以游戏的方式进行，却常常可以让孩子免于接受吓人的复杂治疗。

📖 **检查预算**

六至七十二个月大的儿童有权利接受六次牙病早筛检查，它们通常都与儿科医生的检查联动，儿科检查手册里也有关于牙病检查的提醒，建议家长们好好利用，因为早筛检查中也会用高浓度氟化物涂层加固牙釉质。预防性治疗不收取额外费用。

天哪，我的孩子摔倒了：急诊医生在哪里？

我知道，看到自家孩子摔倒总会让人心头一紧，但事情发生了就是发生了，牙齿有时会摔出问题，但有时倒也未必。

孩子摔倒的概率当然要比成人高很多，因为他们在学习走路时有很多动作还没法非常协调，而孩子稍大些后的盲目自信也会让他们摔跤。

时至今日，我依然清楚地记得，一对朋友带着他们刚满一岁的孩子费迪南来拜访我们。小费迪南发现了一个木制玩具，像推着助行器一样在我家客厅里横冲直撞。突然，玩具在某个边缘上绊了一下，费迪南当场摔了个马趴。

我迅速在脑内过了一遍急救教科书上的各种细节：鼻骨骨折、牙齿骨折、颧骨骨折。现场血流满地，仿佛出了一场车祸。然而，简单检查后我发现，费迪南在跌倒时下意识用手做了缓冲，他的上下嘴唇像安全气囊一样承受了大部分的冲击，因此除了嘴唇肿了，其他地方都没有受伤。

牙齿意外伤通常发生在婴幼儿时期，家长们时常感到相当揪心，因为他们不确定该如何是好。这一点我完全理解，因为我女儿海伦娜三岁时曾经门牙着地，摔倒在我父母家门口的石台阶上，那时我也不知所措，因为她的牙齿忽然往颌骨里缩了一毫米，而所有人都在用问询的眼光看着我。尽管我是专业人士，实际上也知道该怎么处理，但我还是一连给至少五个同事打了电话，把女儿牙齿的情况拍了照片发过去，因为我实在是不放心。

当然，和平时处理乳牙问题一样，我们最终什么都没做，而这样做其实是对的。关于这个问题，有一篇专业文献的标题总结得最为精准：《乳牙外伤后的"无为艺术"》。所以您看，不用担心，通常情况下，什么都不做才是最好的。但这个道理只适用于乳牙！对恒牙而言，情况就完全不同了——这个问题我们会在"我打架打赢了，可我的门牙不见了！"一章中展开聊聊。

然而，说到乳牙，您也得分清两种情况，一种是牙齿断裂，另一种是牙齿移位。如果乳牙只是掉了一小角，那您什么都不需要做；如果乳牙断了很大一块，或者乳牙里面在出血，那您应该及时带孩子去看牙医，让医生覆盖乳牙上的创面。

而对于由摔倒等原因造成的乳牙移位，您最不该做的事情就是用手扶住松动的牙齿，更不应该用手把牙齿推回原来的位置。请您一定记住：

首先，这样做有可能让皮肤上的细菌或跌倒时接触到的细菌进入伤口；其次，每颗乳牙下面都有一颗恒牙，这样乱动乳牙有可能会损伤恒牙牙胚——这一点更加重要。

所以说，如果孩子出了意外，嘴里乳牙的外形或位置出现了异样，您最好不要自行处置，请跟您的牙医预约就诊，如有必要，您所在地区的牙科诊所往往有专门的创伤急诊，可以应对这种情况。

即便牙齿从嘴里掉了出去，也千万不要把它放回伤口里去！同样，这一点只适用于乳牙！

🤙 家长小贴士

牙齿意外伤看起来总是非常吓人，因为嘴唇往往也会受伤，所以经常会流很多血。医生治疗乳牙的意外伤时总是慎之又慎，因为保护乳牙下面的恒牙才是最重要的事情。因此，请您先观察一下情况，确认需不需要因为伤口被污染而使用抗生素，但请千万不要自行处理移位的乳牙，这样做造成的损害往往要比您让一切保持现状大得多。

我的孩子长了颗"白垩牙"——我该怎么办？

白垩牙疾病是一种钙化障碍，主要出现在恒牙中，会出现这种疾病的乳牙大部分是后磨牙。白垩牙呈深棕色或乳黄色，有时看起来像是牙齿上沾了巧克力或食物残渣。除此之外，白垩牙往往非常敏感，孩子可能会在刷到那颗白垩牙时闪躲一下，或根本不想碰到那颗牙。

遇到这种情况，家长通常会立刻怀疑孩子的牙齿是不是出现了龋坏，他们心中会油然而生一种负罪感，开始怀疑是不是自己刷牙不够仔细。但这种学名为"磨牙-切牙矿化不全"的疾病并不是龋病，而是牙釉质的一种畸形：病牙的牙釉质并没有充分钙化，因此可能非常脆。

学界就这种病的成因进行了大量的讨论，但眼下依然没人知道问题究竟出在哪里。有人怀疑塑料奶瓶和塑料奶嘴中的软化剂及其他类似化学成分会引发这种疾病，如果真是这样的话，那也许吸吮拇指确实是更好的选择；但就目前来讲，这只是一种猜测。

如果您在您孩子的嘴里发现了这样的牙齿，不要害怕！靠着氟化物和良好的牙齿清洁卫生习惯让乳牙坚持到换牙期完全不成问题。

但不可否认，如果乳牙上出现了这种症状，那恒牙中招的概率也相对较高。所以，如果您发现您孩子的后磨牙变成了棕黄色，而且您相当确定那并不是粘在牙上的小熊软糖，您该怎么做呢？

自然，首先应该请牙医来看看这个情况。但前面提到的治疗原则也同样适用于这个问题：牙医基本不会对处于这个年龄阶段的孩子做什么治疗，而氟化物也可以让钙化不足的牙釉质层变得更加坚固。因此，我能给出的建议就是，针对那颗牙，每天重点用含氟牙膏（含氟量1000ppm）刷两次；如果有必要的话，可以和牙医商量，将高浓度氟化物涂在牙齿表面。窝沟封闭或补牙也有利于控制病情进一步恶化，避免牙齿龋坏，毕竟龋齿显然是我们下一个要担心的问题：乳牙本身的牙釉质就薄弱，白垩牙疾病又会让牙釉质变得更加脆弱，于是牙上很容易出现大龋洞，而这显然是我们最不愿意看到的。

📖 **家长小贴士** ───────

您家孩子嘴里有一颗磨牙变成了棕色或乳黄色？不用担心，那很可能是一颗白垩牙，这意味着您的孩子恒牙变成白垩牙的概率也会上升。您要从现在开始注意，一直坚持到孩子换牙都不要让这颗牙龋坏。使用含氟牙膏，认真刷牙，最好保持低糖饮食。

恒牙：
不是每个孩子都需要正畸，
也不是每个大人都必须拔智齿

我祖母常说："小孩子有小烦恼，大孩子有大麻烦。"从生物学发展的角度看，事情并非如此，毕竟人生的头几年会发生许多事情，这段时间也最容易出问题。之后出现的问题往往是人自己造成的，比如感情方面的困扰、财务方面的担忧。现在回忆一下，我年轻时做的那些荒唐事让我的父母花了多少钱、操了多少心啊……

孩子长到了六岁，一个令人兴奋的新阶段开始了——好吧，之前那个阶段也挺有意思的。您家孩子不仅到了"迫在眉睫"该上学的年龄，而且开始换牙了。也许您家孩子已经学会了骑自行车、游泳，也学会了写字母——不知不觉中，他们已经开始慢慢脱离父母，学着独自生存了。

长到这个年龄段，我家俩孩子开始在周日早上的儿童房里举办"派对"：关掉屋里的灯，开着手电听有声书。如果我们凑巧进屋，他们会说："让我俩单独待一会儿，行吗？"

孩子的头几颗恒牙已经长出来了，是时候开始认真对待牙齿了，毕竟恒牙可没有第二次补救的机会。

在"乳牙：反正很快就要掉，所以无所谓？"一章中，我们已经探讨了很多重要话题，但还有一些问题我们没有讲：牙套到底是怎么一回事儿？对于正在萌出的恒牙，还有什么要紧措施呢？

所以，下面这一章谈的主要是从"告别婴儿期"到"尚未成年"这个年龄段，尽管我们的小当事人往往对"尚未成年"这个论断有完全不同的看法……

解剖学小课堂又来了……

我要冒昧地重复一下，人有二十颗乳牙，大概在六到八个月大时开始萌出，两岁半到三岁时会慢慢长齐。所谓的齿板在乳牙下方不断生长，恒牙在您看不见的时候从颌骨中萌出，从乳牙下方顶开乳牙牙根。

人体完成这一过程的方式真是令人着迷。虽然有人说，造物主在创造鲨鱼时显然想得更周到，因为它们颌骨里有一种类似"牙齿传送带"的结构，一颗牙齿用坏了或脱落了，这个传送带就会立刻推出一颗新牙补上。目前很多牙医并不认为这个模式很好，个中缘由我倒是多少理解一些……

一副完整的恒牙由三十二颗牙齿组成。上下颌两排：靠里的是四颗（恒）磨牙、四颗前磨牙，然后是两颗尖牙和四颗切牙。

看到这里您可能快速心算了一下，并意识到这才二十八颗牙。这就对了，因为我没有把智齿算进去。智齿是最后长出来的牙齿——前提是它们能顺利地长出来，往往要等到十八岁或之后才能萌出。

我曾经接诊过一位病人，她上下颌里一颗牙齿都没了。拍了一张 X 光片之后，我们突然发现她下颌骨里还躺着两颗智齿。病人非常高兴，因为这样一来，她就不算是"一颗牙都没有"了。

智齿的话题我们稍后再谈，因为大部分情况下，我们的颌骨里已经没空长智齿了，它们不过是我们食肉动物时代的残留罢了。

希望这次的解剖学小课堂能够成为您的工具箱，让您为我们之后有关牙齿松动、窝沟封闭、牙套和拔除智齿的讨论做好准备。

乳牙开始活动了……用绳拴在门把手上，一拔了之?

通常孩子长到六岁左右时，某颗下门牙就会突然开始松动。第一颗乳牙松动时，我女儿超级兴奋，我这个做爸爸的当然也很兴奋。她耐心地等啊等，直到那颗松动的牙齿在她喘气时掉了下来。对于第二颗松动的乳牙，她的态度明显冷静多了：那颗活动的牙让她没法好好吃面包，于是她拿出野孩子的劲头，用手指捏住那颗牙，连扭带拽地薅了出来，然后继续云淡风轻地啃她的面包卷，而我和妻子只有震撼围观的份儿。

有趣的是，父母们要等到第一颗乳牙开始松动才意识到自家孩子要换牙了。如我们所知，第一颗恒牙的萌出往往无人在意，因为它长在最后一颗乳牙后面，刷牙时可一定要注意！

孩子换牙期间，家长们有什么需要注意的点吗？其实没什么好注意的。如果您感觉恒牙没有长出来，或者恒牙在乳牙旁边冒了头，您也大可不必惊慌失措，直接带孩子去看牙医就好。

作为牙医，拔乳牙几乎是最不可能干的一件事——至少依据我的从业经历来看是这样的。毕竟孩子们年纪还小，坐在那张可怕的椅子上跟针筒和钳子打交道可算不上什么特别愉快的经历，而且很有可能会给孩子留下严重的心理阴影，有的甚至会影响孩子一生。

但有些情况下，难以捉摸的大自然也会导致一种特殊现象发生，那就是先天性牙缺失。这种特殊现象意味着某颗牙——往往也包括颌骨对侧对应位置的那颗牙——根本没有对应的恒牙。这个症状往往要靠拍X光片才能发现，而某些牙到时间了迟迟没有萌出也是表现之一。

令人惊讶的是，最容易缺失的牙往往是上颌侧切牙。这虽然不是什么值得高兴的好事，但也不至于闹出麻烦来。如果是这种情况，对应位置的乳牙在嘴里待的时间越久越好，毕竟这样一来乳牙就根本没有理由下岗了。

👍 **家长小贴士**

乳牙通常在孩子六岁时开始松动，最先长出的恒牙通常是下颌中切牙。别忘了检查一下乳牙后面，头几颗恒磨牙有时也会在这个年龄段长出来。

第一颗恒牙——现在该做什么？

头几颗恒牙长出来了——孩子向着成年又迈进了一小步。但珍惜吧，这也是最后一次会有人在看到您孩子的豁牙时大呼"哎呀，真可爱"了。

您家孩子的口腔卫生也要向成年迈进了。在前文中我们讨论过，每天晚上给学龄前甚至更大年纪的孩子"补刷"一遍牙很有必要。作为爸爸，我一般的做法是让孩子自己先乱刷一通，然后我再给他们好好刷一次，当然，我这补刷的第二遍没有往牙刷上重新挤牙膏。

从现在开始，这种情况应该开始慢慢改变了。通常情况下，您可以找牙科诊所的牙病预防部门预约一次预防治疗，让他们给您家孩子详细解释一切——刷牙和使用牙线（这个我们之后再谈）。这样做要比您亲自动手明智得多。除此之外，您也应该慢慢地用成人牙膏换掉您家孩子粉红色的儿童牙膏（注意，一定要选含氟量1000ppm以上的）了。尽管成人牙膏的含氟量（通常是1000ppm到1500ppm）未必比儿童牙膏的更高，但是时候让孩子告别儿童牙膏那奇妙的天然草莓味了。

有人提出了这样的思路，从孩子进入学龄开始每周使用一次牙齿凝胶代替普通牙膏刷牙。我小时候用过这东西，味道非常可怕，但大部分科学家都推荐它，认为每周使用一次能取得积极的效果。

这类凝胶的氟化物含量往往相当高（12 500ppm），因此只能在药店买到，而且每周只能用一次。如果您从孩子第一颗乳牙萌出起就坚持使用1000ppm浓度的含氟牙膏给孩子刷牙，您未必用得上这种加强型氟化物补剂；但如果您家孩子乳牙上有龋洞，那它就很有必要了，请每周务必从药房里买来的牙齿凝胶给孩子刷一次牙。这也是德国青少年牙科工作组的建议，他们的建议是牙科医学主要专业协会的指导方针，也是欧洲范围内受到高度关注的共识性文件。

除此之外，您应当每年为您的孩子与牙医约一次例行检查，磨牙必须是重点检查对象，毕竟有可能会需要做窝沟封闭。窝沟封闭这个话题我们在"乳牙：反正很快就要掉，所以无所谓？"一章中已经谈过了，在后面"防患于未然：我想预约口腔检查，这不疼对吧？"一章中，我们会再聊一次这个话题。窝沟封闭指的是将磨牙咬合面的沟壑封填起来，因为有时这些沟壑会长得很深，根本没有人能用牙刷刷到沟底。所以，直接用合成材料填充窝沟兴许是个不错的主意。但窝沟封闭只能在干燥的牙齿上操作，这又要等到牙齿从牙龈中长出来才行，因此目前有两种解决办法：一种是用窝沟封闭剂做一次预封闭，另一种就是老实等着。

那您现在该做什么呢？同样，我建议您参考孩子的龋病病史做决定。如果您的孩子牙上已经有了一些龋洞，那预封闭和每周使用牙齿凝胶都是很有意义的。如果您的孩子没有龋齿，那我觉得可以再等上一两年，等牙齿完全长出来再做封闭，这样可以避免唾液影响治疗。

我该什么时候带孩子做正畸？

　　在现在的年轻人中，整牙有点儿像咱们当年骑小摩托：只有大多数人都戴牙套，牙套才会成为课间操场上的炫酷单品——目前55%的十三岁女孩都戴牙套。

　　也许，我们应当先甩掉正畸医生一直在面对的偏见，即正畸治疗是为了提高颜值，让病人在找对象方面更有竞争力。

　　牙齿的正确位置对说话、吞咽和下颌关节的位置都有很大影响。众所周知，经过正畸治疗的牙齿在遭遇意外时受伤的风险会大大降低。当然，一口整齐的牙齿的确好看，但正畸治疗很大程度上是为了能够解决一些功能性问题。

正畸治疗也不是非做不可。据我所知，没有研究表明牙齿不齐和找对象失败之间存在相关性；反过来说，我也不确定您接受正畸治疗之后就一定能在婚恋市场上有更大胜算。不过这倒是个不错的博士论文选题。

我也认识一些患者，他们从没看过正畸医生，但他们的牙齿却相当整齐。不过我这里有两个理由，可以说服您至少带您家孩子去见见正畸医生，了解一下他们需要什么程度的治疗。

未成年人做正畸要比成年人做正畸更快，所以什么时候带孩子去看正畸医生最好呢？通常情况下，如果您的孩子有正畸需求，您的牙医会直接告诉您，甚至也许会直接推荐一位正畸医生给您。这再好不过了，因为个人推荐往往是医疗领域最可靠的途径——请参见"找对医生很重要：五星好评比博士头衔重要多了！"一章。

从经验之谈出发，小学低年级是让孩子第一次见正畸医生的合适时机。到了这个年龄段，孩子嘴里不少乳牙已经脱落，一些恒牙也长了出来，而小患者们也大概理解了治疗是什么。家长可以在这个阶段带孩子找医生检查牙齿的发育情况，得出初步诊断，制订初步的预测或治疗计划。

当然，在某些情况下，尚处于这个早期阶段的小患者也可能需要治疗，但这必须慎而又慎。我认为，接受正畸治疗的最早年龄是六到七岁，这真的非常早，除非出现真的严重畸形，否则我依然不建议让这么小的孩子接受正畸治疗。最新的一项行业准则建议，只有患者出现明显的颌骨畸形才能接受早期正畸治疗。

> 牙套没什么奇怪的，过去那种"雪地防滑链"一样的牙套几乎已经被淘汰了。大多数情况下，您的牙医会建议您的孩子去看正畸医生。如果他们没有建议，您也可以在孩子上小学低年级时带他们见正畸医生整体检查一下。这个年龄段的孩子通常不会接受正畸治疗。

正畸医生都会做什么？

正如铁匠的锤子一般，对正畸医生而言，最有代表性的东西自然是牙套。通常情况下，他们使用的都是粘在牙齿上的固定牙套，即所谓的"托槽"（Brackets）。以前牙套只有固定和可拆卸两种，治疗过程中往往会将这两种结合起来使用。

到了今天，牙套的选择多了很多，其中包括一种可随时取下的透明夹板，只要把它套在牙上，它就能把牙齿推到正确的位置上去。这种牙套非常好用，而且几乎完全隐形，这类牙套中最著名的一款叫"隐适美"。

对于正畸这样一门高度个性化且需要精心规划的学科，根本轮不到本书来指点江山，但我还是想跟您分享几个有关正畸的基本点。

我上面说过，十岁是开始正畸治疗的最佳年龄，因为这个年龄牙齿移位速度比较快，而且您家孩子在这个年纪通常还愿意听您的话。如果您推后正畸治疗的开始时间，治疗就会变得更加困难，每位正畸医生都有一大堆有关患者们恼人青春期的故事可讲。

另外，我对让六七岁的孩子及早接受正畸治疗颇有意见，因为这些治疗往往会对孩子的心理造成不那么正面的影响，会让他们感觉自己的身体是有问题的。如果晚几年再治疗，您可以跟他们解释清楚治疗的必要性，他们在学校里通常也能见到其他戴牙套的小孩。

正畸治疗中有可能出现无数种不同情况，因此明确诊断至关重要。每位牙医在大学期间都必须了解有关这一牙科医学领域的一些知识。然而，要成为正畸医生，在大学附属医院完成专科牙科医生培训通常必不可少。虽然现在很多牙医也能提供一些简单的正畸治疗，但我一直认为，还是找所谓的"专科牙医"给您的孩子看病比较好。我之所以这样建议，不仅因为专科正畸医生天天除了整牙什么都不干，还因为他们更适应儿童患者，这会让您孩子的治疗变得容易许多。

我至今还记得大学时参加正畸基本培训时的情形：我总感觉自己像个建筑师或绘图员，因为我们大部分时间里不是在测量颌骨模型，就是在描画X光片。因此，下面是我认为最重要的一个提示：正畸治疗应该得到精心规划！

对于儿童正畸，治疗一开始就应该制作牙齿模型，拍摄X光片，给治疗规划预留充足的时间。如果一位正畸医生跟您的孩子击了击掌，简单瞥了一眼孩子的牙就开始提出治疗计划，那这个医生要么是个天才，要么是"绣花枕头——一包草"。

作为父母，您可以影响的两个方面也许依然相当重要。第一个方面是正畸治疗的方式：如前文所说，现在正畸治疗的方案有很多，已经不是非金属牙箍不可的时代了。孩子一般不会太在意牙套是不是显眼，当然，也可能出现一些更适合选择隐形牙套的情况（比方说您觉得您家孩子的自信心不太足）。您完全可以把这些想法和担忧告诉正畸医生。第二个方面更加重要，即所谓治疗后的保持。保持指的是让牙齿停留在矫正后的位置，毕竟牙齿往往想要回到它们原来的位置。

正畸治疗应当在十八岁之前完成。但这个年龄段的孩子有一个问题，他们会考虑很多事情，但绝对不会考虑见正畸医生——都快十八岁的人了，再让爸爸妈妈到处牵着跑实在不怎么酷。因此，您需要额外注意，确保孩子到了这个年龄也能认真去看医生，而不是溜去滑板公园闲逛，毕竟

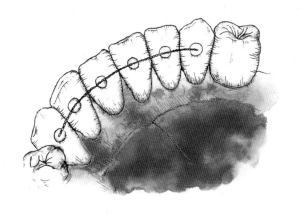

最后几次治疗往往格外重要。在这几次治疗中，医生会在牙齿背面粘上一条铁丝作为保持器，以确保整好的牙齿不会滑回原位，不然等到二十五岁时又得从头再整一遍。

🖐️ 家长小贴士

关于正畸，我只有几个小建议能给您：不要过早开始正畸治疗（当然特殊情况除外）；如果您觉得隐形牙套对孩子心理健康有益，您可以和正畸医生商量一下；治疗渐进尾声时孩子可能会兴趣寥寥，但最后一次预约治疗是最重要的，因为那一次会巩固治疗成果。

💰 检查预算

孩子满十八岁之前，医学上必要的正畸治疗是可以通过法定医保支付的。治疗的"必要性"由所谓的"正畸指征"（Kieferorthopädische Indikationsgruppen，简称 KIG）确定。治疗轻微畸形——如稍有歪斜的前牙——不在法定医保的覆盖范围内。一些美容性质的额外自费项目——如舌侧托槽和隐形牙套——只能走私人医保。根据收费标准不同，私人医保可以覆盖全年龄段的正畸治疗，但有年度最高限额，医生开具的报价单可以让您进一步确定情况。

智齿：整整一代人的创伤记忆

我至今还清楚地记得，拔智齿是学生时代课间操场上的劲爆话题，一次性拔掉四颗智齿的人绝对是学校里最酷的人之一。

在这方面，我就有点儿不走运了。我的父亲也是牙医，他对一次性拔掉四颗智齿这个想法不以为然。毕竟出血或并发症可能会导致肿胀加剧，甚至有可能导致呼吸问题，这都是不得不担心的问题。而小时候的我并不能理解他这种想法，因为操场上有人怀疑我是一次只敢拔两颗牙的懦夫。我当时应该是找了一些借口，因为我现在还有一些中学时代的朋友。

过去，要不要拔智齿这个问题根本不存在，唯一的问题是什么时候拔，以及一次拔几颗——这是出于男子汉气概的考量，所以，最被人瞧不起的是那些只长了三颗或两颗智齿的人——真是可笑！

好了，严肃点儿：智齿确实是多余的。在进化的过程中，我们的下巴变小了——看看尼安德特人的大下巴您就明白了，但不知为何，我们的智齿并没有消失。兴许在之后的一万年里，进化能管管这个问题。

各位"懦夫"，好消息来了：关于拔智齿这件事，牙医和颌面外科医生的态度都发生了一些变化。以前，几乎所有X光片上拍出来的智齿都得拔，毕竟那时的口号是"一拔解千愁"。

另一方面，现在的研究表明，约80%的智齿实际上根本没有从颌骨里长出来，即便有一部分长了出来，它们也很少引起问题。因为有了这项研究，在很长一段时间里，智齿只有确实引发了问题才会被拔掉。

然而，科学研究也表明，有些智齿所在的位置决定了它们注定要出问题，例如智齿紧挨着最后一颗磨牙这种情况。

根据目前的常规做法，拔智齿的前提是医生能够预见智齿会出问题，例如您的最后一颗磨牙后面已经完全没有空间了，或者您智齿的牙冠已经

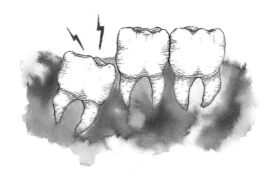

抵在最后一颗牙齿上了。如果您需要拔智齿，请务必在二十五岁之前拔，因为出现并发症的概率会随着年龄而上升。

从理论上讲，每个牙医都会拔智齿，但这项治疗实际上属于口腔和颌面外科医生的业务范畴。在诊所中接受专科培训时，他们拔过很多颗智齿，已经非常熟练了。

护牙小贴士

通常情况下，颌骨里根本没有空间长智齿。像我小时候那样，把所有智齿都一拔了之已经不再是目前的惯用做法了。请让您的牙医来权衡利弊，如有必要，请在二十五岁前拔除智齿。口腔和颌面外科医生是完成这项工作的行家。

检查预算

法定医保和私人医保都可以覆盖拔智齿和必要的局部麻醉费用。在有医生提供证明的前提下，半麻和全麻可以作为特殊情况由医保支付。

我打架打赢了，
可我的门牙不见了！

　　总的说来，我一直以来的人生理想是给冰球队或者给亨利·马斯克[1]当官方队医，当队医大概率永远不会缺活儿，而且检查起来很容易，毕竟问题通常都出在那几颗门牙上。

　　不开玩笑了，牙齿意外伤是相当难受的，而且面部其他地方往往也会受伤。当然，跌倒时最先遭殃的通常是面部最凸出的部位——牙齿和鼻子。有时情况会很危急，因为鼻骨骨折或下颌骨骨折有可能造成堵塞呼吸道的出血和肿胀，很快就会危及生命。因此，显而易见，如果有人遭遇了涉及面部的严重事故，应当立即呼叫急救医生，牙齿的事情可以之后再说。

　　尽管如此，人们在遭遇牙齿意外伤的时候总是不确定：该做什么好？摔掉的牙齿碎片要捡起来保留好吗？牙齿被撞进颌骨里了怎么办？或是最糟糕的情况：牙齿完全从嘴里掉了出来……

　　当然，在遭遇牙齿意外伤时，您需要的是专业人士的帮助，去大学附

1　亨利·马斯克（Henry Maske），德国男子拳击运动员。他曾代表东德参加1988年夏季奥林匹克运动会拳击比赛，获得男子七十五公斤级金牌。——译者注

属医院或设有颌面外科的医院通常都不会出错，因为许多医疗机构现在都设有所谓的创伤急诊，那里的医生都很清楚牙齿出问题之后该怎么办。但有一点我现在就能告诉您：您最不应该做的就是自己动手。由于时间原因，詹姆斯·邦德和约翰·兰博往往会在事故发生现场给自己做手术，因为他们必须在电影结束时赢得战斗。这种技巧我并不推荐，毕竟像动作片里那样，把松脱的牙齿推回去百分之百不是什么好主意。因此在这一章中，我将向您简要介绍一下牙齿意外受轻伤该怎么处理。

什么事情现在非做不可？

如果牙齿和嘴唇意外受伤，有以下几点您需要立刻留意。首先，最重要的是排除重伤的可能性。从原则上讲，如果您感觉到"还有别的地方不对劲"，例如鼻子或颧骨不舒服，您应该立刻叫救护车或去急诊室就医。

面颅骨骨折或出血有可能非常危险，因为肿胀的组织很容易阻碍呼吸。关于这个话题，我没法在本书中给您提供更多建议，但如果遇到这种情况，您唯一能做的就是检查一下面部是否对称，如果脸的一边看起来和另一边不一样了，那很有可能是面部受伤造成的。面部不对称是判断骨裂的重要线索。

从牙齿的角度来看，把能找到的牙齿碎片都带走非常重要。当然，请您在施行急救时不要为了找到最后一小块牙釉质而把伤者晾在原地，任他们血流成河。但把大块的牙齿捡回来还是很有用的，把整颗牙齿放回原处后，它们重新长出来的概率还是非常高的。

牙齿在遭遇意外伤之后能否重新长出来，极大地取决于它处于什么状态。我有两点要提醒您：第一，千万不要摸牙根，捏住牙冠就好，也不要刷掉牙齿上沾上的沙土或其他污垢，因为擦掉这些污垢的同时，您也损伤了牙齿上能够帮助牙齿重新生长的健康细胞；第二，关于存储介质，换句话说，这牙放哪儿好啊？过去人们常说，最好的办法是让伤者把它含在嘴里，但我不建议这样做，因为伤者往往惊魂未定，有可能会把牙齿吞下肚。最好是用保鲜膜把牙齿包起来，保持牙齿湿润，纸巾包装袋往往就很合适。剩下的其他办法实操性都不强，难不成您天天随身携带一盒超高温瞬时杀菌牛奶，以备牙齿意外伤的不时之需？最理想的容器当然是药店里买来的牙齿急救盒，但很可惜，那种东西基本没人会天天带在身上。

☝️护牙小贴士

　　按照正常逻辑看，头部创伤不是什么小事。事故发生后，在您开始担心牙齿之前，请先检查伤者面部，如果出现了不对称，请立刻将伤者送去医院。脱落的牙齿基本上都能用上，所以请尽量把所有碎牙都捡回来，并最好用保鲜膜包上。

　　每次意外受伤都应检查一次破伤风疫苗保护情况，这涉及一种土壤中常见的细菌——破伤风梭菌。这种细菌可以引发严重的感染，即破伤风。罗伯特·科赫研究所建议在婴儿时期就接种破伤风疫苗，然后每十年注射一次加强针。急诊医生肯定会问到这个的。比起这个，更重要的是要确保您家孩子有良好的疫苗保护，毕竟孩子们经常在外面玩耍，而且他们不一定每次受伤都会去看大夫。

谢天谢地，只掉了一小块牙下来……

　　在绝大多数的小事故中，掉下来的只是一小块牙齿，有时也会有稍大一些的碎牙。回想一下牙齿的解剖结构，因为牙釉质没有生命力，所以牙齿掉了一块未必会让人感到疼痛。通常情况下，牙齿之所以会非常敏感，只是因为牙釉质的缺失使外界刺激更容易抵达牙本质。如果掉的真的只是一小块牙釉质，其实不需要做什么处理，但外行人很难判断这一点。一旦波及牙本质——这种事情往往发生得相当快——就有必要覆盖"牙本质创面"了。在这个问题上，牙齿的敏感度可以作为是否需要接受治疗的衡量标准：如果牙齿对外界空气或寒冷非常敏感，那牙本质必然受到了影响，此时就该去看牙医了。

许多人认为，掉下来的这块牙无论如何都没法再用了——大错特错。尽管脱落的牙齿碎片会变得有点儿干，但只要把它放在水里泡一阵子，通常还是可以毫无问题地粘回牙上的。即便没有把所有碎片都捡回来，也可以把大块的碎牙先粘上，其他缺损的部分可以用合成材料填上。所以说，千万不要扔掉脱落的碎牙，也不要到处乱放。如前文所说，覆盖牙本质创面是很重要的事情，因此在大部分情况下，最好在意外发生当天就去看牙医，让牙医先覆盖牙本质上的创面，碎牙先保存在水里，等到第二天再粘回去。

如果脱落的牙齿碎块比较大，且牙齿内部有轻微出血，医生往往会采取同样的处理方式。牙齿内部出血意味着牙神经和血管暴露在外，但这并不意味着您现在就得跳去看"根管治疗？我宁愿再生两个孩子！"这章。对年轻的病人来说（这种意外经常发生在年轻人身上），这种出血的伤口往往很容易被覆盖住，从而使牙神经得到保护。然而，重点是要尽快去看牙医，因为裸露在外的牙神经与细菌接触的时间越长，预后就越差。通常情况下，根管治疗都是可以避免的，因为牙神经可以得到很好的覆盖，牙齿也能够保持活力。

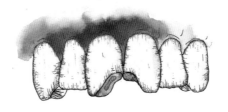

您从事故的惊吓中缓过神来，发现掉下来的只是牙齿的一小块，剩下大半颗都还好好地长在嘴里（没有全掉或掉了大半已经是万幸）。请先把所有的碎牙都收集起来，然后立刻去看牙医，牙医会封住牙齿上的创面，并当场或在第二天把碎牙粘回去。即便牙神经露在外面也不要紧，牙医同样可以封住这种创面，然后把碎牙重新接上。假如有牙齿碎片弄丢了，一般也可以用合成材料进行修补。

当然，牙齿断裂得越深，之后重建的难度就越大。但在遭遇急性损伤时，人们还是应当尽可能地保住受伤的牙齿，毕竟受伤的往往是承担着一定美观功能的门牙。

啥都不剩了吗？整个牙冠都断了……

这时嘴里的情况往往看起来很吓人，您感觉整颗牙都断了。但不要惊慌，牙齿是由牙根和牙冠组成的。也就是说，您嘴里通常应该还留有半颗牙呢！牙冠会不会完全脱落主要取决于伤者的年龄，年轻的患者往往不容易把牙冠齐根摔掉，牙床内侧或侧边一般还会残留一块牙齿。患者年纪越大（他们也是会跌倒的），他们的牙齿就越容易在牙龈处直接断掉。完全健康的牙齿也有可能会这样断掉，如果患者戴了人造牙冠或接受过根管治疗，这种断裂发生的概率则会更高。关于后续治疗，这里也要明确说明一下：牙齿损伤越严重，就越要考虑到患者的年龄。如果患者比较年轻，通常医生会尽一切努力保住牙齿；但如果患者年纪比较大，医生则有可能会考虑拔掉牙根直接做牙桥或种植牙会不会更好。

无论牙齿断掉了多少，最理想的情况永远是断牙没有丢失。患者越年轻，断牙重新接回去的预后就越好。有时，医生可能需要扒开或抬高牙龈，但这样能让他们像拼拼图一样，把牙冠几乎完美地粘回牙根上。同样，牙神经必须接受治疗，请不用担心，根管治疗并不是非做不可。

如果患者的这颗断牙有过病史，例如做过人造牙冠或接受过根管治疗，情况就会变得有些困难。作为简便的解决方案，医生通常可以把牙冠或那块脱落的牙齿重新粘回去，但这个方案往往并不能坚持太久。当然，一切完全取决于残余牙根的情况，如果医生能够设法利用残牙给人造牙冠做一个底座，那这颗牙就可以保留下来，做一个人造牙冠套上去就好。反之，如果残余的牙根已经受到了"冲击"，那么更明智的做法通常是直接拔掉残根，考虑使用哪种替代物更为合适。

🦷 护牙小贴士

即便您觉得牙齿脱落处似乎啥都没了，其实颌骨里还剩下不少东西。如果您的牙之前没有病史，且断裂的牙齿还在，那这颗牙基本上还是保得住的，甚至脱落的部分也可以再粘回去。不过，牙齿的病史越复杂（例如做过人工牙冠或根管治疗），治疗的难度就越大，您和医生也会开始考虑是不是干脆拔掉这颗牙比较好。不用担心，作为临时的解决方案，医生可以把掉下来的牙先给您重新粘上！

牙齿撞歪了……就让它这么歪着?

您的年纪越小,骨头就越软,牙齿也就越硬。在绝大多数的意外中,牙齿都是最薄弱的部位,因为冲击力往往会直接作用在牙齿上。但骨骼有时也会屈服,于是有些牙就在您的嘴里换了个地方。通常,牙齿会被推进颌骨里,或被撞得"向后倾斜"。情况看起来很不妙,于是人们立刻开始担心它以后会不会永远待在这个位置上。

面对这种情况,最重要的事情依然是不要自己上手动它,因为让伤口沾染上细菌是最危险的。尽管您总是在动作片里看到有人这样做,但请您——除非您是西尔维斯特·史泰龙,而且此刻正在演戏——务必不要碰这个伤口。

这种创伤的治疗流程一般大同小异:您的牙医——或者说,在这种情况下更有可能是牙科诊所的专业创伤急诊医生——将在给您做局部麻醉后将牙齿移回原位,并将其与邻近两颗牙齿固定在一起,即夹板固定法。在处理过程中,医生通常会使用稍有弹性的金属丝来固定,毕竟让受伤的牙有一定移动空间还是很重要的。但现在我得给您泼点儿冷水了:这种处理离了根管治疗基本上做不成。牙齿位移通常会导致牙根末端的神经和毛细血管撕裂,因此牙神经很难存活。当然,这不是您在接受初步治疗时需要担心的问题,但根管治疗还是应该尽快开始。还有两件重要的事:第一,伴随着牙齿位移,很多时候牙龈也会出现撕裂伤,医生可能需要缝合牙龈;第二,考虑到牙龈受伤和伤口感染,请牙医给您开抗生素往往是个不错的对策。

再简单讲一下"预后"好了。尽管这种创伤有时看起来非常吓人,但预后通常并没有想象中的那么糟。最重要的是给牙齿上夹板(但时间不要太长,最多固定六周)并及时做根管治疗。最糟糕的预后是牙齿缩进了颌骨里，因为这种创伤往往会导致很多地方受损。最理想的处理方式是在夹板固定当天就做根管治疗，但即便如此，这颗牙也有可能出现其他问题，最终不得不被拔掉。

关于乳牙，我还有一句话要讲：什么都别做！想把乳牙放回或种植回原位其实根本不可能，因为乳牙下面长着恒牙，非要把乳牙移回原位只会伤到恒牙（关于这一点，"乳牙：反正很快就要掉，所以无所谓？"一章中有更详细的讲解）。

🖐 护牙小贴士 ────

由意外导致的牙齿移位往往看起来很吓人，但医生通常能让它回到原位（放心，麻药肯定少不了！），然后用夹板固定，但根管治疗基本上是躲不掉了。

绝对超级高危事故：我手里捏着一颗完整的牙……

现在的画面简直像恐怖片里的情节：发生了一场事故，您用舌头在嘴里一舔，感觉多了一个巨大的洞。突然间，您在眼前的地上看到一颗完完整整的牙。坐在舒服的皮椅上，我此刻能给出的最无力的建议莫过于"保持冷静"四个字。

不过，我上面提出的建议原则上依然适用于这种情况。在遭受了这种严重意外伤之后，首先需要关心的是您的面部。您自然会感到头疼，伤口也会流血，因此要赶紧找人看看您的脸：如果出现了不对称或移位，请立即拨打急救电话或前往急诊中心。

我知道，这种时候人常常会想到其他很多事情，却未必会想到把牙齿捡起来妥善保管，但这对牙齿的预后至关重要。关于这一点，我在前文里已经讲到了。请您记住两条铁律：第一，绝对不要用手接触牙根部分，只能捏牙冠部分；第二，不要擦掉牙上的脏污，用保鲜膜裹住牙齿，保持牙齿湿润。

当然，下面就要讲到最重要的问题了：掉了的一整颗牙还能放回去吗？它还能再长出来？从原则上讲，答案是肯定的。事故发生后对牙齿的处置越得当，最终的效果就越好，因为在理想情况下，牙根上应该还有一些存活下来的细胞，能够跟颌骨重新长在一起。因此，只要您遵守上面的各项规则，您的牙医有很大概率能成功把您掉下来的这一颗或几颗牙重新放回去，用夹板固定住，并给您预约根管治疗。从原则上讲，就算牙齿没有完全长出来，治疗流程其实也是差不多的。当然，您最关心的应该是这个问题：如果牙根上的细胞大概率受损了，那又该怎么办呢？如果医生现在把这样的牙放回去，这颗牙可能会跟颌骨融合，或随着时间的推移渐渐被吸收——是的，您没有听错。如果将一颗缺失了纤维组织的牙固定在颌骨上，要么会发生"强直"（完全与骨骼融合），要么会发生"吸收"（被破牙细胞破坏）。这真的很有趣，因为牙根表面的健康细胞显然能阻止我们的身体吃掉自己的牙齿。

从原则上讲，这倒也不是件坏事，因为最糟糕的情况无非是几年之后牙根像乳牙一样被吸收，然后牙冠自然脱落。当然，出现这种情况还是要处理一下的，至少可以为这颗牙续上几年命。

护牙小贴士

整颗牙都掉了——太恐怖了。但只要您正确应对，问题未必会很大。捡起脱落的牙齿，不要碰到牙根，也不要清洗，尽量保持牙齿湿润，例如用纸巾的塑料包装袋把它包起来，然后去看牙医，或前往大学附属医院的牙科诊所的专业创伤急诊接受治疗。

☞ 检查预算

　　和正常的牙科护理一样，牙齿意外伤后的紧急治疗费用（例如看急诊医生的开销）也可以交由法定医保或私人医保支付。如果需要安装假牙，根据法定医保和私人医保的规定，患者需要自费支付一部分，您通常可以事先在报价单（治疗预算计划书，Heil-und Kostenplan，简称HKP）中看到具体的自费金额。

第三部分

成熟的牙：关于龋洞、
裂缝和初步修补

牙刷、牙线、牙缝刷：
谁才是真正的口腔清洁冠军？

不知道您有什么感觉，但我要是哪天晚上忘了刷牙，总会觉得像被抓了个现行。即便在聚会上开怀畅饮了一整晚，我依然常常不能接受不刷牙就去睡觉。不过作为牙医，我其实知道偶尔"忘记刷牙"并不会对牙齿造成什么损伤——这话千万别让您家孩子听见！

维护口腔卫生已经成了我们日常生活中的一种仪式，这点实在很有意思。每个人都认为刷牙是保持口腔卫生的重要一环，而业界也很早就发现了这一点。超市和药妆店的货架上摆满了形形色色的口腔卫生产品，而您也可以想见，并非所有产品都经过科学验证，像广告宣传中说的那样灵验。毕竟如果广告宣传所言非虚，那这些产品肯定不会是普普通通的牙膏、牙刷，而是如假包换的魔药、魔杖。对不起，我得打破您的幻想了：它们都只是平平无奇的牙膏和牙刷而已。

口腔卫生产品的广告往往会大肆吹嘘产品拥有的各种功效，例如减少牙垢、美白牙齿，甚至降低患牙周病的概率。在本章中，我们要揭开覆在真相上的神秘面纱，回答一个问题：选对了牙膏牙刷真能有这样的效果吗？

让我们从头说起。我们到底为什么要刷牙？我们的指甲也是从肉里长出来的"硬物"，周边环境也经常很潮湿，但也没见我们天天刷指甲啊？

皮肤和指甲有一个自我清洁的小妙招——它们一直在生长，因此能够不断自我更新，如皮肤在脱落时能让身体摆脱上面黏附的细菌。但牙齿不会一直生长，也不会随随便便就脱落。除此之外，口腔内环境湿润温暖，还有不少狭窄的空间，简直是细菌的梦想之家。随着时间推移而在牙齿上不断累积的牙菌斑必须在刷牙时被清理掉，不然它们很可能引发一系列烦人的牙科病，例如龋齿、牙龈炎，甚至牙周病。

正是在这一点上，各大口腔卫生产品公司开始互相拆台，因为他们的目标完全一致——用某种特定的产品更好地去除牙菌斑。除此之外，他们通常还会承诺这个产品有额外的神奇功效。

因此，让我们再进一步说说。眼下人人都知道，每天刷牙可以减少龋齿的发生，大规模的科学研究都明确证实了这一点。简而言之，每天做好牙齿护理可以让您免于在牙医那里忍受钻牙声的折磨。目前为止，一切都很好。

然而，目前没有科学研究能够证实，每天刷牙也能降低牙周病和牙龈疾病发生的概率。但有一点是肯定的：牙菌斑变少肯定不是什么坏事，毕竟除了减少龋齿这个事实，人们刷牙还有别的原因，例如让口腔更清新或减轻口臭。难道你们中间有人初次约会之前不刷牙就出门赴约吗？

看着药妆店和超市里泛滥成灾的各种口腔卫生辅助用品，您很可能感到晕头转向，最终选择了"饼画得最大最多"的一款产品。

然而，刷牙和生活中的许多事情别无二致——下面我又要开始说教了：想要实现一个目标，方法有很多种，但通常情况下，比起执行时具体使用什么手段，认真细致地执行本身才更重要。这就像罗杰·费德勒的网球拍，您当然可以在商店里买到他的同款网球拍，但拥有了同款网球拍并不代表您也能成为世界排名前十的网球运动员。

有一项关于刷牙习惯的著名研究恰恰证明了我的这个观点。研究者随机挑选了六十名大学生，并记录了他们的口腔卫生习惯。

您觉得这些大学生刷牙时间有多长？两分钟、三分钟还是只有一分钟？在这项研究中，大学生们的平均刷牙时间是三十三秒。顺便说一下，研究中也有学生只刷了十一秒。现在您想必能理解我什么意思了：您大可以买来世界上最昂贵的牙刷，但要想清除掉牙上大部分的牙菌斑，三十三秒根本不够。

在这一章中，我想给您简要介绍一下与刷牙、牙菌斑和口腔护理产品有关的知识，同时让您进一步了解与口腔卫生有关的各种有用或没用的东西。

现在快速刷个牙？

年纪稍长一些的读者应该依然记得这样的教诲："每顿饭后都要刷牙！"而我们年纪稍小一些的读者也从幼儿园起便把刷牙的时间和频率刻在了脑子里："每天刷两次牙，每次两分钟。"从原则上讲，保持这样的做法是没有问题的。但在过去的几十年里，有一种物质让口腔卫生在许多方面发生了根本性的改变，那就是氟化物。

氟化物是一种存在于自然界中的矿物盐，科学研究已经证明了它可以强健牙釉质，这个问题我们在"乳牙：反正很快就要掉，所以无所谓？"一章中已经探讨过了。时至今日，您几乎可以断言，氟化物要比刷掉牙菌斑更重要。换句话说，牙刷只是让牙齿表面每天获得氟化物的载体而已。说到这里，您自然想说："太棒了，那从今天开始我只用含氟的漱口水漱口不就完事儿了！"很可惜，您这是把问题想得太简单了，因为要想让氟化物在牙齿表面起效，必须先清除掉上面原本茂密生长的细菌，而牙刷刚好能做到这一点。

当然，刷牙时间也起着非常关键的作用。研究表明，刷牙一分钟可以去除约27%的牙菌斑，而刷牙两分钟则能清除41%的牙菌斑。41%听起来不多，但已经足以防止口腔细菌进一步繁殖了。

可以肯定的是，氟化物在牙菌斑残留的地方也很难发挥作用，因此刷牙刷够两分钟还是很有必要的。

我该早晚各刷一次牙，还是说一天刷一次就够了？有关刷牙频率的研究表明，和一天刷一次牙相比，一天刷两次牙能够更有效地预防龋齿。

您自认为是绝对的刷牙专家，每天只刷一次牙就能轻松刷到牙齿的每个表面？那祝贺您，您绝对是少数人中的少数人，毕竟我每天接触的病人的牙齿可完全是另一番光景！

总之，关于刷牙我有以下建议——德国刷牙专家，维滕-黑尔德克大学的斯特凡·齐默尔教授也这么看：每天花两到三分钟，正确认真地刷上一遍牙，这一遍也许还可以使用其他辅助工具，例如牙缝刷和牙线（我们等下就会讲到什么时候用哪种最合适），而每天的第二次刷牙快速刷刷就好。我个人也是这样做的——晚上认真刷，早上随便刷。当然，如何刷牙也和您的口腔状况有点儿关系，例如您有没有种植牙或者有没有患牙周病的倾向，但这个问题我们到后面再详细讨论。

👆🏻护牙小贴士

刷掉牙菌斑一方面能够减少牙齿上的有害细菌数量，另一方面也能让牙膏中极为有效的氟化物在牙齿上发挥作用。想要预防龋齿，每天刷两次牙，每次刷两分钟就非常不错。如果您是真正的刷牙专家，那兴许您每天"完美"地刷一次牙就够了。

哪种牙刷最好用?

说到牙刷,我最喜欢的一个故事来自我的一位患者,他有一口相当好的牙,牙菌斑少得出奇。尽管大部分病人在看牙医之前都会认认真真清理一遍自己的牙齿,但我还是非常惊奇。我问他是怎么做到这一点的,他信誓旦旦地告诉我,他多年来一直在用同一把牙刷,除了拿它刷牙,他还时不时用这把牙刷清理自行车上的小齿轮!

当然,我并不是一上来就要向您推荐这种"一刷多用"的操作,但这个例子展示了人与人的身体有多么大的不同:这个病人的口腔环境可能对细菌有着很强的抵抗力,他不管用什么东西刷牙几乎都不会有牙菌斑。但别担心,大自然往往还是公平的,他身体的其他部位可能比其他人更容易患病。

这一点我在自己身上也有体会:我的嘴里基本不会出什么大问题,但只要我每天做背部训练时偷懒或坐姿不正确,我的后背就会立刻让我付出代价!

因此您看,要推荐一把完美的牙刷是很难的!当然,刚刚那个例子显然是个极端案例,每个牙医在职业生涯中都会遇到一些病人,他们从不来看牙医,也不经常用牙刷刷牙,更不会想到一年做两次牙病预防,可他们的牙齿往往几十年都不会出问题。

但绝大多数人不是这样的——从经济角度考量,这样的人多了,对我们牙医来说也不是什么好事情。我们都知道,如果您有几天没好好刷牙,浅表牙龈炎往往就开始露头了。除此之外,牙菌斑会在唾液的作用下开始钙化,一旦牙菌斑钙化,您就算拿着魔法牙刷使劲儿刷也是刷不掉的。

所以说哪种牙刷最好?我刚刚在前面已经说过了,这就像罗杰·费德勒的网球拍,拥有费德勒同款球拍或高端牙刷实际上并没有太大意义。

那科学家们怎么说呢?在这方面,研究结果还是相当明确的:使用什么牙刷并不重要，重要的是您要正确地使用它，并且保证足够的使用时长。如果您多年来一直用普通的手动牙刷刷牙，而且刷出来效果很好，那您就未必需要换成广告里推销的"奇迹炫白振动牙刷"。

媒体经常就牙刷的刷头类型展开讨论，关于这方面的研究有很多，但这些研究并没有发现什么真正重要的显著差异。无论是波浪形刷头还是刷毛中间的硅胶凸起，它们对产品营销的影响可能要比对牙齿护理的影响更大。

从科学的角度看，真正能影响牙齿护理的东西（再说一遍，前提是得正确使用！）是电动牙刷和软刷毛，下面我们就来谈谈这个问题。

我们先从电动牙刷说起。在当今这个时代，刷牙再不进入数字化时代就有点儿说不过去了，而且现在真的有一些电动牙刷能通过应用程序和您的手机相连——我没开玩笑！然而，即便是在不久的将来，您也还是得亲自刷牙，而且您还是得在卫生间刷牙。

科学研究表明，与普通牙刷相比，使用电动牙刷能够去除更多的牙菌斑。换句话说，如果患者能够正确地使用电动牙刷，他们口中的牙菌斑就会减少，也更不容易得牙龈炎。

但先别急着扔下这本书，奔向附近的药妆店采购各种电动牙刷：目前，学界依然不清楚电动牙刷能否对龋齿及牙周病等真正严重的牙科疾病起到显著影响。于是我们又回到了刚刚的论点上来：正确使用普通牙刷肯定要比马马虎虎地错误使用电动牙刷好。除此之外，不同的电动牙刷之间各有千秋，往往会使用不同的系统。下面是硬核技术科普时间：第一种技术会让刷头边转边振（所谓的振动旋转式牙刷），而另一种系统使用的则是高频声波或超声波振动（类似珠宝商清洁珠宝）。虽然有一些临床研究更推荐振动旋转式牙刷，但也有一些研究表明，声波或超声波牙刷使用效果更好，因此很难给出一个明确的建议。

不过，我推荐电动牙刷的理由其实很简单：大部分电动牙刷上都自带一个计时器，甚至可以给不同的口腔区域分别定时，您只要在牙刷发出吡吡的提示音时，直接换到下一个区域刷就可以了。从科学研究结果来看，和普通牙刷相比，这个功能是电动牙刷非常大的一个优势。使用电动牙刷能让您刷牙刷得更久，倒不是因为它刷起来更好玩，而是因为它可以给您一个依据。您肯定理解：我们人类总要依赖一些东西，即便这样东西不过是电动牙刷发出的吡吡声。

我还有一个实用建议要给您：个人经验表明，电动牙刷在工艺方面是比较脆弱的，很容易出问题。如果您经常带电动牙刷出门旅行的话，这种情况就很有可能发生。我坚持这个规则：电动牙刷留在家里用，出门旅行用普通牙刷，因为有好多次我一到酒店，我的电动牙刷准没电。

我还有一个建议，但这个是人际交往方面的建议：电动牙刷当然很适合作为圣诞节礼物，但有时也会适得其反。我至今还记得，我妻子在收到我送的电动牙刷时脸上露出了不赞同的神情，她用眼神向我发问：这份礼物是不是我在暗示她的口腔卫生状况需要改进？

买牙刷时需要考虑的第二点是刷毛的硬度。我知道，手拿一把硬毛牙刷，在牙齿上刷出悦耳的摩擦声，这感觉真的很好——光听就觉得这牙刷得特干净。科学研究倒确实证明了刷得干净这部分：硬刷毛或中等硬度的刷毛能够更有效地清除牙菌斑，但也更容易伤害牙龈，甚至会伤害牙齿本身。因此，请您尽量选择软毛牙刷（这种牙刷通常在广告上都会标注为"软"或"超软"），如果您使用电动牙刷，也请您选择软一些的刷头。

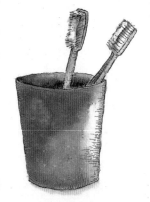

和硬毛牙刷相比，软毛牙刷有一个缺点，那就是更换频率更高，大概三个月就得换一次。而使用软毛牙刷还意味着一件事：跟使用硬毛

牙刷相比，您得多刷几秒钟才行！当然，软毛牙刷还有一个缺点：当软毛牙刷和刺激性更强的牙膏（如美白牙膏）一起使用时，往往会磨损更多的牙体硬组织。因此软毛牙刷一定要搭配"敏感型"牙膏使用，这个话题我们下一节再仔细说。

最后我还有一个实用的建议：把彻底冲洗干净的牙刷刷毛朝上放，这样能让牙刷干得更快，从而让您避免了一场微生物实验——观察细菌在潮湿环境中的生长！

👍 护牙小贴士

好消息：在选择牙刷这件事上，您可以谨遵莎士比亚的教诲："随您心意，皆大欢喜。"如果您能够用正确的方式一天刷两次牙，那您直接挑喜欢的牙刷买就好。电动牙刷清洁效果稍好一些，还自带计时器这个巨大优势，可以有效防止人类自我欺骗。

刷完之后记得把刷头朝上放！

我用的牙膏能让牙齿更白……

如果您现在站在药妆店的牙膏货架前，您一定会觉得晕头转向。如果这些膏状物能兑现它们承诺的一切功效，那它们肯定有点儿什么不可思议的法力。然而，如果您认真阅读了前面的章节，您大概现在已经知道我想说的是什么了。牙膏中的决定性成分是氟化物。牙刷可以去除牙菌斑，但它更像一辆手推车，负责把氟化物这一活性物质送去正确的地方。

因此，我其实可以非常简要地结束这一节：请您选择含氟量在1000ppm到1500ppm的牙膏！

您在担心，您得在昏暗的药妆店货架上一通扫读牙膏管上的小字，只为寻找氟化物含量的标注？别担心，绝大多数的牙膏含氟量都非常够，而且会把含氟量醒目地标在包装正面上。

至于牙膏包装上宣传的，或著名"牙医夫人们"[1]在广告中吹嘘的其他那些功效，例如减少牙周病、美白牙齿、强健牙龈等，从原则上讲当然都很好，但某种程度上这些宣传和实际使用感之间的差距堪比广告画上的芝士汉堡和您盘中那个令人幻灭的食物间的差距。诚然，有少数科学研究表明，特殊的除牙垢牙膏确实能减少牙垢，有抗菌功效特殊成分的牙膏确实能更好地缓解牙龈炎，但目前我们依旧不清楚这些功效是否真的能够对龋齿和牙周病产生影响。在这个问题上，费德勒网球拍定律再次应验了，这个定律您应该还是记得的。

很多牙膏在包装上都声称有美白牙齿的功效，尽管大多数所谓的漂白牙膏确实能明显见效，但这主要是靠牙膏中更大、摩擦性更强的清洁颗粒实现的。就像用清洁剂清理厨房水龙头一样，更大的清洁颗粒自然会对牙釉质造成更大的损害，因此使用时应格外谨慎。与此同时，还有一些美白牙膏不仅含有较粗的清洁颗粒，还使用了化学物质，但这种牙膏对牙齿的伤害似乎要小一些。您可以从商品检测基金会那里了解到更多相关信息，该机构会定期对各类产品的质量做可靠的科学检测。尽管如此，我的建议是，如果您真的想拥有更加亮白的牙齿，比起用膏状的粗粒砂纸或带有活性炭的牙膏将自己的牙齿胡乱打磨一通，还是来牙科诊所，在可控的条件下接受专业的医学牙齿漂白更靠谱儿一些。

打着"敏感型"或"敏感牙颈专用"旗号的牙膏中的清洁颗粒往往个头最小，量也最少。毕竟上面我们也提到过了，牙刷能起到的实际清洁作用跟其运送氟化物的作用相比简直不值一提，因此，选择一款对牙釉质磨

1　2012年以前，德国的《医疗产品广告法》明确禁止医生身着白大褂在广告中推销有医疗效果的商品，因此许多所谓"医用牙膏"广告会请女演员身着白大褂扮演"牙医夫人"来展示其产品的功效。——译者注

损最小的牙膏显然更合情理。这点不仅适用于确实牙颈敏感的病人，也适用于所有人——请使用"敏感型"或"敏感牙颈专用"牙膏！

当然，也有一些病人对氟化物有所疑虑，不愿意使用它。我想重申我在"乳牙：反正很快就要掉，所以无所谓？"一章中提到的三点：第一，牙膏中的氟化物含量非常低，最高不会超过1500ppm，ppm意为百万分之一，即0.000 1%；第二，氟化物是一种在全世界范围内研究得都很透彻的物质；第三，为了减少龋齿的发生，一些国家甚至会在饮用水中添加氟化物。

当然，和所有事情一样，"脱离剂量谈毒性就是耍流氓"。一名体重七十千克的成年人要想出现初期氟化物中毒症状，需要一次性摄入至少三百五十毫克的氟化物，这相当于两到三支牙膏中的氟化物含量——要吃下这么多牙膏，我看这人在中毒之前肯定会先开始呕吐。德国牙科协会甚至在一份声明中写道："根据科学研究，氟化物的毒性约为食盐的十分之一。"

如果我这番解释依然没能让您相信氟化物无毒无害，而且您的确不想使用含氟牙膏，那最近倒确实有一款替代品：在德国几所大学进行的一项临床研究表明，含羟基磷灰石的牙膏和经典的含氟牙膏防止龋齿的效果不相上下。当然，这仅仅是一项研究，而有关氟化物有效性的临床研究则有近三百项，但至少这项研究迈出了第一步。因此，如果您真的对氟化物持怀疑态度，在您开始使用无氟牙膏之前，含羟基磷灰石的牙膏也不失为一种选择。我并不推荐您使用其他各种产品，因为使用它们会让您患上龋齿的概率急剧增加。从科学的角度看，您要是使用其他那些产品还不如干脆不刷牙，毕竟根据现有的研究，能够证明无氟刷牙有任何显著功效的证据并不存在。

结束之前我还有一个小提示：氟化物的局部效果——也就是把牙膏抹

在牙上——才是最重要的。刷完牙后再用水把宝贵的活性物质冲洗掉实在是太愚蠢了。因此，我们的口号是"沫可以吐，口不能漱"。顺便说一下，牙刷还是要冲洗干净的。这样一来，您的牙齿上就能留住一些牙膏，而氟化物也能在您沉沉睡去时继续发挥作用——多实用啊！除此之外，您的伴侣也会感谢您保持了浴室的干净卫生，毕竟可不是人人在大力漱口时都能瞄准水池精准"打击"的。

🖐️ **护牙小贴士**

买牙膏这件事其实没什么出错空间。最重要的是牙膏要含氟，以及尽量选择"敏感型"牙膏。"美白"牙膏的确有效，但其中有些牙膏含有粗糙的研磨物，可能会损害您的牙齿。一个重要的内行小建议：刷完牙后不要用水漱口，把牙膏沫吐出来就够了！

牙线非用不可吗？

"您平时用牙线吗？"我们牙医对许多病人都像念经一样重复问过这个问题，而我常常听到的答复是：用牙线是在嘴里能做的最糟糕、最不舒服的事情，没有之一。

用手指绕起这根线，然后把它塞进牙缝里，最好还要前后蹭一蹭，然后再噔的一声把它从牙缝里拽出来，保守估计，这会儿卫生间的镜子上已经甩满了脏东西。我的很多病人只要一看见我走进诊室就直接进入了战斗模式："我老实交代，我不用牙线。"

想听我说句心里话吗？就我个人而言，我从来没有真正百分之百喜欢过牙线这个工具。穿线时指尖被勒到缺血已经很难受了，黏糊糊的牙线扔起来也很让人烦心，溅满脏东西的浴室镜子就更不用说了。当然，我这么一说，我的同行们可能要开始惨叫了：作为科学家，怎么能提出这么平庸的论据呢！但科学家又不负责实际执行，而实际执行起来很难受的事情就算意义重大，也不会有人愿意做。

德国的牙线消费情况也印证了我的个人感受。如果每个德国公民每天都使用牙线，那每位公民每年需要将近一百八十米的牙线。那您猜德国每年实际卖出的牙线平均到每个人头上有多长呢？只有三到五米。这就解释了为什么药妆店里的牙线货架要比牙膏和漱口水货架小了很多。

那么，从医学角度看，情况又如何呢？对整整一代牙医而言，牙线是防止牙齿间（牙刷刷不到的地方）龋齿发生的重要工具。这锅兴许茱莉娅·罗伯茨也得背，毕竟在1990年的电影《风月俏佳人》中，她扮演的角色格外注重口腔卫生，在饭后会一头扎进洗手间用牙线清洁牙齿。

痛恨牙线的各位，好消息来了：使用牙线的功效可能被高估了。防止龋齿的主要武器是氟化物，因为氟化物可以强化牙釉质，即便是在没有直接接触到的地方（牙齿之间）也能发挥作用。截至目前，只有一项科学研究证明了使用牙线能够大幅减少牙齿间发生龋齿，但这项研究中使用的牙膏含氟量非常低，以今天的标准来看低得不像话。因此，我们可以断言，如果牙膏中的含氟量达标，那牙线发挥的效用可以忽略不计。

说到这里，您也许在计算自己每天在使用牙线上浪费了多少时间，而这些时间本可以用来享受一些生命中更美好的东西。遗憾的是，人们直到最近几年才意识到牙线其实作用不大，所以现在再埋怨茱莉娅·罗伯茨是不对的。

德国牙齿保护协会（Deutsche Gesellschaft für Zahnerhaltung，简称DGZ）于2018年指出："认真用牙刷机械性地去除生物膜（刷掉牙菌斑），同时配合着使用氟化物，在抑制龋齿方面似乎可以覆盖定期使用牙线起到的作用。"欧洲几大专业协会的最高级建议也一致证实，使用牙线可以清除牙菌斑，但不太可能降低龋齿的发生率。然而，DGZ和其他牙齿保护协会也建议道："如果仅靠刷牙不能充分清除生物膜和食物残渣，那同样需要使用牙线或牙缝刷。"

冒着得罪很多资历深厚同行的风险，我还是要说，如果您使用含氟牙膏刷牙（这应该是您的常规操作，除非您主动选择了无氟牙膏），那您就未必非要使用牙线。因为这里正是电动牙刷再度大显身手的地方：科学研究表明，细微的振动（特别是声波牙刷的那种振动）能够更有效地将氟化物送入牙齿间难以接触到的位置。

🖐️护牙小贴士

近几年，学界传来了好消息：没有证据能够证实使用牙线可以避免龋齿。如果您每天用含氟牙膏正确刷牙两次，甚至用电动牙刷刷牙，用不用牙线其实都无所谓。如果您容易得龋齿，更有效的处理方式是每周用含氟浓度较高的凝胶刷一次牙。

然而，如果您刷牙时用的是无氟牙膏，那您确实应该使用牙线。如果您就是很容易患上龋齿，而且牙上已经有了几个龋洞，那每周使用一次含氟浓度高的凝胶要比每天冒着手指缺血的风险坚持使用牙线靠谱儿得多。您可以在药店买到这种含氟凝胶，每周只要使用一次就能明显减少龋齿的发生，因此强烈推荐龋齿高风险患者使用。如果您觉得这样还不够，您也可以考虑每年去找几次牙医，让他们在您的牙上涂上高浓度氟化物。

等等！别急着欢呼雀跃，毕竟容易得牙周病和牙龈炎的人还是应该清理一下他们的牙缝，但用的不是牙线，而是所谓的牙缝刷，不过这个问题我们等下再说。

从牙龈往牙齿方向刷——现在还是这样吗？

我至今还清楚地记得，我们在大学期间不得不学习各种各样的刷牙技巧。在实验室条件下，有一种特定的方法（所谓的改良巴氏刷牙法）清洁效果最好，因而被认为是最有效的刷牙法。

下面我要用史诗级的语言向您描述一下这种刷牙法：将牙刷四十五度倾斜放在牙齿和牙龈的交界部位，在此处摇晃刷动几秒钟，然后轻柔地将牙刷从牙面向咬合面转去，开始清洁牙齿。牙齿里里外外每一个面都得这样来上一遍。您现在肯定在想："我真得每天晚上都这么折腾一遍吗？"

学生时代的我对这项研究结果和研究证明的最佳刷牙法都很热衷，因此我立刻付诸行动，决心在实习中把这种刷牙法教给我的下一位患者。不幸的是，我的下一位患者是个脾气非常好的老先生，我拿着牙齿模型，在镜子前练习演示了二十分钟。临走时，他对我说："没关系，小伙子！"我那时就清楚地知道，他这辈子都不会用上这个刷牙法了。

所以哪种刷牙法才是最好的呢？如果您把这个问题抛给科学家，他们肯定会说是在前文中提到的改良巴氏刷牙法。但他们的推荐和实际操作是完全脱节的。即便您刷牙热情高涨，手法训练有素，时间也足够，但这个方法依然很难施行，想象一下要怎么刷到下颌最里面一颗牙齿的舌侧面您就明白了。

所以这个问题还是得扔给从业者。哪种刷牙法最好？这个问题对所有科学家来说都很难回答。用什么方法刷牙其实并不重要，但请您尽量刷到牙齿的每一个面，别的没了。重要的是不要遗漏牙齿的任何一面，因为我们上面已经说过了，氟化物在不够干净的牙齿上是没法好好发挥作用的。

关于正确的刷牙法，下面是第二个关键点：牙齿和牙龈之间的交界地带是日常刷牙的重点关注区域。这里的小缝能给细菌提供很好的"保护"，是它们的安乐窝，而唾液可以通过饮食和舌头及两颊运动轻易抵达牙齿的其他部位。不幸的是，人们刷牙时往往会遗漏牙龈边缘的小缝，而更喜欢刷牙冠，毕竟牙冠最容易刷到嘛！

这听起来很不对劲啊：那些整天被脸颊、嘴唇、舌头和唾液清洁的牙齿部位，每晚又被牙刷清洁了一遍，而平时我们自己无法清洁的区域在刷牙时也被遗忘了。没错，我知道您现在正想说什么："要是这样的话，那我干脆不刷牙了。"但想以此为理由就此告别刷牙可没那么容易。

还是请您养成刷牙时多往牙龈方向刷刷的习惯吧，也别忘了刷一刷牙龈和牙齿之间的过渡地带——刚开始的时候可能会出点儿血，或有轻微的刺痛，而这样的反应恰恰证明您刷对地方了！

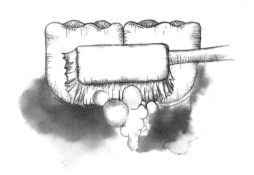

说到这里，我依然没有告诉您什么是正确的刷牙法。我们都知道，水平刷牙法——握住牙刷，对着咬合面和牙齿内外两侧一通来回猛刷——并不是一种非常好的刷牙方法。因为横向刷牙时，人们往往会用力过猛，也会遗漏牙齿之间的缝隙。但还是那句话，刷了总比不刷强。这里又得提一下前文谈过的牙膏问题了。如果您使用的是清洁颗粒较大的"美白牙膏"，使用这种刷牙法会对牙齿造成更大的磨损。"敏感型"牙膏的优势再次得到了体现：即便配合上大多数人都在使用的这种"不良"刷牙法，"敏感型"牙膏对牙齿的伤害依然更小。

当然，最好的依然是"从红到白"，即从牙龈往牙齿方向移动的刷法。这种刷法最实用也最温和，但想要这样刷遍口腔的每一个角落确实不容易。

✍️护牙小贴士

> 最佳刷牙法可能只在学术领域有价值，毕竟更重要的是保证牙齿每一面都能被刷到并且接触到氟化物。牙龈和牙齿之间的位置常常被人遗忘，但这里的小缝往往是牙周病和龋齿萌芽的"风水宝地"。如果配上敏感牙颈专用牙膏，广受嫌弃的水平刷牙法倒也没那么糟糕。

还能再用点儿别的吗？

牙刷、牙膏和牙线——您在药妆店中能买到的口腔卫生辅助产品可远不止这三样。我们下面来谈谈另外两样重要用品：漱口水和牙缝刷。

先从漱口水说起。下面是一个在我们诊所真实发生的故事：我们经常在牙科手术后给病人开一种抗菌漱口水（葡萄糖酸氯己定）。接受完牙科手术十天后，我的病人来找我给他的伤口拆线。依照惯例，我问他术后情况如何，而他回答道："伤口是平安长上了，但您那药水怎么喝着比我邻居自制的烧酒还辣嗓子啊！"当然，漱口水是用来漱口的，不是用来喝的，我简直不敢想象这个病人的肠道菌群现在是什么情况，毕竟这款漱口水能消灭的不仅有口腔中的细菌，还有肠道中对消化极为重要的菌群……

理想自然很丰满：每天早晚用抗菌漱口水漱口，让您就此摆脱包括龋齿和牙周病在内的各种问题。假如这个设想真的能成为现实，这对牙科护理行业而言显然也是中彩票一般的重大利好消息。

这个设想之所以不会成真，有以下几个理由：首先，细菌会在有水的环境（例如口腔）中形成一层黏稠的薄膜，即所谓的生物膜。众所周知，这样的生物膜可以很稳定地抵御单纯化学物质的攻击（例如漱口水）。顺便说一句，这就是为什么清理市政排污管道不能只靠化学清洗，即用清洁剂冲刷，而必须先用物理手段铲除生物膜，然后清洁剂才能真正起效。口腔里也是如此，牙要先刷干净，活性物质才能起效。

下一个原因更偏向生物层面：如果一款漱口水的杀菌效果很好，那它也很可能会对牙龈造成损害。除此之外，这款漱口水也会杀死您口腔中的正常菌群，这对您的口腔环境平衡自然是不利的！

医用漱口水通常含有葡萄糖酸氯己定，并不适合长期使用（长期使用会使口腔内天然菌群生态改变并造成味觉障碍）。除医用漱口水以外，市面上绝大多数的漱口水都含有氟化物或杀菌功能较弱的抗菌剂，如挥发性精油。尽管许多漱口水经科学研究证实的确有减少牙菌斑的功效，但如果您一天用含氟牙膏认真刷两遍牙，那漱口水能带来的额外效果可能微乎其微，不过漱口水倒确实能让您在两次刷牙之间保持口气清新。

漱口水究竟能不能为敷衍刷牙"兜底"，这个问题在学界颇有争议。但大部分漱口水的确能起到轻微抑制牙菌斑的作用，因此原则上还是可以推荐使用的，但在良好的口腔卫生条件下，漱口水能否发挥可见的额外效用，这一点目前依然存疑。同样，如果您在刷牙这件事上存在困难（比如您戴着固定的牙套，或您的牙根大面积暴露在外），额外使用漱口水，从而让难以清洁的地方也能接触到足够的氟化物还是有意义的。

下面来说说牙缝刷。许多研究表明，龋齿和牙周病往往萌出于牙缝中。当然，这主要是因为刷牙很难刷到牙缝里。我们在前文中已经得知，氟化物的"远距离"作用能够减少牙缝中龋坏的发生，因此只有在刷牙后牙缝中依然留有食物残渣的情况下，才有必要再去使用牙线。但除了龋齿，还有其他的疾病，例如牙周病和牙龈炎，它们主要出现在牙龈。如果清理不到位，这里很容易聚集大量细菌，而不幸的是，氟化物拿牙周病细菌一点儿办法都没有。

大多数时候，如果牙龈能填满牙齿之间的缝隙，这个部位并不会出什么幺蛾子。但是，如果您已经得了初期的牙周病，或牙齿之间的牙龈已经萎缩，那您就需要额外清理这个部位。牙缝刷是完成这项任务的不二之选。挑选牙缝刷时，请您务必咨询您的牙医和诊所中的牙病预防人员，因为不同宽窄的牙缝需要不同粗细的刷子。

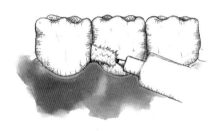

结束这一章之前，我还有最后一个重点要讲一下：绝大多数病人挑选的牙缝刷都太窄了。您回想一下烟斗刷就明白了，如果刷子很容易就从烟斗中间穿了过去，那说明这刷子几乎没什么清洁力。换句话说，牙缝刷应该粗到让您把它穿过牙缝里时得稍用些力气才对。

👍 护牙小贴士

漱口水唯一有意义的用法就是用来清理口腔内因戴牙套或牙颈裸露在外而不便刷到的区域，重要的是选用的漱口水也要含有氟化物。牙缝刷其实只适合齿间牙龈萎缩的患者使用，牙缝刷不要选太小，别忘了征求牙医的意见！

一天一苹果，牙医远离我？

人们常常把我们牙医的工作归结成单纯的治牙，也就是修补损坏的牙齿。但不要忘了，口腔是消化道的开端，也许还有其他因素会对牙齿健康造成影响。我有很多病人惊讶于我在告诉他们如何保持牙齿健康的同时也会对饮食方面提出建议，或提醒他们舌环对牙齿的不利影响。

我们曾经在维尔茨堡大学做过一项临床研究，调查牙周病和肠道菌群之间的关系。显然，为了这项研究，我们需要收集患者口腔和肠道中的细菌样本。您大概想象得到，当我手里捏着小罐子，询问病人是否愿意为科学研究捐献一份粪便样本时，对面刚洗完牙的病人脸上露出了什么样的表情。因此，是时候摆脱"牙医只会修理牙齿"的陈旧想法了。时至今日，我们应当将口腔视作映照全身状况的一面镜子。

除此之外，您平时用嘴做过很多有意义的事情，也做过很多无意义的事情，比如用牙齿咬开小熊软糖的包装袋（不过袋子里面的东西我们可就不推荐了）。再说了，谁没咬过铅笔头啊！

在接下来的一章中，我有一些日常生活方面的提示要给您：有什么事情您还是戒掉为妙，又有什么事情对您的牙齿有好处？我保证不会从头说教到尾，也不会禁止掉所有好玩的东西。

我吃什么重要吗？

我知道，您可能会觉得这又是一本膳食指南。我也读过一阵子膳食指南，我一直抱有期待，希望它们能告诉我，大家一直以来误会吉士汉堡和小熊软糖了。但不幸的是，最有益健康的依然是沙拉、水果和自然少不了的超绝美味斯佩尔特青麦蔬菜饼。配上可口的无气矿泉水，再来上一瓶无醇啤酒——节日大餐准备好了。

如果这些食物不是您的菜，那您还是不要期待这一章了，因为我不能告诉您双层吉士汉堡其实非常健康。毕竟通常情况下，科学研究往往会得出有些不一样的结论：对您的心脏和肝脏有益的食物也有利于您的牙龈和牙齿健康。

瑞士曾经展开过一项非常轰动的牙科研究：研究人员要求被试者们按石器时代的标准生活四周——穿石器时代的衣服、吃石器时代的食物、住石器时代的房子。当然，石器时代也没有手机应用远程控制的电动牙刷——石器时代压根就没有牙刷。研究人员担心被试者们会患上严重的牙龈炎或很快出现牙齿龋坏，还特意请来了一位牙医驻场值班。

四周之后，研究人员给被试者们做了检查。信不信由您：尽管这些"临时石器时代人"整整四周没刷牙，但他们嘴里没有蛀牙、没有牙周病，甚至连牙龈炎都没有。这和兽医告诉我们的情况也有一些吻合：绝大多数的宠物都有牙周病，不信的话您可以看看您家猫狗的牙龈，或者闻闻它们的嘴就知道了。有趣的是，狼和野外的食草动物嘴里却没有这种情况。这些生活在野外的动物几乎从来不得牙龈疾病，也没有龋齿。

这是为什么呢？我认为有两种解释，而这两种解释都能启发您对自己的饮食结构做出调整。第一种解释是"隐形糖"。无论是番茄酱、沙拉酱还是看似健康的混合麦片，如今绝大多数的食物里都含有隐形糖，狗粮和猫粮也不例外。我们会注意甜食摄入，不会吃得太多太频繁，而隐形糖我们整天都在摄入，却毫无知觉。

第二种则隐藏在"加工食品"这个概念背后。让我们回到石器时代人身上：为什么他们没有龋齿和牙周病？当然，他们晚上看电视时没有吃一袋小熊软糖当零食，因为那时既没有小熊软糖也没有电视。但这并非主要原因，我也不想禁止您这样做。时至今日，我们的食品都是精细加工的产物，加工后的食品不仅分量变小了，还含有大量的添加剂。说到加工食品，最好的例子是鱼柳。从原则上讲，鱼柳是一种听起来很健康的食物，因为鱼肉脂肪含量低且含有健康的Ω-3脂肪酸，但市面上能买到的鱼柳都经过大量加工，除糖以外还含有大量其他物质。对您的牙齿而言，鱼柳的分量也太小了，几乎不用嚼就能直接咽下肚。然而，咀嚼能够带走您牙上的大部分细菌，您吃东西时越是费牙，这对您的健康就越好。超市里现成的苹果块也许很方便，但对您的牙龈而言，吃苹果块显然不如啃整个苹果：一方面，苹果可以蹭掉您牙齿上的细菌；另一方面，长时间咀嚼会刺激唾液分泌，从而将口腔中剩余的细菌冲走。

一个非常简单的建议：尽量多吃天然食物。如果没有这样的条件，那请您至少尝试多咀嚼一会儿；顺便说一句，动物们也是这样做的。因为唾液这种液体不仅能冲洗口腔，还能起到不错的消毒作用，更能促进消化。

有一点毋庸置疑：健康饮食对您的牙齿和牙龈也有好处。针对这个方面，弗莱堡大学做了一项很不错的研究：研究人员建议受试者吃四周的地中海饮食——大量的沙拉、大量的鱼、大量的蔬菜、白肉，等等。在完全没有改变刷牙习惯的情况下，四周后，这些受试者的口腔炎症值（例如牙龈出血）全部减少了一半。目前，科学家尚不清楚这种改变应该归因于更健康的饮食，还是前文提到的其他原因（如咀嚼时间变长、与牙齿的摩擦增加、唾液分泌增加）。尽管如此，这个研究表明，饮食或咀嚼方式的确会对牙菌斑造成影响，从而影响您的口腔健康。您倒也不必从今天起每天都煎一条鲜鱼吃，但至少有两件小事您应该记住：首先，每天吃一次"彩色"食物，即含有新鲜水果蔬菜的食物；其次，少吃甜食，如果一定要吃，那就作为正餐后的甜点，而不要在两餐之间吃。

我完全没有禁止您吃"罪恶食物"的打算，毕竟我也喜欢晚上坐在电视机前时偶尔吃点儿小熊软糖。时不时吃点儿零食，或在阳光下吃个冰激凌其实没什么不好的，但当然，健康饮食对您的身体更好，也对您的牙齿和牙龈更好。

👍 护牙小贴士

> 没错，您现在在想，我要禁止您吃小熊软糖了。但事实并非如此，请您从现在开始，尽量少买加工（处理）过的食物，例如不要买装在炫酷高级感包装里的时髦橙汁，而是买完整的橙子，回家自己剥皮切成小块。第二个建议：吃东西时多嚼一会儿，刺激唾液分泌——狮子就是这样做的，所以它们没有龋齿，也不会得牙龈炎。尽量少吃甜食，将甜食摄入量缩减至每天一到两份餐后甜点。每天吃一次"彩色"食物——是水果蔬菜，不是彩色的小熊软糖！

来瓶普通啤酒还是两瓶柠檬啤酒？

想要更好地保护您的牙齿，也许最简单的办法就是改变您的饮酒习惯。我曾经在纽约大学做过两年牙医，我必须要说，在我接手治疗的所有牙科问题中，有八成都与柠檬水和可乐脱不开关系。"免费续杯""买五送一""六连包"，这些说法都来自美国，这可不是闹着玩的。我至今还清楚地记得，我和我妻子去美国的电影院看电影，发现他们那边最小的软饮杯容量也有一升。笑容可掬的售货员还特意补充提醒我们，这款软饮可以随心所欲不限量续杯！

我们可以很简单地结束这一章：对您的牙齿和总体健康来说，最糟糕的事情就是从早到晚喝含糖饮料（顺便说一下，苹果苏打和复合维生素饮料也算含糖饮料）。

也许您已经知道了这个问题的答案，但既然说到这里了，我不妨再问您一次：您知道一瓶二百五十毫升装的玻璃瓶可乐中含有多少糖吗？不，不是您平时习惯往咖啡中放的两块方糖，而是整整九块！现在您想必可以想见您把可乐喝下肚时会发生什么了。大量的糖在无须咀嚼的情况下迅速接触您的牙齿，渗进您牙齿的每一个缝隙当中——对能够造成龋齿的细菌来说，这个环境真是再完美不过了。

您现在肯定在想，我要从此禁止您喝可乐或柠檬啤酒了。（顺便说一下，柠檬啤酒里65%~70%的成分都是含糖柠檬水！）您这就想错了，我根本没有这个打算。我自己也很爱喝可乐，在我心中，最爽的事情莫过于一边晒太阳一边喝冰可乐。但也许您可以把含糖饮料换成无糖柠檬水。时至今日，即便是那些大公司也在为了减少糖摄入而大力推荐低热量可乐。举个例子：2017年，德国可口可乐公司在每升零度或健怡可乐上花费的广告支出比经典口味足足高出90%。有一说一，我并没有觉得低糖版和普通版喝起来有什么特别大的区别；即便确实有区别，为了健康做出这样小小的取舍我认为还是值得的。

也许您现在要问了：饮料中的代糖到底健不健康啊？不是说代糖会致癌吗？这点确实没错，但肯定有比阿斯巴甜和其他代糖更健康的甜味剂。

截至目前，我们并不完全清楚这种"虚晃一枪"的假糖会不会让身体陷入迷惑——人们摄入这种代糖后，身体会认为现在有大量的糖袭来，率先释放出可以与糖结合的化学物质，准备做进一步处理。

但代糖的负面影响似乎也没想象中那么大，不然咱们应该能看到更多人指出它们的问题才对。说到致癌，有这么几项研究是在老鼠身上进行的，研究人员给老鼠喂了极高剂量的代糖，然后老鼠患上了癌症。只要您不是每天先喝掉一整箱健怡可乐，再在咖啡里加代糖，您大概就不用担心这个问题。除此之外，您的身体还会想办法用另一种方式把代糖排出去，懂我什么意思吧……

因此，我建议您喝无糖或低糖的柠檬水，另外也要稍微注意一下其他可能隐藏着糖的饮料，例如柠檬啤酒或卡琵莉亚鸡尾酒。

关于这个话题，还有什么值得介绍一下呢？有一些饮料会导致牙齿染色，其中包括红酒、咖啡和红茶。但在我看来，这些饮料本身没有任何问题，毕竟牙齿染色并不是一种疾病，下次洗牙时洗掉就好了。至于每天一杯葡萄酒到底健不健康，以及这一杯应该是多大一杯，这两个问题我准备留给其他人来讨论，毕竟这杯红酒本身和杯子大小都不会对牙龈和龋齿形成造成严重影响。

除了糖分，酸也会损害牙齿，因为酸性食物会溶解您的牙釉质表层。可乐的酸度和醋酸近似，但苹果和橙子也差不多。除此之外，我们还会用醋给沙拉调味。您真正应该避免的是在刷牙前的最后一餐里摄入酸性食物和饮料，因为这样会让您在刷牙时把牙釉质刷得很粗糙。先给唾液几分钟时间，让它覆盖您的牙齿表面，这样就不会有问题了。您甚至可以把唾液含在嘴里，让它先"浸泡"一会儿牙齿，而不是直接咽下去。

选择正确的饮料是改善牙齿健康最简单的方法之一，但实在是没什么原创性：避免饮用含糖饮料，当心在享用柠檬啤酒、卡琵莉亚鸡尾酒和阿佩罗气泡鸡尾酒时摄入隐形糖。（适量地）饮用葡萄酒、咖啡和茶其实没什么坏处，牙齿染色是很容易消除的。

早上像皇帝一样用餐，中午像国王一样用餐，晚上像乞丐一样用餐

我小时候听我妈念叨这句话听得耳朵都要起茧子了。另一个她爱反复念叨的事情就是前文提到的狮子的咀嚼过程："狮子每咬一口都要嚼二十七下呢。"但相当有趣的是，快四十年过去了，这些俗语依然很有道理——从口腔健康的角度来看更是如此。

从食物量这方面看，这句有关皇帝、国王和乞丐的谚语未必百分之百正确，毕竟大多数营养学家都会告诉您，最重要的是卡路里摄入总量，至于这些摄入是发生在早上、中午还是晚上，其实并不要紧。

我关注的是另外一点——一天吃三顿饭。这种规律性已经被我们渐渐淡忘了。时至今日，一顿吃一小时的大餐已经几乎不存在了，因为我们根本没时间认真吃饭。假如您午休时点了一份有三道菜的小小正餐，您的同事可能会向您投来奇怪的眼神，但从口腔卫生的角度讲，这个想法其实相当明智，如果您之后一个下午都只喝水的话更是如此。

大多数研究表明，最容易患龋齿的人往往加餐吃得更频繁，比如含糖加餐吃四到五次以上。这个事情要这样理解：糖粘到牙齿上之后，唾液需要大约一小时来让牙齿上的pH值恢复正常。但如果半小时后嘴里又来了根巧克力棒，唾液就无法完成工作，牙釉质就会被酸腐蚀，变得粗糙。而

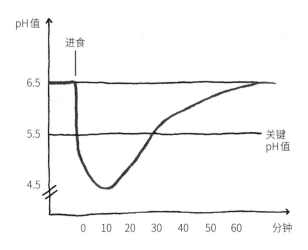

这又有利于细菌在口腔中生存，因为粗糙的牙釉质更容易让细菌附着在上面繁殖。恶性循环就此开始，而循环的终点则是龋洞。

因此，大多数（以通过氟化物保持良好口腔卫生为前提的）科学研究表明，在三餐中适度摄入糖分并不会让不健康牙齿的数量增加。因此，从牙齿健康的角度来看，父母应该告诉孩子"使用正确的牙膏"，而不是"今天不许吃冰激凌"。

至于阅读本书的垃圾食品爱好者们：上面这个结论并不是说可以早餐吃一袋小熊软糖，中午吃一板巧克力，晚上再拿一包薯片当晚饭，而是在饮食均衡的前提下，正餐时来点儿甜点，或早上起来吃点儿果酱三明治也没什么大不了的。如果您一天中的确放纵了几次，您可以嚼口香糖刺激唾液分泌——这点我们之后再说。

┌─ 护牙小贴士 ─

　　每天吃一两次甜点其实真的没什么，果酱三明治和巧克力作为正餐的一部分也完全没问题，但千万不要整天吃个没完！

想去抽根烟吗?

如果您确实有每天抽几根或更多烟的习惯,那下面这章可能读起来不会特别轻松愉快。很遗憾,在吸烟这个问题上,我实在没有什么惊人的好消息能告诉您。

我自己抽过一段时间的小雪茄,但到了美国之后慢慢戒了,因为美国人对待抽烟的态度就像对待其他事情一样极端:在大街上抽烟都会有人要您把烟掐了,因为他们觉得这很影响别人。

德国这边的情况还没有发展到那一步,但现在站在门口抽烟也不像以前那么爽了。原因很简单:从科学的角度看,与喝红酒和吃肉相比,吸烟真的是有百害而无一利。

如果从口腔健康的角度看,吸烟的危害就更大了。您想想看,烟雾被吸进肺里之前首先会抵达哪里?没错,烟雾会落在牙龈上。如果说吸烟会对其他器官造成破坏性影响,那它对牙龈则会造成双倍的破坏,毕竟它能够直接作用于牙龈表面。关于吸烟对口腔健康造成负面影响的研究更是比比皆是:牙龈疾病在吸烟者中的发病率往往更高,而由于吸烟者的愈合能力较差,所以各项治疗在他们身上都会变得困难很多。

没什么好绕圈子的:吸烟不仅损害健康,还损害牙龈。别想了,在这个问题上没有"安全值",比如一天五根之内没关系什么的——抽一根都嫌多。所以,戒烟是个好主意,您的身体会在很多方面向您道谢:举个例子,抽烟者在戒烟十五年后罹患心血管疾病的风险就会降到非吸烟者的同等水平,所以可不要等到八十岁再戒烟啊。

顺便说一句,抽小雪茄和雪茄也没好到哪里去。抽雪茄时,烟雾通常会在嘴里停留更长时间,您的牙龈也会跟着您一起抽烟。甚至已经有研究表明,由于烟雾停留时间长,小雪茄和雪茄会比香烟更容易引起口腔癌变。

关于电子烟：当然，电子烟出现的时间并不长，我们并不知道电子烟的烟雾具体会对口腔造成什么样的影响。但有一点很清楚：只要含有尼古丁，电子烟和传统香烟对牙龈的损伤程度不相上下。除此之外，电子烟中被加热雾化的液体本身也未必完全无害。

护牙小贴士

吸烟这个问题没有任何回旋余地。吸烟对身体有害，对牙龈格外有害，就是这样。但也有个好消息：只要您戒烟，您身体的许多方面会随着时间的推移渐渐接近非吸烟者的健康水平。

我的舌钉，叮叮当当……

我认识一位在上唇打唇钉的病人，而我偏偏要对她的上门牙进行相当精细的治疗。每次给她拍X光片时，片子上都能拍到她的金属唇钉，搞得我什么都看不清。于是，她只好每次拍X光片之前摸索着把唇钉取下来，拍完之后再摸索着戴上。有一天，她实在是烦得受不了了，于是宣布："算了，我以后都不戴了！"直到今天，她再也没戴过唇钉。

也许是我误会了，但我感觉穿孔最近似乎又有点儿过时了。现在的流行风向似乎又转到了文身那边，连我都在考虑要不要找人在我上臂上文颗磨牙呢。

舌钉和唇钉在之前相当长的一段时间里非常流行，但它们对牙齿、牙龈乃至牙龈下面的骨头都会造成相当大的损害。尤其是舌钉，它比较大，不少人有用门牙叼着舌钉的习惯；而有些人甚至会随着收音机里歌曲的节奏，用舌钉叮叮当当地在牙齿上打节拍，而这自然会在牙齿上留下痕迹。

在我的整个职业生涯中，我就没见过门牙或牙龈完好无损的舌钉选手。

因此，如果您想打舌钉，我建议您最好打一个小点儿的，并注意舌下的固定螺柱不要太大。相较而言，唇钉问题倒是不大，毕竟它们并不会和牙齿、牙龈有太多接触，接触的力度也比较小。但这只是牙科医学方面的建议，至于有关生活方式的建议就让别人来给吧。

☞ 护牙小贴士

从口腔健康的角度来看，唇钉和颊钉其实没什么问题。舌钉有点儿麻烦，因为固定螺柱总是会撞在牙上。但只要您稍加小心，应该也不会出什么问题，而且大多数情况下，这些穿孔不过是一时的流行，兴许几年后就又过时了。

咬铅笔头能让我集中注意力……

人们日常生活中的怪癖真是千奇百怪：夏天拔根草叶放嘴里嚼嚼，想集中注意力时会在嘴里叼支铅笔，不在嘴里含块糖就睡不着……有趣的是，这些怪癖大多发生在嘴里。再看看学步期的孩子们最爱干什么——把各种东西塞进嘴里，吮得到处是口水。

基本上，这些怪癖——我们一般管它们叫习惯——都是无害的。当了这么多年牙医，我还没见过这些怪癖在谁口腔里留下严重的伤害。可能除了把糖块含在腮帮子里，让它在那儿慢慢融化吧，有些人这样做是为了顺利入睡，而有些人则仅仅是出于习惯。我见过有些人的口腔黏膜有被腐蚀的痕迹，因为有些柠檬糖的酸性相当强，很容易伤到黏膜。当然，黏膜附近的牙齿也无法幸免，也会留下被酸性物质持续影响的痕迹。

我有一个更健康的推荐，那就是口香糖。时至今日，我依然非常吃惊于口香糖行业竟然一直没有多宣传一下它们的产品在医疗方面的效用：不断地咀嚼可以激活并锻炼咀嚼肌，还可以刺激大量唾液分泌。因此，亲爱的口香糖制造商们：我乐意为你们背书——就连德国最高级别的预防龋齿指南也在推荐饭后吃无糖口香糖。

正如我们在前文中提到的那样，刺激唾液分泌是很重要的一点。唾液是个好东西，因为它可以强化牙釉质，具有抗菌作用，同时能冲刷清洁牙齿之间的缝隙。除此之外，一些口香糖里含有木糖醇这种甜味剂，而科学研究表明，木糖醇对牙齿具有保护作用。尽管这种保护作用未必很明显，而且效果也远远比不上嚼口香糖刺激出的唾液分泌，但总归聊胜于无。

可是有一点我得提醒您：如果您嚼的是含糖口香糖，那嚼口香糖会起到适得其反的效果。嚼含糖口香糖和经常喝含糖饮料其实效果是一样的：牙齿长时间暴露在含糖的环境中，并且长时间的咀嚼更会使糖分在牙齿表面造成更大的损伤。

👆🏻 护牙小贴士

有关牙齿的小怪癖其实没什么大不了的，您的牙齿还承受得住。尽管如此，更好的选择依然是嚼口香糖，因为它可以锻炼咀嚼肌，并能让功效神奇的唾液更好地与牙齿接触。但千万不要嚼含糖口香糖！

防患于未然：
我想预约口腔检查，这不疼对吧？

不管是简单的洗牙，还是复杂的治疗，看牙医都不是件让人期待的事儿。我完全可以理解这一点，毕竟谁喜欢让别人胡乱摆弄身体上的一个开口，而且自己还看不到对方在做什么呢！

尽管如此，您能对自己的牙齿做得最有益也最有远见的事情，就是接受牙病预防性治疗。在关于刷牙的那一章中，我们已经介绍过，有些小技巧和小窍门能够让您避免日后接受复杂的牙病治疗。但并不是所有问题都能在浴室镜子前自己动手解决。回想一下吧，您每次刷牙最多只能清除41%的牙菌斑，这一点我们在前文中也了解过了。因此，即便天天认真刷牙，您的嘴里依然会残留一些细菌，并在之后的几个月时间里积少成多。

因此，您的牙医会让您接受预防性治疗，这些治疗真的很有意义，配得上"预防"这个称呼。作为一名牙医，我经常在工作中碰到这种情况：很久以前，有医生建议患者接受一次小小的预防性治疗，例如洗牙或小范围补牙，但患者后来"有事耽搁了"。几年之后，这个小小的预防性治疗变成了一次相当令人不快的看牙医经历……

我最近接诊的一位患者就是这种情况。她的一颗下磨牙近来很疼，而她看起来颇为懊悔。我看了看情况，拍了张X光片，最后不得不告诉她，这颗牙齿上有一个很大的龋洞，可能需要接受根管治疗，然后再安装牙冠。这位患者大声哀叹起来，因为几年前就有一位牙医建议她对这颗牙做预防性的窝沟封闭——这种治疗方法可以有效防止严重磨损凹陷的咬合面发生龋坏。

但接下来发生的事情不可避免：这位患者工作压力很大，自然也没有一直认真地刷到口腔深处的牙齿。除此之外，她也不经常接受专业洗牙，不然她早就能发现龋齿的存在了。事到如今，这颗牙在多年之后变成了深龋，长期预后也不是很理想，而这种情况本不必发生，真是令人心烦！

当然，我不是要责怪谁，毕竟我自己也是这样：如果身上不痛不痒，我们都不是很想去看医生。要让人们心甘情愿地去看医生，要么是身上确实有点儿小病小灾，感觉不太舒服；要么是他们自己做贼心虚良心不安。我和我的背痛之间也有这样的问题：当后背没有不舒服时，我经常"不小心"忘记每天锻炼，以让背部肌肉更强壮；可要是后背已经疼起来了，我就会硬着头皮开始亡羊补牢，在千奇百怪的地方锻炼，比如机场的厕所里。

除了靠一些小技巧自行为口腔卫生带来大不同（回想一下之前提到的刷牙时"不要漱口"），您在牙科诊所也可以接受一些长期维护您牙齿健康的治疗。每个牙医提供的预防性治疗各有不同，因此您应该了解一下有哪些治疗可以做，哪些治疗有必要做，您也可以向您的牙医要求什么样的治疗。因为有一点很清楚：修复性诊疗的时代早已过去，在当今这个时代，您不该再听到医生对您说"疼了再来找我看"这句话，因为感到疼痛时往往为时已晚。在接下来这一章中，我们将深入了解牙科诊所中各种有用的预防措施。

专业洗牙：我自己刷牙不是刷得挺干净吗？

我真的需要一年洗两次牙吗？我能不能不花这笔钱啊？毕竟专业洗牙往往都是自费项目。

"阿克塞尔松研究"是牙科医学历史上最著名的研究之一。20世纪70年代，佩尔·阿克塞尔松教授在瑞典哥德堡的牙科诊所开展了一项研究，他安排实验组的病人每两到三个月接受一次牙科检查和洗牙，而对照组的病人则每年只接受一次简单的检查。

从实验开始两年、六年及十五年后的观察来看，实验结果非常显著：与另一组病人相比，经常在牙科诊所就诊的病人几乎没有龋齿，也很少得牙龈炎。

您现在自然会说：道理我都懂，但两个月洗一次牙也太离谱了点儿！您这话说得确实没错，但这项研究同样表明，定期洗牙的确能够影响牙齿健康。有两个原因可以解释这种影响，其中一个原因还是相当务实的：首先，一次专业洗牙通常要持续四十五分钟到一小时，每一颗牙都能在这段时间里得到单独的清理。因此，无论牙齿上的病变多么微小，医生都能在洗牙过程中及时注意到。及早发现问题——这正是专业洗牙的巨大优势之一。其次，专业洗牙能够减少牙菌斑，从某种意义上讲，洗牙甚至能将牙齿上的牙菌斑直接"归零"。

专业洗牙总是成为法定医保和媒体的批评对象，因为它是一种预防性治疗，而医疗保险的重点是治病，而不是保健。

如果您现在因深龋而需要做牙冠，那么无论是法定医保还是私人医保都会上赶着支付您的诊疗费用；而如果您想接受专业的预防性洗牙，以防止发生这种龋坏，那情况肯定大不相同。我当然不是在批评保险公司的做法，毕竟及时喊停是很有必要的，不然搞不好哪天会有人说去马尔代夫度假也是有益健康的预防性措施。专业洗牙的费用通常需要您自费支付，但这钱花得很值。作为牙医，我是绝对不会建议您不要洗牙的，尽管您可能确实在考虑这件事……

近年来，因为许多研究证明专业洗牙的确有效，一些法定医保公司倒是改变了他们之前的一贯态度。您最好问问您的医保公司，了解一下它们会不会为专业洗牙提供补贴，甚至全额支付洗牙费用。不要让医保公司偷换概念，以清理牙垢为由头搪塞您，每家法定医保公司都会支付您每年接受一次这项治疗的费用，但刨掉少量牙垢与专业洗牙根本不可同日而语，毕竟后者几乎可以清除掉牙龈上方的全部牙菌斑。

我个人的建议是，每年至少接受一次专业洗牙，可以把它安排成每年例行检查的一部分。当然，您的牙医可能会建议您一年洗两到三次牙，但如果您多年来一直没有龋齿，而且牙龈也不怎么出血，那每年做一次专业洗牙就足够了。

最后还有一个帮助您判断诊所洗牙质量高低的小提示：洗完的牙应该更干净，牙齿上的色素沉积也应该得到了清理，而和牙医或牙医助手简单讨论一下如何改进刷牙技巧也是专业洗牙必不可少的一部分。还有一点非常关键：专业洗牙应该是不疼的，如果您经历了痛不欲生的地狱级别洗牙，那肯定不对劲！

🖐️ 护牙小贴士

每年一到两次的专业洗牙非常重要，尤其有利于及早发现口腔问题。判断高质量专业洗牙有两大标准：治疗时间够长（全口牙至少应该洗四十五分钟），且治疗时无痛感。

从原则上讲，专业洗牙是全自费项目。但目前许多法定医保都提供洗牙补贴，甚至可以每年支付一次专业洗牙的费用。根据收费标准不同，私人医保通常会全额支付专业洗牙费用。

窝沟封闭：这是病吗？

请您想象一下，您的牙齿上有这么一个区域，每次吃东西都会有大量食物残渣卡在这里，但始终得不到很好的清理。这就是您磨牙咬合面上的窝沟。我们其实并不清楚这些凹槽究竟有什么功能，也许是又一项大自然一时兴起的创造吧。我和牙科技师们无数次地探讨过这个问题，他们在人工牙冠上也会模仿真牙的形状做出这些窝沟，好让食物残渣"美美地"卡在里面——牙科技师不管什么时候都总要有点儿艺术家的追求。

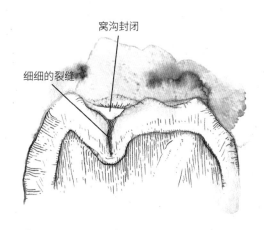

窝沟封闭

细细的裂缝

当然，陶瓷牙冠上不会出现龋洞，但您的真牙会。来，猜猜看，哪颗牙齿最容易脱落？答案是第一（恒）磨牙，大概是因为这颗牙上的窝沟格外深，很难得到清洁吧。

想要避免窝沟里出现裂缝，其实有个相当简单的办法，那就是所谓的窝沟封闭。首先要清洁窝沟，然后用一种合成材料喷洒在难以清洁的区域表面，就像在浴室里用硅胶填缝一样。这方面的研究结果非常明确：做过封闭的牙齿咬合面发生龋坏的风险将大大降低。

当然，这种措施并不能避免牙缝间发生龋坏，但这个问题我们在前面的章节里已经讨论过了。理想情况下，您其实不用担心窝沟封闭的问题，因为您可能很久之前就做过了：也许您自己不太记得了，但只要恒牙开始萌出，牙医就会建议您给磨牙做窝沟封闭。

但有时也会出现疏忽——不仅牙医会疏忽，病人自己也会大意：第一（恒）磨牙通常在六到八岁时萌出，在这个年龄段，您一般还是会乖乖地被父母拖去看牙医，但第二（恒）磨牙往往要等到十二到十五岁时才会出现，对这个阶段的您来说，看牙医的优先级显然没那么高。因此，我常常在患者口中看到，他们的第一（恒）磨牙做了封填，而第二（恒）磨牙却保持原样。

有一个很简单的方式可以让您自己检查一下：张开您的嘴，看看牙齿的咬合面。如果您看到咬合面上有一些细细的白线，那就说明做过封闭，一切正常；但如果您能看到沟槽，而且这些沟槽往往颜色更深，那就说明这颗牙上没有做过窝沟封闭。不要害怕，沟槽里的深色并不是龋坏的痕迹，但龋坏往往会在这些部位发展得更快。

窝沟封闭只有一个缺点：和生活中的其他东西一样，它并不能一劳永逸。缺损和脱落往往会在接受封闭的五到七年后开始出现，但专业洗牙可以完美解决这个问题，因为在洗牙时专业人员也会注意到这个问题。优秀的牙科诊所会给您现场修补好破损的封闭，然后就没事啦。

如果您没补过牙、做过牙冠或其他替代物的话，检查一下您的磨牙吧。窝沟封闭应该是您小时候就做过的项目，但有时封闭材料也会出现破损。请和牙医讨论一下窝沟封闭的问题，它往往能让您之后免受更多治疗之苦。

在年满十八岁前，第一、第二（恒）磨牙的窝沟封闭都受法定医保支付目录覆盖。乳牙窝沟封闭或其他牙齿（如智齿）的窝沟封闭只能自费，但价格都不贵。私人医保通常没有年龄限制，在有医学指征的前提下也可以支付乳牙和智齿窝沟封闭的费用。

唾液检测或牙周病检测：真的有用吗？

拿一根小棍往病人身上某处一探，小棍变绿说明一切正常；而如果小棍变红，则说明病人有患病的风险，应当接受进一步的治疗——这绝对是每一位医生多年来梦寐以求的画面。

您完全可以想见，这种神奇小棍要是真的存在，那简直是医疗行业的"圣杯"——每个牙医都会想亲自试试的。当然，大家都做出了类似的尝试，例如针对龋齿的唾液检测、针对牙龈炎的细菌检测，甚至还有针对牙周病易感性的基因检测。

每隔一段时间就会有病人来找我，说他们读到过关于这种检测的介绍，他们也很想做一次这种能告诉他们"一切正常"的检测。这个主题听起来不错，而且其实很符合我们刚刚讲专业洗牙时提到的预防性治疗的概念，我们甚至能在疾病发生之前看到它最初的蛛丝马迹，并且采取相应的行动。

很遗憾，医学并不像修车那样容易，只要连上电脑就能读取出错误所在。不仅口腔疾病有很多诱因，绝大多数的疾病都是如此，然而目前现有的检测往往只能针对其中一个因素做检查。尽管如此，绝大部分口腔疾病检测的确有一定的意义：假如我从您身上取了一份细菌样本，结果发现您口腔中只有那些最最讨人厌的细菌，那这显然不是什么好事情。但如果您身上不存在其他的风险因素，例如吸烟、压力或不良的口腔卫生，这个检测结果可能根本无关紧要。反过来，如果您的嘴里没有这些有害细菌，但您的生活习惯不是很健康，每天抽两包烟，那您患牙周病的风险可能比第一种情况还高。

由此可见，无缘无故地做唾液检测或细菌检测（医学界称之为筛查检测）其实是没有意义的。但如果您已经出现了一些口腔问题，比如严重的牙龈炎或萌芽阶段的牙周病，那情况就大不相同了。如果是这样的话，您应该在成功接受治疗之后去做这类检测，从而确定疾病复发的风险高低。

👆 **患者提示**

很遗憾，现代医学检验中并没有能够评估蛀牙或牙周病风险的神奇检测，因此无缘无故的筛查其实意义不大。这些检测更适用于治疗后的监测。

◆ **检查预算**

细菌或唾液监测通常不在法定医保的覆盖范围内，但这些检测只在极少数情况下才非做不可，因此请让您的牙医事先说明所需费用。如果有医学指征能够证明这些检测的必要性，私人医保会根据不同的收费标准支付检测费用。

我需要戴护牙套吗?

我们中间有人不通过牙齿缓解压力吗?咯吱……咯吱……磨牙这种事往往是"越夜越起劲"。您可以问问您的枕边人,看他们觉得打呼噜和磨牙哪个更烦人。"咬紧牙关"和"咬牙坚持"这种俗语可不是凭空编出来的。

许多科学研究表明,牙齿是许多情绪的重要出口——也许是因为比起在拳击沙袋上发泄多余的力气,咬紧牙关要省劲儿得多吧。

作为一名牙医,我曾经在一些每晚磨牙八小时的病人嘴里有过一些相当惊人的发现:有些二十多岁的年轻病人光是因为磨牙就磨掉了自己的半个牙冠。如果再加上一些其他不良因素,比如过量饮用酸性饮料或使用摩擦力过强的牙膏,那牙齿就会在磨牙的冲击下损伤得更快。

我可以告诉您,要把这些磨掉的牙齿补回来不仅非常困难,而且非常麻烦。因为常年磨牙会让颌骨的咬合关系发生变化,而颌骨关节也已经因为这个习惯重新做了相应的调整。

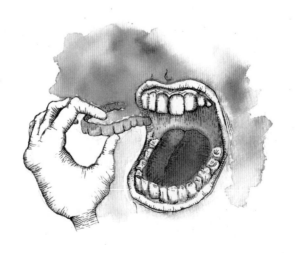

如果我是您，我会尽量避免这种治疗发生——为一些本来可以用沙袋解决的问题而额外经历这么多的痛苦和麻烦，额外付出这么多的成本，实在是不值当。但其实还有一个相当简单的预防性解决方案，那就是戴防磨牙护牙套。防磨牙护牙套其实就是给您的牙齿外面套上一个塑料罩，戴上这个塑料罩之后，您夜间磨损的就不再是您的牙齿了，而是这层塑料。

当然，使用护牙套可能意味着您每一到两年就要更换一副新的，但您完全可以想见，这要比任何一种治疗都更舒心，也更实惠。

所以我应该立刻去找牙医定做护牙套，是这个意思吗？嗯，这样做倒也没什么坏处，毕竟定做牙套不是什么高深莫测的法术。但其实很多人并没有这种刚需，因为他们地下室里挂着一个拳击沙袋，或是有其他的减压方式。

所以哪些迹象说明您该找牙医咨询护牙套相关事宜呢？最简单的方法其实是问问您的家人有没有听到您夜间磨牙。

在这种情况下，您也可以检查一下您的尖牙，毕竟但凡去过动物园，见过老虎和狮子的人都知道尖牙应该长什么样子——尖尖的。

您的尖牙（不管是上面两颗还是下面两颗）还尖吗？还是说牙尖已经不见了？或者说最坏的情况已经发生，您的尖牙切缘看起来已经和您中间的切牙一样平了？

这时您也许会回答："是啊，我上学那会儿跟人打架把它揍断了。"嗯，那您看看另一边的尖牙。如果那颗尖牙跟这边这颗看起来一模一样，那您这架打得可真是"对称"。

另一个决定要不要使用护牙套的因素是您最爱的饮料。您喜欢喝可乐，但为了保护牙齿而转投无糖可乐的怀抱？健怡可乐的pH值为2.71，和醋酸相近。众所周知，醋可以用来溶解水龙头里的水垢，对吧？所以说，如果您白天喝了很多可乐，晚上又让被溶解的牙釉质互相摩擦，您猜接下来会发生什么呢？

防磨牙护牙套适合有风险因素的人群使用，例如有夜间磨牙习惯的患者。您也许还听说过，有些牙医专门制作定制款护牙套。这是真的，但这些经过精确诊断后定制的特殊护牙套通常只有在颞下颌关节或颌骨肌肉出现更严重的问题时才派得上用场。

作为一种纯粹的预防措施，不调整咬合的简单塑料护牙套其实完全够用——在牙科术语中，我们称之为非调整表面型牙套。制作这种护牙套，您只需要留一份牙模就够了。

但如果您有了更严重的不适，例如颞下颌关节不适或咀嚼肌疼痛，那您应当接受更精确的诊断，并且根据您的咬合情况定制更个性化的护牙套。

👍 护牙小贴士

"你晚上磨牙磨得好凶！"如果之前有人对您说过这种话，而您又爱喝柠檬汽水和可乐，那您应该找牙医定制一副防磨牙护牙套。

📓 检查预算

如果您有确切的医学诊断，如"磨牙症"（Bruxismus），法定医保将为您报销制作防磨牙护牙套的费用。您的牙医可能会需要一些额外的诊断性检查，例如牙齿功能分析，这些检查不在法定医保的报销范围之内。如果定制的是纯粹预防性护牙套，那制作费用只能由您自行承担。私人医保可以根据不同的收费标准支付诊断性检查和制作牙套的费用。

我丈夫睡觉打呼噜——请他来看看牙医吧！

"你昨晚打呼噜打得真响！"每段婚姻或亲密关系都逃不开这个话题，而我本人也不能幸免。但在打呼噜方面，我似乎是那种比较无害的类型，只要有人轻轻推我一下，我就立刻不打了。我曾经对妻子这样说过："你可以把我想象成一只猫，猫打呼噜你不是挺爱听的嘛。"很可惜，直到今天，我依然没能真正说服她。

打鼾是一种非常普遍的现象。一些研究表明，随着年龄的增长，几乎一半的人都会打鼾，而且打鼾的男性要比女性更多。打鼾的成因很简单：人睡着时会放松口腔和咽喉肌肉，而这些松弛的肌肉会随着呼吸时的气流一起颤动，从而发出鼾声。从原则上讲，打鼾并不能算是一种疾病，除非这种打鼾是呼吸暂停引起的，即阻塞性睡眠呼吸暂停。但即便是"正常"的打鼾也会让您的伴侣感到非常恼火，毕竟实在很影响睡眠质量。现在您也许在想：牙医又能对睡眠中松弛的上颌肌肉做些什么呢？

当然，造成打鼾的因素有很多，尤其是如果出现了呼吸暂停时间过长的情况，那患者必须接受更加详细的诊断（例如在睡眠实验室里做检查）。牙科领域有一种治疗方法经科学研究证明确认有效，可以作为额外的治疗手段，帮助改善打鼾甚至阻塞性呼吸暂停问题，那就是所谓的下颌前移夹板。这种夹板由贴合上、下颌的透明护牙套组成，将上下两个护牙套固定在一起的是一种类似铰链的结构，这种结构会轻轻向前拉伸下颌，使肌肉在睡眠中进入一种略微紧张的状态，从而减少打鼾。不要害怕，护牙套本身很薄，铰链活动范围也很大，并不会对下颌的自由活动造成影响。

牙颈填补——防患于未然?

　　我们都在变老，而我们的牙齿竟然能坚持这么久，这无论如何都算得上个奇迹：第一（恒）磨牙在人们六岁时就会萌出，而不少八十岁以上的患者依然拥有一口完整的或绝大部分的牙齿。在我们这个日新月异的时代里，一部智能手机用上两年都会引人注目，反观我们的牙齿却如此经久耐用，真的是奇迹。

　　或者您再想想，您检修爱车时肯定不会对机械师说："嘻，我的车才刚开了七十年呢，完全不用换！"但牙齿通常就是如此。更令人吃惊的是，牙齿不会自我更新，您现在嘴里的牙齿依然是六岁那年长出来的那些！

　　为什么我要跟您讲这个？因为随着时间的推移，牙齿周围有很多东西都会发生变化，例如牙龈萎缩，而这往往会将牙颈暴露在外。

　　再回头看一下牙齿的解剖结构：牙本质是牙齿的核心，牙龈上方的牙本质外面包裹着牙釉质，而牙龈下方的牙本质则被牙骨质覆盖。牙釉质是身体中最坚硬的结构，这也就是为什么牙齿经常可以用上将近八十年都不会坏。然而，随着年龄的增长，牙龈会逐渐萎缩。很遗憾，这是人体不可避免的正常现象，身体其他部位的皮肤也会出现这种情况。

随着牙龈的萎缩，牙骨质会被暴露在外，牙骨质颜色稍深，很容易辨别。牙骨质是一种很奇妙的材料，很有弹性，毕竟咀嚼时大部分的力量都要由牙根部位承受。然而，牙骨质有一个缺点：它比牙釉质软得多。如果您每天用牙刷对着暴露在外的牙颈猛刷两次，牙颈上就会形成沟壑——我们称之为"牙颈部缺损"。如果您使用的还是含有大量研磨颗粒的牙膏（详见"牙刷、牙线、牙缝刷：谁才是真正的口腔清洁冠军？"一章），那您可怜的牙本质可就在劫难逃了。

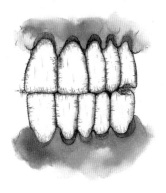

科学家们正在就咬合是否也会造成牙颈部缺损这一问题争论不休：牙本质首先因为咀嚼而松动，然后被牙刷磨损。但造成牙颈部缺损的主要原因还是牙本质本身的结构较软。有些较深的牙颈部缺损会累及牙神经，导致患者必须接受根管治疗。

如果您的牙医在您的牙上发现了这种牙颈部缺损，那就有必要采取预防性措施，用合成材料填补缺损。和窝沟封闭类似，牙医只会用合成材料填补缺口，接下来事情的进展跟防磨牙护牙套大同小异：在刷牙时被磨损的是合成材料，而非您的牙本质。如果合成材料填充物被磨没了，再去找牙医重新补一次就好。

比起治疗某种疾病，这种做法其实更接近于一种预防措施。检查一下您牙齿根部靠近牙龈处的情况——比较容易出现这种问题的通常是尖牙和尖牙后方的两颗磨牙。如果您牙齿上有明显的凹槽和沟壑，而且您爱喝葡萄酒、柠檬汽水或可乐，刷牙时还很喜欢用力来回擦，那确实有必要做一下牙颈填补。

当然，您也可以选择修复牙龈，这一点我们会在后面的另一章中再展开谈。但如果您的牙龈萎缩进程并不是很快，而且也不影响您的牙齿美观，那做一下牙颈填补就够了。

👍 护牙小贴士

如果您的牙颈露在牙龈外面，请检查一下牙齿上是不是已经出现了凹槽。如果确实发现了凹槽，而您又喜欢喝酸性饮料，那可以防止凹槽进一步扩大的牙颈填补是个不错的选择。

💰 检查预算

如果您有牙颈部病变（牙颈出现沟槽），法定医保可以支付切牙和尖牙的合成材料补牙费用，但如果您想购买某些额外服务从而提高补牙质量，那即便是这样的合成材料补牙也可能有需要您自费支付的部分。对磨牙而言，法定医保可以支付的标准治疗是银汞合金填充，但这对牙颈部缺损意义不大。因此，磨牙的牙颈填补也是需要自费的。如果能证明牙颈填补在医学上确有必要，私人医保可以全额支付牙颈填补的治疗费用。

我的牙医在钻牙：
他是要挖出石油来吗？

　　龋齿是世界上最常见的疾病之一。世界卫生组织的数据库显示，全世界有近二十亿人的恒牙上有龋洞。

　　龋齿的成因比较简单：在我们的口腔中、肠道里和皮肤表面都生活着细菌，而口腔中的细菌尤其喜欢糖分。它们将糖分代谢后会在口腔中留下酸，这种酸会腐蚀您的牙齿，在牙齿表面为后续更多的细菌留下了栖身之所。如此循环往复下去，龋齿就形成了。

　　在过去的几年里，人们的龋齿发病率已经大大降低，这一变化背后的主要原因便是氟化物。我多嘴复读一遍：牙膏和食盐中添加的氟化物让牙釉质变得更强健，使酸几乎无法对其造成伤害。但您不用担心我们牙医会就此丢掉饭碗，毕竟牙周病和牙龈疾病依然存在，而且退一万步讲，我们总还是可以给人做做牙齿美白的。

　　龋齿研究并不是一个新发现层出不穷的学术领域，目前有关这个领域的知识内容几乎与我参加牙医国家考试那时别无二致。虽然的确有一些新的举措出现，例如改变饮食习惯或微创补牙技术，但大体上讲，龋齿依然是含糖食物引起的，牙医的治疗方案依然是首先清除龋洞，然后用填充物把洞封住。日常生活中的龋齿预防我们在"一天一苹果，牙医远离我？"一章中已经探讨过了：减少糖摄入量，降低糖的摄入频率，并且使用含氟牙膏。

尽管如此，龋齿迟早还是会找上门来。总有一天，您的牙医会摘下眼镜，微微歪着头，语气凝重地说："有颗牙齿长了蛀牙，不治不行了。"一听这话，很多人肯定会产生溜之大吉的冲动，但龋齿和大多数疾病一样，发现得越早，治疗起来就越容易，牙齿的预后也就越好。

因此，在这一章中，我想给您一些有关补牙的小贴士，并尽量消除您对补牙的恐惧情绪，毕竟对今天的牙医们而言，有一点和过去大不一样了：患者在治疗过程中不应该感到疼痛。

要怎么清除龋洞？

大约二十年前，牙科医学迎来了一项创新发明：有一种凝胶可以直接分解龋坏，之后只需要用合成材料把这个洞补上就好。

"哇哦！"您现在肯定觉得这真是个不错的解决方案。这种技术效果的确很好，但实在很耗时间，而且最后依然免不了要用钻头打磨一番。因为龋坏往往发生在牙齿内部，龋坏外面的大部分牙釉质也依然是完好的，所以使用完这种凝胶之后我们牙医还得拿上小铲子，把分解掉的龋坏部位慢慢舀出来。这样一看，这个办法实在不怎么实际。

所以非常遗憾，我一上来就有一个坏消息要告诉您：时至今日，我们牙医其实还在用我祖父（他也是个牙医）将近七十年前使用过的方式治疗龋齿：用钻头磨掉龋坏部位，直到露出坚硬的健康牙组织为止。

虽然治疗方式这么多年来的确有了一些改进，例如只磨掉病变部位的特殊钻头和标记龋齿清除情况的染色涂剂，但这些实在算不上真正颠覆性的改进措施——这点我刚刚就承认过了。

龋齿之所以难缠，是因为它往往隐藏在牙齿之间，而越往牙齿深处走，龋洞就会越来越大。这是因为牙釉质非常坚硬，而牙本质则相对更软。因此，只需要牙釉质上出现一个小口，龋坏就能在牙齿内大面积扩散。这非常烦人，因为这样一来，想要抵达龋洞深处，牙医就必须磨掉很多实际上很健康的牙釉质。而在这一领域，技术已经经历了大幅的革新，改良的钻头、放大镜和振动研磨机能够保住很多健康的牙釉质不被磨掉。除此之外，您大概也能想见，钻牙时钻得越深，触及牙神经的风险就越高（请参见"根管治疗？我宁愿再生两个孩子！"一章）。

我上学那会儿，老师们教的是钻牙要像秋风扫落叶一般无情，被腐蚀的牙本质得完全清理干净，一定要钻到露出健康的牙本质来才行。负责带教的高级医生会用尖头探针检查我们的成果，如果探针敲在牙洞里不能发出粉笔叩击黑板时的清脆叮当声，那我们就得老老实实接着钻。

现在的情况则有点儿不一样了。2017年，有专家委员会建议，保护牙神经应是龋齿治疗的最高目标。因此，为了不钻得离牙神经太近，清理龋坏部位时是可以保留一些遭到腐蚀的牙本质的。首先，黏稠的填充物会将清理出的牙洞密封；其次，您的免疫系统对付这些"残兵败将"显然易如反掌。2020年的国际综述评论也证实了这一点。

很遗憾，祛除龋齿依然靠钻牙。因此，那句颇有年头的无忌童言如今依然适用："妈咪，他根本没有钻牙啊！"[1]虽然和我上大学时相比，现在的牙医钻牙时已经不再那么果断，但这个领域的确没有经历什么颠覆性的革新。

1　这句话出自德国20世纪70年代一款著名的牙膏广告，侧面突出牙膏防龋齿功效显著。——译者注

龋坏通常发生在两颗牙中间，为了找到龋坏部位，您的牙医通常会拍摄一张 X 光片。这个方法非常有效，而过程中的辐射量也低到可以忽略不计。如果龋洞很小，您的牙医会使用小号钻头清理龋坏部位，甚至可能会在清理过程中把自己扭曲成一个奇怪的姿势。如果您的牙医清理完之后告诉您，他为了保护牙神经而留下了一点儿腐坏的牙本质，这种做法也是完全没有问题的——总比把牙神经钻坏好。

求你了，不要汞合金……

纵观我的牙医职业生涯（至今已经有二十年了），我只用银汞合金补过一颗牙，而且那还是上大学时发生的事情。单就工艺而言，用银汞合金补牙真的特别好玩儿，因为这种银灰色的合金材料会在补牙过程中发出动听的嘎吱声。

在很长一段时间里，银汞合金都是补牙的首选材料。兴许您的嘴里至今还有一些银灰色的汞合金填充物。顾名思义，银汞合金是一种由不同金属组成的混合物，以半流体的形态注入牙洞中，并在其中硬化。后来，患者们渐渐了解到，银汞合金里含有汞，而汞是有毒的。因为现在大家都很重视健康，汞几乎成了人们最不希望出现在嘴里的东西。

有趣的是，许多相关研究表明，对银汞合金安全性的担忧只是人们的主观想法，毕竟对于人体，用银汞合金补牙和食用鲜鱼时的汞接触量其实不相上下。尽管有关用银汞合金补牙对病人健康"危害"的讨论隔一阵就会出现一次，联邦药品和医疗器械办公室依然认为"没有理由怀疑正确放置的银汞合金填充物会对牙病患者的健康造成负面影响"。当然，银汞合金的恶名很难一下子就洗掉，而且现在我个人也不会再选择用银汞合金为患者补牙。为了保护环境，2018年，欧盟各国都决定今后减少银汞合金的使用。因此，自2018年起，银汞合金只能给有特殊医疗情况的十五岁以下患者、孕妇和哺乳期妇女使用。

银汞合金失宠背后的第二个原因与医学本身关系更密切，那就是合成材料填充物的发展。合成材料存在时间很长，但一直有一个问题在影响它们在口腔中的应用：填入牙洞的液态合成材料变硬时会大幅收缩，导致牙洞和填充物之间出现缝隙——在关键位置掉链子的填充物，这可真是绝对超级高危事故。

后来，牙科医学的一项（仅次于种植牙的）伟大创新横空出世了：一位聪明的研究人员发现，如果在牙洞内部蚀刻出峰谷形状的微观纹路，合成材料就能流进这些纹路里，然后在硬化过程中固定在上面。当然，合成材料依然会收缩，但至少蚀刻避免了缝隙出现在容易出问题的要害部位。除此之外，合成材料本身和灌注技术都有了很大的改进。因此，时至今日，合成材料的收缩幅度已经相当小了。

但话又说回来，您肯定自己粘过东西，粘东西时最怕的什么？没错，最怕的就是潮湿。呃，咱们嘴里不就是又潮又湿吗？因此，用合成材料补牙时必须保持周边环境的干燥，而这就要靠绷在牙齿上的橡胶垫来实现了。这种橡胶垫的学名叫"口腔保护膜"（Kofferdam）——别想了，它跟行李箱（Koffer）围成的大坝（Dam）半毛钱关系都没有。患者们往往不太待见这种保护膜，因为他们会感觉自己嘴里套着保护膜的样子有点儿像汉尼拔·莱克特，又有点儿像在拍《隐蔽摄像机》[1]。但针对磨牙填补，保护膜对补牙效果的持久度至关重要。

我能跟您讲解的其他内容都相当技术流，对您这样的患者而言其实并

1　《隐蔽摄像机》是德国电视二台于1995年推出的一档电视节目，节目组会将参与的名人嘉宾置于某一特定情境之中，并用隐蔽摄像机拍摄他们的反应，然后在节目中播出。——译者注

不重要。比如补牙时其实是先注入比较稀薄的合成材料，然后再把稍硬一些的合成材料一层层灌注进去。我也可以跟您讲讲填充物是怎么跟旁边那颗牙相接的，就是您用牙线时会发出弹响声的那个地方……哦，等等！您以后用不上牙线了！

　　不过与邻牙的接触情况倒确实是您可以亲自动手检查的一个方面，也是判断补牙质量好坏的一项标准。您可以试着用牙线穿过那个牙缝，看看牙齿之间是否还能发出跟之前一样的弹响声。如果两颗牙并没有接触到一起，或者牙线从中间裂开了，那就说明之前补牙的部位出现了问题，该去修补一下了。倒是可以借此机会用掉多余的牙线呢，对吧？

👍补牙小贴士

　　使用合成材料填充物是当今治疗龋齿的常规方法。判断补牙持久度主要靠以下两个方面：首先，补牙时应该在患牙周围铺设橡胶垫；其次，牙线穿过补好的牙与邻牙之间的牙缝时发出的弹响声应与穿过其他正常牙间缝隙时一致。

💳检查预算

　　对切牙和尖牙而言，用合成材料填充物补牙是法定医保规定的标准治疗方法，患者无须支付任何额外费用。如果需要填补磨牙，法定医保则只支付银汞合金填充的费用。通常情况下，所有牙齿接受合成材料填充都需要您自费承担一部分费用。但您有权利要求接受无须自费的补牙治疗，保险公司是不能拒绝这项要求的。但这种无须自费的治疗使用的往往是质量较差的补牙材料（例如牙科水泥），更适合作为中短期的临时解决方案。如果是填补乳牙，或者病人是十五岁以下的儿童、孕妇和哺乳期妇女，那法定医保也可以支付磨牙的合成材料填充费用。

无论接受填补的是哪颗牙，私人医保都能支付合成材料填充的费用。

不钻牙治龋齿……

我们上面已经说过了：不钻牙治疗龋齿确实是可行的，但速度很慢，而且最后还是免不了要稍微钻上一钻。

然而，其实还有另一种可行方案，那就是所谓的龋齿浸润。这种疗法的主要思路是利用强力蚀刻凝胶代替牙钻，创造通向实际龋坏部位的通路。

龋坏的位置往往正好位于两颗牙之间，为了进行治疗，医生必须先用木楔把两颗牙撬开一点儿，然后才能把液态合成材料从预先蚀刻好的牙釉质处注射进去，让合成材料在龋洞内部硬化。

这种疗法听起来很不错，但其实只适用于小龋洞。如果牙釉质只是变得有些多孔，还没有出现真正的龋洞，那龋齿浸润治疗就非常合适。但想要发现这一点并不容易，毕竟这个区域位于两颗牙之间。所以您看，对于初露端倪的龋齿，这项技术真是好得不能再好了。但随着龋坏面积的增大，治疗难度也会越来越大，如果牙釉质上已经出现了一个正儿八经的龋洞，那这项治疗就根本起不到任何作用了。最近一段时间，这项技术的应用范围得到了拓展，可以用于治疗正畸或磨牙 - 切牙矿化不全（参见"乳牙：反正很快就要掉，所以无所谓？"一章）引起的牙齿白斑。龋齿浸润对这种病变的治疗效果更佳，因为白斑的位置很容易被接触到，所以无须额外打磨牙齿。

我怎么看完牙之后突然开始牙疼了……

一般来说，情况其实是反过来的，至少从我个人经历来看是这样的：当病人前来就诊，他们一迈进诊所大门，各种不舒服立刻就好了，看来我们医生自带治愈光环。

玩笑归玩笑，在疼痛和医生/牙医这个话题上，科学界的确做过不少有趣的研究。大家都听说过安慰剂效应：患者服用了没有治疗效果的药，却感觉症状有所减轻。但最有意思的是霍桑效应，这种效应指的是患者因参与科学实验而使临床症状好转。这可太实用了，对吧？

我在这部分想讲的其实是另外一件事，毕竟我不能见一个患者就告诉人家，我正在开展一项科学研究吧。

我想说的是这样一种情况：您刚补了一颗还没疼起来的牙——一般补牙都是这种情况，如果您补的是一颗已经在疼的牙，那根管治疗肯定是逃不掉的。

有可能会出现这种情况：您刚刚补好的那颗牙在咬东西时忽然疼了起来，而且对冷空气或冷的食物非常敏感。也许您的牙医已经给您打了预防针：如果补牙位置位于牙齿深处，而且离牙神经比较近，有时牙神经会因为补牙的刺激而发炎。如果发生了这种情况，那您就需要接受根管治疗。大部分时候，这种不适感会从拉扯般的疼痛转变为搏动性的疼痛。

但如果那颗牙疼得根本没法咀嚼，只要有东西碰上这颗牙，就能感到颌骨里传来刺痛，那情况就又不一样了。之所以会出现这种现象，要么是因为填充物有点儿太高了，要么是出现了所谓的术后过敏。填充物过高其实很好解决，只要把高出去的填充物磨掉就好。术后过敏是由合成材料的收缩导致的，收缩后的填充物与牙齿之间出现缝隙，于是外界刺激会直接进入牙齿内部。这种情况的确有可能发生，而且也没有很好的补救办法。在通常情况下，部分填充物需要重做，牙齿也得重做一次密封。

🖐 补牙小贴士

如果补牙后感觉没法用这颗牙咬东西，这种症状持续几天是正常的，但如果过了一个星期这颗牙依然疼痛，那就有问题了。如果疼痛保持不变，疼得像小型雷击，那说明填充物的密封性出现了问题。如果疼痛渐渐转为抽痛，那就有可能需要接受根管治疗。

　　如果补完牙之后出现了牙疼的情况，或者补完没几周就得"返厂重修"，我还需要为这次补牙掏钱吗？这方面的法律立场其实并不是很清晰，因为患者和医生之间订立的是服务合同，这意味着医生应当给患者提供恰当的治疗，也就是所谓的"lege artis"，即"根据（医学这项）技艺规定（提供治疗）"，但这并不能保证治疗一定成功。可如果支付您治疗费用的是法定医保，那《社会法典》也可以作为法律依据。根据《社会法典》规定，补牙和假牙应有两年的保修期。请和您的牙医商讨一下，他们可能会愿意通融，免费给您重新补牙。

龋洞像个迷你火山口，大到补不上了……

　　您应该见过用来储存并熟化葡萄酒或威士忌的木桶吧？这些木桶由薄薄的木板组成，但它们的周围有金属箍固定。您现在大概在想：这跟牙齿有什么关系？

　　想象一下，有一颗牙齿内部已经完全被蛀空，几乎只剩下薄薄的外壁——就像一只空空的木桶。如果只是单纯地将这个大洞用补牙材料填满，而不在周围装上金属箍，那这颗牙很可能某天随便一咬东西就会碎得四分五裂。因为随着时间的推移，合成材料与牙齿的黏合会渐渐松动，牙齿剩余的部分也无法像之前那样获得比较好的支撑。发生这种事情真的很烦人，因为这颗碎掉的牙之后往往只能拔掉。

　　因此，如果牙齿上的龋洞较深，我认为不仅要填补龋洞，还要给牙齿和剩余的牙壁做盖髓。

　　所以究竟是怎么个"盖髓"法呢？盖髓其实和给酒桶上金属箍原理一

样，不用担心，给牙做盖髓用的未必是金属，也可以是陶瓷，但严重龋坏的牙无论如何都得被认真保护起来。

针对这种情况，最好的解决方案是交由牙科技师工作室进行所谓的间接工作：首先要为牙洞取模，然后由牙科技师在翻模而成的石膏模型上进行"填充"。每位牙医通常自行决定何时可以"直接"补牙，何时应该请求牙科技师辅助，因为有些牙医更熟悉直接补牙，而有些牙医则对牙科技师的工作更有信心。但从原则上讲，如果缺损部位包括牙齿的外部边界，例如牙齿的尖角（这点和威士忌酒桶倒是很类似），那让牙科技师工作室间接参与治疗还是很有必要的。与"放置"在咬合面上的结构（也就是所谓的"部分冠"或"高嵌体"）相比，"嵌体"则是一种在牙科技师工作室里制成的填充体。嵌体在过去的治疗中很有意义，因为对在口腔中灌注硬化的合成材料填充物而言，一旦填充体积超过一定尺寸，填充物的质量和密合度就会下降。伴随着现代合成材料的出现和治疗流程的改进，这种情况如今已经鲜有发生，因此嵌体的临床应用频率也有所下降。

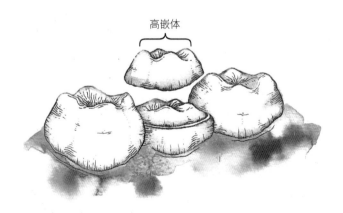

高嵌体

对部分冠或高嵌体而言，唯一的问题是这种技术更耗时，也更昂贵，因为制作过程需要取模，制作临时嵌体，安装高嵌体并额外预约一次就诊。但这是值得的，因为有研究表明，与直接补牙相比，安装牙科技师工作室制作的嵌体能更持久，这一点在修复面积较大的缺损上体现得格外明显。

如果您的牙医认为龋洞过大，无法用合成材料填充，那他的推荐往往是有道理的。尽管做高嵌体更麻烦也更贵，但从长远来看还是很值得的。至于材料选择，我们等一下再谈。

👍 **补牙小贴士**

合成材料并不是万能的。如果龋洞超过一定大小，那就应当将修补工作交给牙科技师工作室来完成。这种安放在牙齿上方的结构叫作部分冠或高嵌体，而嵌体这种技术时至今日已经过时了。

💰 **检查预算**

法定医保和私人医保都将部分冠或高嵌体列入了支付目录当中。通过申请，法定医保可以支付制作部分冠的部分治疗费用。在您做出决定之前，您可以在医保公司批准的申请材料上看到您需要自费的金额。根据签订的合同不同，私人医保可支付40%~100%的治疗费用。

我的牙医想给我整颗金牙……

我知道您脑子里正在想什么：镶着金门牙的说唱歌手。信不信由您，在我的牙医生涯中，我还真给一位患者制作并安了一颗全金门牙。当然，这位患者确实是搞艺术的。

萝卜白菜，各有所爱。从医学角度看，这种所谓的"铸造金属全冠"其实没有任何问题。从美观角度看，这种牙冠在大多数社交圈中都未必能被人接受，但在某些情况下也可以成为一种身份的象征。

当然，我不建议您给门牙做个金牙冠，但如果您需要给后牙做个"高嵌体"，问题自然就来了：该选哪种材料呢？其实可选的材料只有两种：陶瓷或黄金。

听了这话，您可能会摇摇头，怀疑这本书是不是21世纪写的。都21世纪了，还拿黄金做牙科材料？关于这一点，我唯一能告诉您的是，根据文献记载，磨牙区最经久耐用的就是黄金高嵌体，陶瓷根本没法跟它比。这主要是因为金这种材料相对比较柔软且有韧性，而陶瓷不仅相当脆，还得费时费力地把它贴在牙上。

几年前，我接管了我父亲的诊所，在我接管之前，他在这家诊所工作了将近四十年。他是那种不和患者进行长时间讨论的"老派"牙医：只要龋洞大到了一定尺寸，就直接做黄金高嵌体，根本没有争论的余地。而从我现在的接诊经历来看，使用时间到不了二十年的黄金高嵌体几乎不存在，有些甚至能一直用四十年！

当然，最终的决定权还是握在您手里。对于靠前的牙齿，陶瓷显然是更合适的材料，这一点自然不必多说，但最后面的磨牙根本没人能看见。我在美国时曾经接诊过一位患者，我担心有人会看见她磨牙上露出的一小角黄金，而她却对我说："如果有人能离我那么近，那我希望他们在吻我时能把眼睛闭上。"

━ 👍 补牙小贴士 ━

　　牙科材料选陶瓷还是黄金？对很多牙医和患者而言，这个问题已经没有任何讨论余地了：牙医们根本不提供黄金牙冠。但有一点非常明确：黄金的长期预后要好过陶瓷，如果把黄金用在后面两颗大磨牙上，几乎没人会看见。

━ 💵 检查预算 ━

　　陶瓷部分冠和黄金部分冠都可以享受法定医保补贴。陶瓷高嵌体由于放置难度大，通常价格更高；黄金这种材料本身要比陶瓷更贵，但制作和放置难度都更低。您可以在获得批准的治疗预算计划书上看到自己的自费金额。私人医保将按照合同中有关假牙的条目规定支付治疗费用，如果您购买了私人医保，报价单同样有利于您在接受治疗前对预算有一个充分的了解。

部分冠DIY：我的牙医自己做牙冠

　　不再需要取模，不再需要装上反复脱落的临时嵌体，也不需要为了装嵌体而多来一趟诊所——这无疑是牙医和病人多年来的梦想。这样一来，整个治疗流程会变得更快、更舒适，价格也更便宜。自从科学技术发展到可以让牙医在诊疗椅旁直接用预制陶瓷块现场打磨出部分冠以来，就有厂家制作出了使用这种技术的设备。信不信由您，这种设备早在1985年就已经问世了！

　　正因如此，学界目前收集了大量有关这种自制牙体填充物的数据，相关技术也有了许多改进。

　　到了今天，人们已经无须争辩在牙科诊所里操作这样的铣床并直接在牙医诊疗椅旁制作这种填充结构究竟是好是坏，这种自制填充物的吻合程度完全可以媲美牙科技师的手艺。

　　您也许会想，如果这玩意儿这么好，为什么不是每个牙医人手一个呢？这与牙医的个人治疗理念有关：毕竟对做了很多黄金部分冠的牙医来说，投资这样一台机器其实并不值得，因为黄金修复体只能由牙科技师浇铸完成；而如果牙医只在治疗真正严重的病例时使用部分冠，在其他情况下用合成材料填充物解决一切问题，那铣床也算不上很理想的工具。如果牙医直接在诊疗椅旁制作牙冠或高嵌体，那么他们会错过很多关于临时嵌体的有趣病人故事。其中一个故事来自我的岳父：多年前，我给他的一颗磨牙做了预处理，用临时嵌体覆盖了镶嵌面，准备之后安装黄金高嵌体。两周后，牙科技师做好了高嵌体，但至今这个牙冠还没有镶上，因为他和他的临时嵌体相处得非常融洽，而他的人生信条是"既然还能用，就不要乱动"。很遗憾，我至今还没有找到哪位患者能完美继承我岳父的这颗黄金高嵌体。

　　20世纪80年代推出的牙冠铣床至今依然保留着"瓷睿刻"（CEREC）这个名字。自然，现在市场上也有许多其他品牌的铣床，但瓷睿刻是出现最早的一款产品。因此，如果您问您的牙医能不能做"瓷睿刻牙冠"，您的牙医肯定能明白。如果您的牙医能够给您提供这样一个直接在诊疗椅旁就可以制作完成的牙冠或部分冠，那可太棒了！如果不能的话……其实也没什么大不了的，无非就是再多等一两个星期，等牙科技师把牙冠做好而已。而直到今天，很多人依然认为，牙科技师制作出的牙冠要在美观方面更胜一筹，但拜托，我们修补的明明是磨牙啊。

关于在诊疗椅旁直接打磨成形制作的牙冠，学界做过许多研究，而且这种牙冠质量相当不错。就长期预后来看，以这种方式制作牙冠和传统的委托牙科技师制作牙冠几乎没有什么区别。如果您的牙医有这样的铣床，那太好了，因为您不仅不用为了安装牙冠多跑一趟，还能省下几欧元。

适用于普通陶瓷部分冠的条件也适用于直接在诊疗椅旁制作的部分冠或高嵌体。但因为这种治疗不需要二次预约，也不需要制作临时嵌体，所以治疗费用会低一些。注意：医保公司只会为嵌体提供少量补贴，因为法定医保支付目录中并不包括嵌体这一项。事先找您的牙医问清楚，到底做的是嵌体还是高嵌体（部分冠）。私人医保会参考合同中有关假牙的条目规定支付治疗费用。

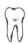

根管治疗？
我宁愿再生两个孩子！

"求你了医生，别做根管治疗，生孩子都没它难受啊！"这样的话我已经从病人口中听过好几遍了。的确，根管治疗确实是臭名昭著。

它臭名昭著是因为与它相关的说法很吓人吗？比如"你碰到神经了"或"我的牙神经露出来了"？还是治疗时间太长？毕竟即便交给根管治疗领域的绝对专家（真的有牙医天天什么都不干，只做根管治疗），想要给一颗磨牙做完根管治疗至少需要两次治疗，一次一小时。或者说，只要想到有人拿着根针在牙里戳来戳去，把神经从牙里薅出来，就觉得非常瘆人？之前有些牙医甚至会把血淋淋的牙神经像战利品一样高兴地拿给病人看呢。

我明白，我刚刚这番话并没有改善根管治疗在您心目中的形象。但如果您现在需要做根管治疗，这说明您的牙齿已经到了生死存亡的关键时刻，因为需要接受根管治疗的牙往往有很深的龋坏，或出现了大面积的感染。而如果根管治疗做得很好（很遗憾，这里的"很好"读作"一颗磨牙需进行两次治疗，每次一到两小时"），那这颗牙齿的预后几乎和健康牙齿一样。

学界有许多长期研究表明，接受了根管治疗的牙齿几乎可以拥有与完全健康的牙齿一样的预后——在医学上，这点可并不容易做到。毕竟您的骨科医生可不会在给您做完椎间盘手术之后自信地告诉您，现在一切都恢复原样了。

没错，根管治疗是很烦人，但另外一种选择是拔牙，然后要么装牙桥，要么做种植牙。相信我，这也是一种非常烦人的治疗方法，而且往往要昂贵得多，也痛苦得多！

也许，您现在想跳过这一章，看书里的其他部分。我完全可以理解跳过本章的各位，但如果您不得不面对根管治疗这个问题，那我有几个小建议给您，让根管治疗变得更容易忍受一些，也让您了解一下最重要的信息。

到底为啥要做根管治疗？根管治疗究竟是干啥的？

我上大学那会儿也一直不太明白根管治疗或牙根治疗（它俩指的是一个东西）究竟是什么。治疗的对象并不是根管或牙根，而是根管内或牙根尖出现的炎症。但普通的补牙我们也不会管它叫牙釉质治疗——我再解释一下，根管治疗指的是用填充物填补牙神经所在的空腔。

让我们回到大学课堂上，重新翻开解剖学课本。牙齿的核心是牙本质，牙釉质在牙龈上方覆盖着牙本质，牙骨质在牙龈下方覆盖着牙本质。牙神经和血管从牙本质中穿过，血管为牙本质输送养料，而牙本质是牙齿上唯一可以在一定程度上再生的组织。

然后你们这些牙医要在做根管治疗时把可怜的牙神经和它的血管都做掉？您现在肯定会提出抗议，觉得不能就这么把牙神经和血管取走，毕竟食指上的血管也不能直接"系死了之"，那样食指会因为缺血而坏死的。

但牙齿是一个特殊的器官——这个问题我们之前已经讨论过了。实际上，牙齿这个器官并不非常依赖于牙神经提供的血液供应，因为牙齿一旦在童年时期从口腔中萌出，它的内部与外部就几乎不会再发生什么变化了。信不信由您，牙齿内部的神经血管存在与否并不会对牙齿造成很大影响——这点我们也相当清楚。别害怕，如果您的牙齿需要接受根管治疗，它并不会在治疗后立刻暴毙，更不会几周内就脱落下来。

也许我们还得再往回倒一倒：根管内到底为什么会出现炎症？炎症背后的罪魁祸首又是哪些讨厌的细菌？想象一下，一颗牙齿发生龋坏，对细菌而言，这是它们的安乐窝。这些细菌不断产生酸，进一步溶解牙釉质。细菌在它们的安乐窝中大量繁殖，龋坏面积越来越大，并渐渐逼近牙神经。牙神经和血管正准备用炎症来对抗细菌，但它们遇到了一个小问题。

当您身体的某个部位出现炎症时，通常会发生什么呢？没错，发炎的部位会肿胀——想想皮肤上的丘疹就明白了。肿胀是免疫系统试图清除细菌的反应，肿块里装的并不是细菌，而是您的免疫细胞。

牙神经中的免疫系统也想形成肿块，但它实在做不到，因为根管内部太狭窄。您牙齿中的免疫系统在尽全力战斗，但如果敌人有着压倒性的优势，我方部队该怎么做呢？没错，当然是选择撤退了。牙齿中的免疫系统也选择了撤退，一路撤到了位于颌骨深处的牙根末端。在那里，您的身体试图阻止细菌的进攻，但始终无法完全消灭细菌，因为龋洞会源源不断地向战场上输送新的细菌。这就好像下大雪，虽然您能把自家门口人行道上的积雪清理干净了，但只要大雪不停，一小时之后，门口的人行道又会变回原来的样子。

因此，正确的治疗方案应该是清理细菌的源头（龋洞）并封住空腔（根管），而这就是根管治疗。大部分情况下，牙根末端的炎症会自行消失，就像被挤破的丘疹一样。

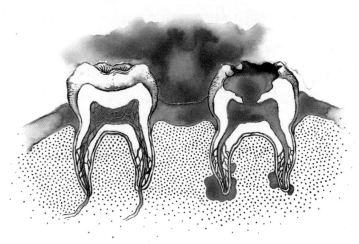

健康牙齿　　　　　　因龋坏而发炎的牙齿

　　这听起来似乎并不难，但您只要看看一颗磨牙的四条根管，您就会发现，根管长得仿佛一条蜿蜒曲折的乡间小路，每隔一段距离就会分出更窄的田间小道。所有空腔都必须接受填充和密封，不然细菌会在其中聚集，再度引发炎症。

　　该如何判断我需不需要根管治疗呢？如果您的牙齿出现了剧烈疼痛，而且咬合时也会牙痛，那八成就需要接受根管治疗。尽管龋坏很深，但您毫无感觉，这种情况是很少见的。只要您的牙医发现您牙根末端有炎症，那您也需要接受根管治疗。除此之外，还有一种情况：这颗牙以前出过问题，牙神经和血管已经自行回缩，留下了空荡荡的根管。这就是为什么有时您会听到牙医喃喃自语："这颗牙已经死了啊。"

　　通常情况下，您的牙医会对牙齿进行冷测。在接受这种测验时，您的牙齿会有那种大口吃冰激凌时能感受到的典型拉扯感。如果这颗牙在冷测中没有这种感觉，那就需要接受根管治疗了。所以现在就去附近的冰激凌店，点上一大杯阿玛蕾娜樱桃冰激凌，测试一下自己牙齿的活力吧！

　　根管治疗背后可能有各种原因。在某些情况下，牙神经和血管会从根管中回缩出去，如果您想自己测试一下疼痛的牙齿是否需要接受根管治疗，可以拿个冰块放在这颗牙上，如果它没有出现那种拉扯感，那牙神经就很有可能已经回缩了。

📓 检查预算

　　法定医保和私人医保的支付目录中都包括根管治疗。但法定医保对报销根管治疗费用有一些额外的限制，例如如果牙根弯曲严重，牙齿严重发炎，或这颗牙已经丧失了保留的价值，那法定医保只能支付拔除这颗牙的费用。从原则上讲，即便出现这些情况，您也可以通过根管治疗保住这颗牙，可您必须自费支付全部治疗费用。但即便病情比较"简单"，您也应当自费承担根管治疗的部分费用，因为这可以提高治疗质量，也能改善预后效果。也别忘了问一下是否还会有后续的其他费用，例如根管治疗之后制作牙冠的费用。私人医保会根据各自的收费标准支付治疗全程所产生的费用。

根管治疗是个牙医就能做吗？

　　根管治疗是牙科的常规治疗，作为大学时的必修课，每个牙医都该熟练掌握根管治疗。

　　但就根管治疗本身来说，情况是这样的：一次完美的根管治疗需要相当长的时间才能完成，还要用上很多特殊的工具和仪器。回想一下我们前文提到的那条蜿蜒曲折、岔路多多的乡间小路。对于一颗上磨牙，根管治疗需要清理的是三到四条这样的乡间小路，因为上磨牙通常有三个牙根，而其中的近中颊根里通常有一到两条根管。

在进行根管治疗时，牙医需要做的是深入全部根管，清理管壁上的细菌，并全面填充腔体内部，防止细菌再度进入。这些工作通常需要分两次治疗来完成，因为炎症也需要一些时间才能消除。真正的专业选手——牙髓病学专家——通常也需要分两次完成治疗，每次六十到一百二十分钟，还得用上一堆特殊设备。

并非所有根管治疗都是一样的。您可以想见，治疗根管笔直的前牙要比治疗长了三根弯弯曲曲牙根的最后一颗磨牙容易得多。而气人的是，龋坏偏偏更爱发生在口腔后部。我们上面已经说过，法定医保要求治疗必须满足充分、经济、适当这三个原则。因此，对于比较复杂的根管治疗，有两种可能的情况：要么您的牙医告诉您，他可以自己给您做根管治疗，但您必须自费支付部分或全部治疗费用；要么您的牙医给您安排了转诊，让专家为您做根管治疗，而专家治疗同样需要您自掏腰包。如果是购买了私人医保的病人，那情况就大不相同了。对他们而言，接受专家治疗的费用通常能够被医保完全覆盖。

如果未接受彻底的治疗，那么残余的细菌只能交给您的身体来处理了，我倒不是说那样的治疗一定不会成功，毕竟龋坏牙齿中的细菌已经被消灭了。但另一方面，没有做好填充的空腔，之后可能会再度被细菌填满。例如：如果龋洞上的填充物出现了裂缝，那么一切都要从头再来了。

👆根管治疗小贴士

我的根管治疗一定要找专家来做吗？这倒未必，但如果牙齿位置比较靠后（特别是最后两颗磨牙），从长远角度看，找专家看病自然是个明智的决定。您不妨问问您的牙医，他们肯定不会生您的气的，毕竟普通牙医也不是很喜欢给磨牙做根管治疗。

对所有牙医而言，给上下前牙做根管治疗问题应该都不大，因为您可以想见，前牙的牙根长得相当直，而且通常只有一根根管。因此，需要接受根管治疗的牙齿位置越靠后，我就越倾向于考虑请专家来接手治疗。

✦ 检查预算

法定医保的支付目录有可能不包括困难的根管治疗。如果您被转到专家那里接受治疗，那很有可能就是这种情况。同样，请让医生开具报价单——这样您就知道大概要花多少钱了。也别忘了，根管治疗成功后用假体修复牙齿也可能产生费用。根据不同的收费标准，牙科专家的治疗费用同样可以由私人医保支付，但额外增加的费用必须分别向医保公司说明理由。超出原费率3.5倍以外的部分，私人医保是不能支付的，但这点肯定已经有人事先跟您说过了。

从头再来：根管再治疗……

有些牙齿会需要接受"根管再治疗"，而对于这些病人，我这样的建议有时听起来简直是世界上最不好笑的笑话。我至今还清楚地记得，有位病人在接受根管治疗时对天发誓，说这是她人生中最后一次做根管治疗，下次再有牙出问题她绝对直接选择拔掉。然而几年后，我们为了拯救这颗牙，又一次走到了需要考虑根管再治疗的地步。您猜我们最后做了什么？没错，又是一次根管治疗。

虽然根管治疗很烦人，但有牙总比没牙强，毕竟种植牙和牙桥都不过是替代真牙的假体罢了。如果保住牙的唯一机会是根管再治疗，那您就应该抓住这个机会。

没有人真的清楚为什么会出现根管治疗必须重做的这种情况，而每位牙医都能就这个话题说道几句。冒着得罪同行的危险，我必须要说：只有前一次根管治疗没能很好地封住根管的各个部位，并且再度出现炎症和疼痛时，才有必要重做根管治疗（就是"翻修"）。这种情况并不少见，因为完美的根管治疗其实很难实现。您应该还记得那条"带有岔路的蜿蜒乡间小路"，以及法定医保支付的三大前提条件（充分、经济、适当）。乡间小路拐弯越多，骑摩托车出游时看到的风景就越好；但如果牙齿里根管这条小道拐弯太多，那医生就很难把所有地方都封得严丝合缝。

尽管如此，身体往往会完成牙医未竟的事业，于是不那么完美的根管治疗也能解决牙痛和发炎问题，因为即便牙里还有一些空腔存在细菌，您的免疫系统也可以搞定它们。但有些时候，您的免疫系统也会力不从心，比如您上了年纪或最近压力很大，于是突然间，十年前疼过的牙齿又开始疼了。如果X光片上显示颌骨中有炎症，那就很有必要更新和"完善"之前的根管填充。法定医保通常不会支付这次治疗的费用，因为在医保公司看来，这样的牙应该直接拔掉，或通过外科手术来治疗。是时候二选一了：您可以选择自费接受根管再治疗，在必要的情况下保住这颗牙齿；您也可以选择拔牙，让医保来支付拔牙的费用。

您也不必生之前给您做根管治疗的那位医生的气，因为公认的是，不太完美的根管治疗是完全足以解决问题的，而且通常情况下的确如此。从科学的角度看，如果根管各处都得到了完美的封填，那么这颗牙之后完全不出问题的概率会更高。所以，如果您想本着万无一失的原则，提高您牙齿的良好预后概率，那您应该找专家来重做根管治疗。

牙齿的牙根越多，就越该找专家来做根管治疗，比如有好几条根管的磨牙。然而，由此您也就清楚了，在拯救这颗牙方面，"尽人事"的部分最多只能做到这里了。

您现在也许会说：这颗倒霉的牙又挨了一次根管治疗，那几年之后该怎么办呢？没错，说到给一颗做过根管治疗的牙重做根管填充，人们总是惦记着拔牙这个备选方案，毕竟这种"翻修"的预后要比初次根管治疗的预后差一些。但我必须实话实说：您要是选择了拔牙，那往往才是无尽麻烦的开始。如果想在原来那颗牙的位置上装种植牙，那很可能要先做骨增量[1]；而如果想戴牙桥，旁边的邻牙也要被磨小。和通过根管再治疗保住这颗牙相比，这些治疗既不省钱，也不省时间。

如果做过根管治疗的牙齿出现不适，而您的牙医建议您重做根管治疗，这种建议通常是很有必要的。反过来看，如果您的牙医建议您还是拔掉某颗牙为妙，因为这颗牙已经做过一次根管治疗了，那我会建议您再打听打听，必要情况下也可以咨询一下根管治疗的专家。

🐝 根管治疗小贴士

做过根管治疗的牙齿又出了问题——这个难题总是让人纠结，要不要干脆把这颗牙一拔了之。但通常情况下，拔牙并不是更好的选择。如果您的牙医建议您拔牙，请您问问他能不能做根管"翻修"治疗，或在必要情况下给您安排一位根管治疗专家做二次治疗。

1　种植牙要求牙槽骨能够包绕住所植入种植体的牙根，而有些患者的牙槽骨骨量不足，无法支撑种植体。为了解决这个问题，就需要在种植牙之前先做骨增量，让患者的牙槽骨能够满足种植牙的需求。——编者注

┌─ ✎ 检查预算 ─

　　翻修做过根管治疗的牙齿所产生的费用只有极少数情况下才能交由法定医保支付。由于根管翻修治疗往往费时费力，因此会产生一部分额外的自费支出，请在接受治疗前索要报价单。根据不同的收费标准，私人医保也可以支付根管治疗翻修的费用，但这种治疗中往往会出现收费项目存在疑问或含混不清的现象，医生一方提供的解释材料可以帮助解决这一问题。即便您购买了私人医保，超出原费率3.5倍以外的治疗费用同样需要您自费支付。

医生要切掉我的牙根尖：这真是个好主意吗？

　　"听着怪野蛮的！"有位患者前阵子这样跟我说。他的牙医告诉他，从牙冠这头给他做根管治疗实在是太困难了，因为牙根尖内根管的分叉实在是太多了。因此，更明智的解决方案是做根管治疗时通过外科手术切除根尖。我可以告诉您，根尖切除术（Wurzelspitzenresektion，简称WSR）这种治疗可一点儿都不好玩，如果您想跳过下面这句描述，我也完全不会怪您。进行根尖切除术时，医生会切开牙龈，磨掉牙根尖周围的骨头，截断牙根尖，然后再把伤口缝上。

　　这样做有什么用呢？那位同行对我的这位病人讲述的情况基本上属实，根管的大部分分叉都位于牙根尖。如果这些分叉没有全部封严，细菌就更容易再次钻进根管繁衍生息。但换个思路，一颗牙可能有一千多条根管分叉，即便是根管治疗的专家也只能封住最粗的那几条。除此之外，您还可以让您的身体来对付这些藏在狭窄管道里的细菌。所以，一上来就直接考虑切除牙根尖肯定是不合理的，这样做甚至会对口腔健康造成负面影响，因为这种手术会让患者损失原本健康的骨骼和牙齿。

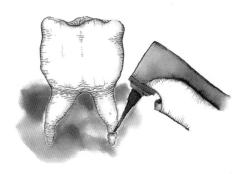

我和我的同事在我们的牙科诊所里已经共事了好几年，他绝对算得上不折不扣的根管治疗专家。当然，他也做过根尖切除术，但数量非常少，背后的原因也是一样的。

在决定切除牙齿的一部分之前，医生还是会最后再努力一次，从上方为根管消毒，把根管封得更严实一些。因此，于我们的诊所而言，根尖切除术是一项非常少见的治疗，就算决定要做，术前也会非常仔细地权衡。大部分情况下，我的同事甚至会把我也叫过去一起讨论，因为我对种植牙这块比较了解。讨论结束之后，我会给出我的意见：在现在这样的情况下，直接拔除患牙做种植牙是不是更合理也更简单？

也许我们可以换个角度看：根管治疗最重要的一点就是把根管严丝合缝地封上。再想象一下，切掉牙根尖之后，到处都在流血，而这颗牙在牙龈的深处又多了一个开口……

您估计一下，牙根上这个洞能完美封住的概率有多高？您猜对了，这是很困难的。科学研究结果也同样证明了这一点。除非由专业牙医在经过认真权衡后施行，根尖切除术的成功率通常并不是特别高。有关这一手术的最新高级别指南也证实了这一点。

因此，在施行根尖切除术之前，医生必须认真斟酌权衡，并与作为患者的您详细讨论，毕竟您最终要做出决定，是为了保住这颗牙而接受手术，还是选择也许更明智的做法，直接把这颗牙拔掉。

如果您的牙医没有跟您讨论过这些方面，那您应该找他们打听一下，或再咨询一下根管治疗专家，他们对根尖切除术相当了解，如果有必要的话，他们也会亲自做这种手术。

👍 根管治疗小贴士

根尖切除术是一种相当麻烦的手术，成功的概率并不是特别高，而且手术过程相当不愉快。尽管这种手术的确有一些罕见的适应证，但医生还是应该在做手术之前与作为患者的您充分沟通。如果您的牙医只是把您转交给了一位口腔外科医生，那您就得多留心多打听了。找根管治疗专家再咨询一下：一般情况下，配合上"特殊工具"（如显微镜）进行的根管治疗还是能收获不错的效果的，并没有必要走到切除牙根尖那一步。

💵 检查预算

法定和私人医保的支付目录里包括根尖切除术这项治疗，但由于这是一项复杂的外科手术，因此在个别情况下，您有可能需要自费支付一些额外费用。根据收费标准不同，私人医保最高可为根尖切除术支付原费率3.5倍的费用（需要提供具体理由）。注意：私人医保经常会拒绝支付与根尖切除术有关的个别收费项目，医生方面提供的解释材料可以帮助解决这一问题。

这颗牙死了：没牙总比死牙强吗？

前阵子有个病人来找我，她的替代疗法医师建议她一次拔掉八颗牙。我检查了一下这八颗牙，并没发现有什么问题，唯一的共同点是它们都接受过根管治疗，但治疗情况看起来非常好，牙齿上也没有出现炎症。这位患者向我解释说，这八颗牙都是死牙，死牙是身体中的炎症灶，必须通过额外大面积清除其周围骨骼来去除。她的替代疗法医师通过运动机能学测试发现了这些干扰场。

死牙？的确，根管治疗会去除牙本质中的牙神经和血管。我们上面已经说过了，根管治疗就是把牙神经和血管所在的空腔堵死。

但实话实说，就算不做根管治疗，您的牙齿也是"半死不活"的，因为牙釉质没有血液供应，所以本来就是一种死掉的结构。您的头发、指甲，甚至您的皮肤表层也都是如此。在您开始惊恐地看向您的皮肤，并且尝试让它复活之前，我必须得解释一下，这都是人体的正常现象，它们的存在也都是有道理的。我还从来没见过哪个医生因为病人的头发和手指甲都是"死"的，就让他们把头发全剃了、手指甲全拔了呢。除此之外，即便是做过根管治疗的牙齿依然拥有着非常活跃的牙周膜，它包裹在牙根外面，而且拥有着丰富的血管。

但是，在牙科医学领域，的确有那么一小部分牙医顺应潮流，极力鼓吹这套话术。他们的诊所门牌上往往会写着"生物牙科医学诊所"的字样。这套话术背后是这样的理论："死"牙会诱发一个干扰场，在全身引发慢性炎症，进而让您患病。因此，最好的解决办法就是把这些不疼也没病的"死"牙全部拔掉。

听着是很不错，然后呢？然后牙齿没了。于是生物牙医再献一计：请做陶瓷种植牙。时至今日，我依然不理解他们的逻辑：据我所知，陶瓷种植牙也是死的啊？难不成您见过自己长腿会跑的盘子？

　　说到这里，您大概已经听出我对牙科医学的这个方面是什么看法了。作为牙医，我们首先是医生，而医生治病靠的应该是科学研究和临床经验。

　　第一点先从科学说起。没错，如果根管治疗没有获得完美的成功（参见前文），牙齿的确可能会继续发炎，而炎症对身体没有好处。如果是这种情况，那该做的是根管再治疗，或者在最坏的情况下拔除这颗牙齿。但是，如果根管治疗已经做得很仔细，而且没有出现发炎的迹象，那完全没有理由拔除这颗牙。顺便说一句，目前还没有科学证据表明，做过根管治疗的牙齿会对您造成任何伤害，甚至有科学研究表明，这些运动机能学测试的可靠性还不如扔骰子高。

　　反过来看，有不少国际科学研究甚至可以证明，接受过良好治疗的牙齿可以让炎症减轻，即便是樱桃核大小的炎症有时也能在几年后自行消失。当然，如果一颗接受过根管治疗的牙齿出现了一些症状（例如炎症或骨吸收），那的确有必要采取一些措施，但您没必要因为某颗牙接受过根管治疗而担心它。

　　第二点是作为牙医的临床经验。类似的规则也适用于这个问题：只要接受过根管治疗的牙齿既没有引起不适，也没有在 X 光片上出现任何病变的迹象，那它就不会对您造成任何伤害；如果这颗牙有发炎的迹象，那就是另外一回事儿了。

　　当然，牙齿长在人身上，口腔中出现的问题的确有可能扩散到全身。但有关牙周病的科学研究告诉我们，实际情况和替代疗法医师的说法恰恰相反：我们的牙科治疗（其中也包括根管治疗）能够减少炎症发生，从而降低罹患心肌梗死、早产或其他慢性炎症的风险。

　　因为一颗牙在根管治疗之后"死掉了"，可能会形成干扰场，于是拔掉一颗不痛的，甚至在X光片里也看不出问题的牙——这种行为在我看来和自残没什么区别。不要这样做，更不要把周边的健康骨骼也连带着清除掉，毕竟只要一颗接受过根管治疗的牙齿没有引起不适症状，它就和完全健康的牙齿没有任何区别。

　　简而言之：根据我的临床经验和科学知识，没有证据能够证明"死"牙算得上是个问题。再重复一次两个主要论点：第一，除了牙神经和牙本质里的一些细胞，正常牙齿的绝大部分也是死的；第二，许多生物牙医提供给您的替代方案是陶瓷种植牙，它不仅本身死得透透的，而且想装上它还得做一个不小的手术。

长痛不如短痛……

　　所以，什么情况下没必要做根管治疗或二次根管治疗呢？我举个例子您就明白了。我有一位病人需要接受非常复杂的治疗，她有一颗牙情况相当危急，但按照我当时的设想，根管治疗配上新做的牙冠，还是能让这颗牙坚持很久的。

　　费钱费力的治疗完成六周之后，伴随着咔吧一声，这颗牙竖着裂开了。病人对此显然相当不高兴，因为一切都得从头再来，这个地方又要开始新一轮的复杂治疗了。

　　当然，一切皆有可能。我们牙医有时会说起所谓的"牙科英雄主义"：治好一颗看似无药可救的牙齿真的很爽，这个病人的案例会作为典型在大型会议上展示，医生也能在热烈的掌声中走下舞台。而相比之下，那些没有成功的案例往往不会成为在大庭广众之下讨论的主题。

当然，根管治疗的应用也是有限制的，但这种限制通常并不是来自医学本身，而是因为这颗牙出现新并发症的风险太高。举个例子，一颗前牙被齐根打断了。当然，医生可以进行根管治疗，然后用手术把牙龈推回正确的位置，再新做一个牙冠，从而保住这颗牙齿。但您可以想见，这个新牙冠已经没有多少支撑力了。如果这套新做的结构几个月后"解体"了，那这一系列治疗就全白费了。

尽管如此，我最基本的建议依然是尽量保住原生牙齿。但若您作为患者，考虑到为了保住牙齿可能需要接受的后续治疗也很重要。再举一个例子：您有一颗磨牙很痛，您的牙医发现这颗牙上有深龋。清理龋坏部位，进行根管治疗，用合成材料填充缺损部分——小菜一碟。

但缺损部分似乎因为龋坏而变大了，于是您需要在根管治疗后在牙齿上套上牙冠或高嵌体——也还行吧。

但龋坏似乎过于深入，到达了牙龈以下的部分，除了接受根管治疗和制作牙冠，您还需要接受牙龈手术，从而确保牙冠可以放在这个位置上——即使到了这一步，我依然会建议您保留这颗牙齿。

但龋坏似乎已经造成了骨吸收，这颗牙已经有些松动了。现在事情麻烦了——为了一颗松动的牙齿费这么大劲儿，这真的值得吗？所以您看，治疗越是麻烦，人们就越会开始斟酌替代方案。根管治疗配牙冠并不糟糕，而且几乎绝对不会出错。但如果出现了其他的情况，比如牙龈手术、根管内额外加固定桩或骨吸收，那您就应该从长计议，考虑一下是不是应该选择"长痛不如短痛"。

　　"保住原生牙齿"是治疗的大前提。大多数情况下，根管治疗配合补牙或套牙冠都能实现这个目标。根据经验，患牙需要接受的额外治疗越多，长期预后就越差。如果您拿不定主意，请咨询您的牙医，或者请求转诊，让根管治疗专家做出诊断。在权衡是否保留牙齿这个问题上，他们的诊断通常相当明确。

魔镜魔镜告诉我，
谁的牙齿最漂亮？

我想请您做个小练习：请您找来最新一期的时尚画报——不是最新一期也可以，然后把封面上超模的门牙涂黑。突然间，他们看着不再像是刚从贝弗利山庄或《德国下一站超模》里走出来的时尚丽人，而更像是刚在酒吧跟人打了一架。

对外貌来说，牙齿的重要性非同一般。豁牙这种事情，只有出现在儿童身上我们才觉得是可爱的，一旦我们看到其他人缺了门牙，我们的感觉就会急转直下，甚至感到恐慌。还有些人笑容非常灿烂，笑起来时几乎能让人看见整口牙，甚至是缺损的后槽牙。

当然，无论是在现在还是将来，门牙缺失都是绝对超级高危事故。在这张恐怖榜单上，紧随其后的就是歪七扭八且发黑的牙齿，因为人们往往会将这种牙齿与不修边幅联系在一起，而这种联想多少也有点儿道理。牙齿可以反映出其拥有者的一生是过得顺风顺水，还是充满艰难险阻——这都是时间之齿留下的痕迹。

牙齿会在人的一生中不断发生变化，牙齿的状态必须适合个体本身。因此，我通常不会向老年患者推荐门牙漂白。但在这个问题上同样存在着

156

性别差异：女性患者总是想让她们的微笑变得更美丽，而男性则更倾向于在日常生活中用高科技小玩意儿和豪车转移人们对他们一嘴乱牙的关注——倒也不失为一种策略。

作为牙医，我认为牙齿美容治疗有如走钢丝。说到底，我是一名医生，我曾许下的希波克拉底誓词里可并不包括为了美观而对患者进行可能在医学层面上造成伤害的治疗这一项。

作为医生，我总要在治疗风险（打磨牙齿等治疗可能带来的伤害）和病人的利益之间权衡轻重。但另一方面，人们也不能从道德层面完全否定美容治疗，将其视作无用的东西。众所周知，这类治疗可以提高患者的生活质量，增强患者的自信心，从而改善患者的健康状况——而这一点同样是我作为医生的职责之一。

说到牙齿美容，我们应当充分考虑到治疗的利与弊。但有一件事我必须一开始就说清楚：如果治疗纯粹出于美观的考量，那无论是法定医保还是私人医保都不能报销治疗费用，这一点在我看来是合理的。

接下来让我们看看能让您的微笑"锦上添花"的各种可能性吧，但有一个前提您可别忘了：一定要充分权衡治疗的效益与风险。

牙齿漂白：没有最白，只有更白

对于那种太白、太整齐的牙齿，我们牙医内部有一个专有称呼——"马桶式微笑"。只消看几个好莱坞明星，您也会有这样的感受：他们的牙齿确实像是卫浴商店买来的。只能说，各花入各眼吧。

好消息来了：在牙齿美容方面，欧洲人的格调要比美国人自然得多，而美国人如今依然信奉"牙齿越白、越整齐就越好"这一格言。

我在美国当了两年的牙医，这两年中，我总建议患者的门牙颜色应该自然，与年龄相符，但几乎没有患者愿意接受我这个建议，他们的说辞也很一致："牙齿是会自己慢慢长歪，颜色慢慢变深的！"但换个思路想，如果大家一眼就能看出您整了新牙，这滋味估计也不好受。

当然，病人最爱追问的就是："能不能让我的牙齿再白一点儿？"说到这，下一个被提上议程的就是牙齿美白，也就是用医学手段美白牙齿。

但在求助于化学品之前（漂白就是漂白，不管漂的是头发、衣服还是牙齿，用到的都是化学手段），您应该先尝试一下专业洗牙，打磨掉附着在牙齿表层的牙菌斑。如果这还不够，那您就需要接受牙齿漂白，即牙科美容治疗，因为咖啡、茶和红酒中的色素不仅会沉积在牙齿表面，还会渗透进牙釉质当中。

然后，我被问到的下一个问题是："漂白会不会损伤我的牙齿？"这个问题我可以简明扼要地快速回答您：不会。

和漂头发类似，漂白只会让有色粒子褪色，并不会对牙齿结构造成损伤。漂白过程会让您的牙齿变得有些敏感，但这种感觉会在几天之后很快消失。

牙齿美白具体有哪些选择呢？

有两种不同的治疗方法，名字都很拗口："诊室漂白"（In-Office-Bleaching）和"家庭漂白"（Home-Bleaching）。家庭漂白原则上是由您自己在家操作的，而诊室漂白则是由您的牙医或他们诊所的其他工作人员来操作的。

通常情况下，您的牙医都会向您推荐家庭漂白，因为漂白效果很不错，而且费用也还在可接受的范围内。您的牙医会给您制作一副塑料托盘，您可以自行向其中填充漂白剂，然后在夜间戴上，直至您对效果满意为止，或直到您闪亮的白牙能够无时无刻不照亮您的卧室为止。

您也可以选择去药房或药妆店购买美白牙贴。这种贴片长得很像膏药，上面含有漂白剂，供您夜间贴在牙齿上。这种牙贴的漂白效果要比家庭漂白更差，而且也有些不受控制，因为美白牙贴有可能会从您的牙齿上滑落，贴合度也不如量身定制的塑料托盘。不过这种美白牙贴中的漂白剂浓度相当低，因此您也不必过分担心。

相比之下，诊室漂白要更麻烦，开销也更大。治疗通常分为多次，每次持续半小时，医生会将高浓度的漂白凝胶涂抹在您的牙齿上，有时也会使用特殊的光照增强疗效。做这种治疗时，您的牙龈必须用橡胶膜或凝胶保护起来，否则牙龈也会被漂白。很多患者都说想要拥有更加亮白的牙齿，但雪白的牙龈目前显然还没有流行起来。

最后一种选择是能够美白牙齿的特殊牙膏，这一点我们在"牙刷、牙线、牙缝刷：谁才是真正的口腔清洁冠军？"一章中已经提到了。这种牙膏通常的确奏效，但原理和漂白凝胶并不相同。这些牙膏中含有所谓的"研磨料"，但最近也有一些美白牙膏中含有化学漂白剂。使用这种牙膏的确能让牙齿变得更白，但也可能会损失一部分牙组织。当然，损失量并不大，但足够让人扪心自问，为了美丽做出这种牺牲究竟值不值得。

只要您的目标不是把牙齿从暗黄漂到亮白，那尝试一下药店里卖的美白牙贴其实也无可厚非。在这种情况下，您不一定非要去看牙医，只要坚持使用牙贴，直到收获满意的效果就行了。假如您发现美白牙贴的帮助并不太大，您依然可以找牙医寻求建议。

您想必已经注意到了，牙齿漂白这方面并没有太多陷阱，现有的各种治疗方案，无论是诊室漂白、家庭漂白，还是美白牙贴，都能起到一定的效果，而且实际上也都没有什么危害。

但有一点请您注意：牙齿填充物是不能漂白的。如果您的牙齿漂白取得了理想的效果（比先前浅了两个色阶），牙齿填充物和漂白后的牙齿之间的色差就会变得很明显。这样一来，填充物就必须重做，不然它看起来就会像是牙齿上的一块补丁，即便您的其他牙齿漂得再白也无济于事。因此，如果您前牙上本来就有许多填充物，那让您的牙医来完成全套治疗流程无疑是更合理的选择。

您在接受牙齿漂白后的行为对漂白效果同样至关重要。众所周知，色素在漂白后的头两三个星期里更容易在牙齿中再度沉积。如果您想让漂白的效果更持久，那您最好在这头几个星期里牺牲一下香烟、红酒和咖啡给您带来的快乐。

关心漂白效果的持续时间其实是合理的。有天晚上，我遇见了我接诊过的一位患者，他嘴里叼着烟，手里端着一杯红酒，用责备的语气告诉我，他价格不菲的牙齿漂白效果实在不太持久。

好吧，假如您的车在淋过一场雨之后不再锃光瓦亮，您想必不会找洗车行抱怨。显而易见，牙齿是会重新变黑的，但大多数情况下漂白效果还是能保持几个月到一年不等，至于具体时长嘛，这要取决于您开酒瓶子和出门透气抽烟的频率。

📖 美牙小贴士

您想让牙齿变得更白？如果前牙上没有太多的假体（如填充物和牙冠），那牙齿漂白是个实惠而温和的选择。最快的方法是在牙科诊所直接漂白，但这种方法往往让牙颈部最为不适，成本也最高。不妨先在药店买点儿美白牙贴试试。

法定医保和私人医保都将牙齿漂白认定为美容性治疗，因此并不支付相应开销。使用美白牙贴的费用是最低的，如果您选择接受其他漂白治疗，您应该让医生事先说明具体费用。在特殊情况下（例如事故导致的牙齿严重变色），您可以向保险公司提出申请，要求他们支付部分治疗费用，因为存在可证明治疗必要性的医学指征。因牙齿漂白后出现色差而需要更换的补牙填充物同样不在医疗保险支付范围内。

一白遮百丑，可我的牙齿歪歪扭扭……

您现在肯定要说了，假如牙齿长得七扭八歪，牙齿漂得再白又有什么意义呢？白牙反而会让这个问题暴露得更明显。

说到美观这个问题，我们牙医有时候也得兼任一下生活导师。我的一位患者曾经自行训练出了一种"肉毒素式笑容"，因为她害怕露出自己的牙齿。牙齿问题有时甚至会导致人的孤立：我的另一位患者彻底与孙辈们断了来往，只因为她不愿意让他们看见自己的坏牙。

我知道您在想什么：在这种情况下，他们应该去见那些诊室里放着沙发的医生。您的想法很对，大多数情况下，出问题的并不仅是牙齿，毕竟对自信的人来说，即便牙齿歪七扭八，他们也能笑对人生。以我本人为例，虽然我的牙齿没有问题，但我的头上已经不剩多少头发了，但我对此欣然接受，毕竟我的模特生涯早在第一份工作邀约到来之前就结束了。

从医学角度看，治疗歪牙的最佳方案是牙套。但大多数病人并不爱听这种话，毕竟几乎没人想戴上牙套，重返童年。

所谓的"成人正畸"有时候能收获奇效。这种治疗过程与少年时的正畸治疗并没有什么不同，都是用牙套将牙齿拉到合适的位置——无论病人是十岁还是一百岁，这个原理都有效。

要通过牙套来矫正歪牙，正畸医生首先会分析您目前的牙列状态，并设计一个治疗计划。在成人阶段用牙套移动牙齿的治疗效果与十几岁时做正畸非常相似，但操作起来会更麻烦，因为固定着牙齿的颌骨已经比那时硬得多。

因此，正畸医生需要用更大的力量才能使牙齿移位，在个别情况下，正畸医生甚至要用上小小的配重物来固定牙套，一般用来做配重的是小型种植体，医生将这些种植体放置在颌骨中具有战略意义的正确位置，等治疗结束之后再将它们取出来。

如您所见，这是一项大工程，因为成年人的牙齿移动速度没那么快，您要做好戴六到八个月牙套的心理准备。

如果门牙上挂半年金属设计这个画面让您退避三舍，那我可以告诉您，正畸领域发展的速度非常快，除了金属牙套，还有更新的方案供您选择。毕竟，美观对"成人正畸"也非常重要。

对青少年而言，牙套还是很酷的东西。毕竟在这个年龄段，孩子们的想法往往与成年人背道而驰——谁要是不戴牙套，那才是真的不对劲。我记得我上学那会儿大家对智齿的态度和这个也很类似：谁一口气拔掉的智齿越多，谁就是整个班上最酷的崽——很遗憾，我不是这个最酷的崽。

时至今日，人们已经找到了将牙套藏起来的办法——就是所谓的"舌侧矫正技术"。医生将牙套粘在牙齿内侧，从外面是看不见的。虽然这种方法对舌头有些不利，但的确美观得多。换个思路，哪怕是汤姆·克鲁斯也戴过金属牙套矫正牙齿，他甚至还自豪地对着镜头展示过呢——说白了，这还是观念问题。

近年来，所谓的矫正器技术作为另一种治疗方案在正畸领域变得越来越流行。根据这种技术，您的牙齿会在一个模型中逐步被移动到理想的位置，治疗每推进一步，您都会得到一个能够将牙齿压至对应位置的塑料牙套，一旦牙齿移动到了规定的位置，您就会拿到下一个新牙套。这种治疗有时会用到三十个牙套之多，但效果很好，而且速度也相对较快。当然，这种治疗也有其局限性，它无法像固定的金属牙套那样，让牙齿大幅移动。

您想必已经意识到了，要想矫正歪斜的牙齿，您首先要当面向正畸专科牙医详细咨询一次。最好问问您的牙医和哪位正畸医生合作，因为正畸结束后一般还会需要做一些小修正——如果正畸医生和您的牙医之间能够达成共识，那就再好不过了。

最近，越来越多的商业供应商承诺可以用隐形矫正器提供低成本的牙齿美容矫正，即所谓的"DIY矫正器"。在他们提供的这种服务中，医生会分析咬合情况（通常还仅依靠牙模），然后就制定治疗方案。牙套通常会寄到您家，您可以通过手机应用程序跟进矫正效果。说到这里，这个方案的潜在问题已经体现出来了：没有医生能够直接验收治疗效果。这种方法也许管用，但未必百分之百有效——假如治疗出现问题，您甚至找不到有能力的专业人士来咨询。头一批提供这种治疗的供应商已经退出了德国市场，我对此并不吃惊，毕竟无论是在牙医业内，还是就我个人的诊疗经验来看，这一治疗方案的失败案例正在不断涌现。

👆 美牙小贴士

和儿童患者的情况一样，对付歪斜牙齿的首选方案依然是戴牙套。但不用担心，作为成年人，我会倾向于推荐您了解更加隐形的治疗方案，例如舌侧技术或矫正器技术。但成人正畸确实很麻烦，这点毫无疑问。

法定医保只覆盖十八周岁之前的正畸治疗。根据不同的收费标准，私人医保可以支付成年后的正畸治疗费用，但在这种情况下，患者必须向保险公司提交报价单。

金玉其外，败絮其中：给牙齿上贴面？

您刚刚也听到了：对付歪斜牙齿的最佳治疗方案是使用固定牙套或更加现代的正畸技术。当然，牙齿不仅会长得歪歪扭扭，还有可能颜色发黑，磨得不成样子。我猜，如果我只是费尽心力把您磨损发黑的牙齿矫正整齐，作为被治疗者的您想必不会满意：毕竟这样治疗完之后，它们的确是整齐了，但它们依然磨损得非常严重。

针对这种情况，对前牙做修复性矫正是一个不错的选择。从原则上讲，这种矫正需要把您原来的牙齿磨小，然后利用牙冠或所谓的贴面来矫正牙齿的颜色、形状和位置。

如果您更在意美观，那贴面的确很值得考虑。这种方案背后的道理我们日常生活中总挂在嘴边：金玉其外，败絮其中。当然，"败絮"这个形容并不完全准确，但从原则上讲，牙齿内侧（面向舌头和上颌的一侧）确实未必有外侧那样赏心悦目。这跟您爱车的引擎盖是一样的——难不成您见过上了油漆的发动机舱？

当然，整整齐齐、完美无瑕的牙齿是许多患者的梦想。如果说想要实现所有这些目标，只要往牙齿上粘几个陶瓷壳就行，这解决办法听起来也并不算特别困难。

尽管如此，您还是要留神，因为通常情况下做牙贴面都要先把牙齿磨小，即便是完全健康的牙齿也不能幸免。有一点很明确：要想在牙齿外面

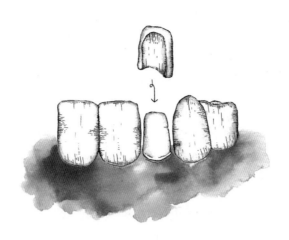

粘上东西，就得先从牙齿上磨掉一部分。

在使用贴面美化牙齿之前，请您务必好好考虑一下：首先，这项治疗相当耗时；其次，这项治疗相当昂贵。除此之外，寻找适合患者脸部的牙齿形状和牙齿色号并不是一件容易的事情——您肯定想象得到，把阿诺·施瓦辛格的牙嫁接到克劳迪娅·席费尔的脸上该是多么违和，而少女一般光洁的前牙切缘出现在七十岁患者的口中看起来多少也会有点儿怪。

不幸的是，作为病人，您有时会被误导，认为做贴面只要取牙模、制作贴面、把贴面贴在牙上就行了，但通常情况下事情并不会这么简单。做贴面需要一位非常有经验且对牙齿美容相当了解的牙医，还需要一位技艺精湛的牙科技师来制作适合您五官与年龄的牙齿。有经验的好牙医会利用临时贴面提前向您展示治疗结果，而他们制作的临时贴面看起来几乎和陶瓷贴面成品一样美观。

到了今天，这方面的技术又取得了新的进展。目前有些电脑程序可以扫描您的脸，并且在屏幕上逼真地模拟出不同形状和长度的牙齿在您口中的样子，从而让您直观了解治疗预期。

如果您决定接受贴面治疗，请咨询您的牙医，是否可以提前看一眼贴面在口中的实际效果，可以用临时贴面，也可以用虚拟手段，这都不重要，但您必须在治疗之前看到可能的治疗效果，毕竟治疗一旦开始就没有回头路可走了。

　　医生也可能不打磨您的牙齿，而是直接做所谓的"附加物"，将薄如蝉翼的陶瓷壳像屋顶瓦片一样粘在牙齿外面。即便是接受这种治疗，您也不能掉以轻心，毕竟您大概也想象得到，无论牙齿外面贴了什么，都会让您的牙齿变厚，而太厚的前牙不仅看起来不美观，还有可能影响您日常说话。如果拥有美观的门牙要以轻微口齿不清为代价，那可太不值得了。

　　因此，如果选择做超薄贴面，请务必先试用一段时间临时贴面。临时贴面的外观效果往往跟真牙一样好。

　　当然，总有人要问了：这玩意儿能维持多久？陶瓷材质的贴面和牙釉质很类似，而且是直接粘贴在牙上。因此，只要护理得当，它们实际上是可以用很长时间的。而如果日常有大量咀嚼或夜间磨牙的情况，那我还是建议在夜间使用护牙套（参见"防患于未然：我想预约口腔检查，这不疼对吧？"一章）。

　　换个思路想，您肯定会衰老，而贴面肯定会在之后的某一天不再适合您的脸，但没关系，您可以调整您的脸啊。

　　也许还有一件事：我们在上面提到了磨牙的问题，如果您确实存在这种情况，而且您在考虑做牙齿贴面，那您应该在做贴面之前先搞清楚磨牙的成因。您之所以磨牙，是因为您需要在夜间排解压力，还是出于某种习惯？毕竟您肯定想象得到，陶瓷贴面相当脆，如果您用力磨牙，贴面就会裂开或直接碎掉，如果您磨牙的问题一直得不到解决，那您的牙齿贴面很快也会像您此前的真牙一样，磨损得不成样子。

☞ 美牙小贴士

用贴面改善牙齿外观，这个主意听起来很美也很方便，但它其实是牙科中最困难的治疗之一。因此，我的建议是，向真正的专业人士征求意见，同时也要留心牙科技师的业务水平。了解一下牙科技师之前的作品，看看您喜不喜欢，是不是"太无聊"或"太显眼"。除此之外，要特别注意是否有磨牙的习惯，在做贴面之前必须提前检查。

💴 检查预算

纯粹出于美容目的而做的牙齿贴面治疗不在法定医保或私人医保的支付范围内，也不享受医保补贴。但如果牙齿贴面是医学治疗的要求，那法定医保可以按照部分冠的标准提供补贴，私人医保则会根据不同的收费标准支付相应的费用。在没有拿到报价单的情况下，不应该开始这种昂贵的治疗。

我的牙龈已经不见了……

您有过这种体验吗？有人对您露齿一笑，您满眼看到的都是牙齿：不知道为什么，您完全看不到他们的牙龈，这看着可真是太怪了。

对大多数患者而言，亮白的牙齿是最重要的。但没有合适的框架，亮白的牙齿也并不美。这就像是有人用图钉把一幅凡·高的真迹钉在了墙上——怎么看也不像是一幅世界名画的样子。

因此，我们牙医常说，红白相间才是美——牙龈和牙齿必须在口中相互配合。当然，牙龈露太多也不是好事，因为这样看起来也不太对劲，但这个问题我们之后再说。

牙龈要少到什么程度才算是"太少"，才需要您担心一下呢？您可以照照镜子，在理想情况下，您应该能在开怀大笑时看到牙间缝隙中的牙龈（牙龈乳头）和两到三毫米的牙龈。您说您无缘无故笑不出来？那请您听听这个——一具骷髅去看牙医，牙医对它说："您的牙齿挺好的，但我很担心您的牙龈！"现在快去照镜子吧！

如果您露出的牙龈多于两到三毫米，那就又不是什么好现象了，人们往往也会觉得不美观。很遗憾，您很难对此做出什么改变，毕竟您笑的方式是固定的。有几种方式可以改善这种过于灿烂的笑容，但它们都是外科手术，使用时必须慎之又慎，我们后文再展开谈谈它们。

不过，如果您的牙龈已经出现了萎缩的迹象，大笑时能看到您的牙颈，那我们依然可以重建牙龈。这种治疗叫作"根面覆盖"，是一种门诊外科手术，手术的流程是从您的上颌取下一块牙龈，再将其移植到前牙区域。这种手术算是我的专长领域，但我必须承认，当我向患者们坦言，我要切掉他们一小块上颌时，他们多少都会疑惑地看着我。

我知道，这听起来很恶心，而且通常情况下，做这种手术都不仅仅是为了让牙齿更加美观，毕竟所有外科手术都有风险，例如术后大出血或严重感染。作为牙医，如果我们给出了根面覆盖手术的指征，那通常都是出于医学上的考量，例如牙龈萎缩症状有可能进一步恶化，或出现了牙根过度敏感的情况，手术自然可以改善牙齿的美观程度，但这更像是锦上添花。

如果大笑时能看到牙颈这件事让您很困扰，您可以考虑做牙龈矫正，但这种治疗相当复杂，必须交由专家来操作。

您可以从德国牙周病协会的官网看起。该协会的专家都取得了相应领域的认证，通常对牙龈矫正也很熟悉。

您的牙齿看起来很不错，但您的牙颈总在开怀大笑时出镜？牙龈移植可以帮您解决这个问题，但这种治疗是一种外科手术，在技术层面上有一定难度，建议您最好寻求专家的帮助。这些专家在大学学习结束之后又在医学院额外学习了相关的外科技术，也可以为您评估治疗的必要性。

纯粹出于美容目的而做的牙龈重建不在法定医保或私人医保的支付范围内，也不享受医保补贴——说实话，从医学伦理的角度看，这样做同样完全没有必要。如果有医学指征（例如，牙龈萎缩有恶化可能，或裸露在外的牙根极度敏感），私人医保将根据所选择的收费标准支付医疗费用，而法定医保的支付目录中并不包括牙龈重建。如果出现了额外增加的费用，患者必须向医保公司提供正当理由，超出原费率3.5倍以外的部分私人医保是不能支付的。在这种昂贵的手术之后，保险公司往往会拒绝个人提交的费用申报。在这种情况下，向医保公司提交医生开具的解释材料或手术报告通常会有帮助。

多多不益善？我的牙龈真烦人……

在前文中，我们已经讨论过了：理想情况下，您大笑时应当露出两到三毫米宽的牙龈。如果您的牙龈会在大笑时完全露在外面，这也不能怪您，毕竟这是基因决定的事情，与您的上颌和表情肌的力量有关。

我在美国当牙医时遇到过这样一个极端案例：患者的整颗牙都被牙龈遮住了，牙龈一路长到了牙齿切缘的位置。这不是由基因决定的，而是药物或其他物质造成的。

　　当然，这种极端情况只是个例，但如果您笑起来时牙龈露得比牙齿多，那可能就不太美观了。不用担心，笑的时候牙龈露太多是极少数情况，大部分情况是牙龈露得太少，这事儿我们在前文里已经讲过了。

　　如果您认为您符合这种情况，那我们不妨做个测试：看看您笑起来时的牙齿。又笑不出来了？好吧，那听听这个故事：一位眼科医生遇上了一位耳科医生，眼科医生说："您看着真不错。"耳科医生则回道："这话我很爱听。"笑得出来了吗？通常情况下，牙齿的长应当是宽的1.5倍，但不知为什么，您的牙却不是这样，而是更像某款著名巧克力广告语：好方正、好便捷、好棒棒？

　　您看到了，您的牙龈并没有长在正确的地方，而是盖住了太多的牙齿。我们牙医管这种现象叫作"被动萌出延迟"，指的是牙龈没有在牙齿萌出后自行移动到它们该在的位置。

　　好消息：这种现象在医学上对人体并没有什么危害。但如果它对您造成了困扰，例如多余的牙龈会在咀嚼时造成疼痛，牙医也有办法矫正它们。

　　这个办法可能听起来有点儿狠，但矫正的办法其实就是切除多余的牙龈，然后用一些技巧让剩下的牙龈留在正确的位置上，毕竟您的牙龈自然是想要回到它们原先的位置的。

　　听着倒是很简单，但也要当心了！这种治疗难度非常高，必须做好充足的准备才能开始。您也想象得到：假如因为多切了一毫米牙龈而让牙根暴露在外，这就麻烦了。在这个问题上，向牙周病专家咨询也是正确的选择。还有一点也适用于这种治疗，那就是让医生提前向您展示可能的治疗结果，有色塑料牙套的模拟效果就很不错。

　　上学时被人叫过"马牙"？牙齿看起来很方？那您的牙龈很有可能过长。通常情况下，这只是美观层面上的一个小问题，而且可以解决。但还是那句话，施行手术之前请务必先用牙套模拟试验一下治疗效果。

检查预算

　　牙龈矫正（牙冠延长）不在法定医保的覆盖范围内。如果有医学指征，私人医保可以根据不同的收费标准支付治疗费用。在某些情况下，私人医保也有可能会拒绝支付这种复杂治疗中的个别收费项目，医生开具的说明信函或手术报告复印件可以帮助解决这一问题。

运动让我得到健康，
也会让我失去自己的牙？

运动有益健康，这道理大家都懂。但有些运动也会危及牙齿健康，我在这里指的是冰球、手球和拳击。您是很难在这些项目的运动员嘴里找到原装门牙的，而牙齿受伤后的急救方法我们已经在"我打架打赢了，可我的门牙不见了！"一章中讲过。

但另外一点也很重要：对专业的竞技运动员而言，牙齿与牙龈的状况会对他们在赛场上的表现起到重要作用。

当然，您现在肯定在想，竞技运动员肯定很在意自己的身体健康，所以他们的牙齿应该也很健康，毕竟他们年轻力壮，还总爱在广告牌和电视广告上展露自己完美无瑕的牙齿，对吧？

来看看著名的伊士曼牙科研究所公布的研究结果吧：在参与2012年伦敦夏季奥运会的运动健儿中，有55%的运动员有龋齿，76%的运动员有牙龈炎。尽管专业运动员明显更年轻，身体看起来更健康，但患牙科疾病的概率显然高于普通人群。真是难以置信，不是吗？

由于这样的牙齿状况，他们随时都可能出现急性炎症，从而扰乱整个训练计划，甚至对参与重要比赛造成不利影响。考虑到这一点，这种现象就更让人吃惊了。

因此在本章中，我想从牙齿健康的角度出发，向您展示业余体育与竞技体育的几个方面。如果您认为这个话题与您无关，觉得自己与温斯顿·丘吉尔英雄所见略同（"不要运动！"），那您可以直接跳过这一章。但如果您是一名职业运动员，而且正在试图竭尽全力提高成绩，那请您务必好好消化这一章的内容。

我是职业运动员：如何战胜让我望而生畏的对手？

我没法向您保证我的建议真的能帮助您在加时赛中踢出决胜点球，但我刚刚介绍的科学研究已经表明，职业运动员的口腔中存在一些风险点。一项针对英国职业运动员开展的科学研究结果表明，有三分之一的运动员反映，口腔问题曾限制了他们在赛场上的发挥。

也许下面的例子能够给出更具体的说明。想象一下，您完成了万无一失的备赛训练，到了关键的比赛当天，您醒来后发现脸颊有些肿胀：一颗龋坏已久的牙齿出现了脓肿。通常情况下，牙齿脓肿会引起发烧和乏力，而这症状偏偏出现在比赛当天——真是倒霉透顶。这种情况并非天方夜谭，因为一半以上的职业运动员口腔中都有未经治疗的龋齿——这一概率显著高于"正常"人群。

造成这种情况的罪魁祸首可能还是饮料。运动饮料中含有大量的糖分，而且相当酸。回想一下"一天一苹果，牙医远离我？"一章中的内容。午餐或晚餐时饮用半升运动饮料其实没有问题，但对您的牙齿来说，每次训练中途短暂休息时都来上一口等渗[1]解渴饮料无疑是最糟糕

---

[1] 等渗饮料指饮料的渗透压与人体体液中的渗透压相近，更容易被人体吸收，能快速补充水分。——编者注

的事情。在此基础上，高负荷运动导致的唾液减少，还有时不时就要来上一根的高卡路里能量棒，您就拥有了完美的"龋齿速成秘方"。

近期开展的一项针对业余运动员和专业运动员口腔状况的临床研究也证明了这一点。尽管两组被试者的口腔卫生状况相似，但专业运动员的口腔状况在龋齿和牙龈炎方面明显表现较差。由此可见，饮食等外部影响因素在这个问题上扮演了非常重要的角色。

当然，我完全理解各位职业运动员，为了满足他们的高基础代谢率，他们必须通过糖分快速补充热量，但这对口腔健康可不是什么好事。我年轻时也打过网球，即便我当年不过是半专业水平，我的网球包里也总少不了葡萄糖片，而几乎每场比赛它们都能派上用场。我承认，在打完让人筋疲力尽的三盘比赛之后，我也常常不刷牙就直接上床睡觉——这对在口腔中造成龋齿的细菌可是天赐良机。

除了随时都可能导致炎症的龋齿，还有一个方面需要考虑：已有的（慢性）炎症会造成成绩普遍下降——对伦敦奥运会运动员的研究证实，几乎76%的专业运动员都患有牙龈炎。科学研究表明，牙龈炎一旦扩散，发炎的区域会有手掌那么大。

不难想见，这么大一片充满细菌的区域会让您的免疫系统好好忙活上一阵子了。除此之外，扩散后的牙龈炎往往会将细菌释放到血液中，这会让您的免疫系统忙上加忙。

因此，我们可以断言，与健康人群相比，牙龈炎的扩散会使您的免疫系统——无论是局部免疫系统还是全身免疫系统——面临更加严峻的挑战，而这很可能会对您在赛场上的整体表现造成不利影响。

当然，比赛表现的这一方面不过是拼图中的一小块，非常健康的牙龈也并不能保证您一定能将所有梦寐以求的奖杯都收入囊中。

然而，在竞技体育中，运动员之间的水平差异非常小，于是体内扩散的炎症便成了决定胜负的关键。在身体条件方面，世界第一与第一百名之间的差距可能只有0.5%。除此之外，心理素质——在压力环境下的表现——在竞技体育中也同样重要，而它同样会受到慢性炎症的影响。因此，健康的牙龈也许可以让您的成绩再提升一点点，从而帮助您击败您的宿敌。

下面这个来自健身房的科学研究案例也许可以说服您，尽管科学家们测试的对象是业余运动员，但测试结果依然令人印象深刻：巴西的一项研究发现，牙周袋深度每增加一毫米（换句话说，牙龈炎越严重），业余运动员在健身房中的表现就会下降69%。

这些数字相当符合牙龈炎对身体健康影响的临床和科学研究结果。众所周知，患有牙龈炎的孕妇更有可能出现妊娠并发症和早产。我直说了：体内炎症对您自身和您的竞赛表现都没有任何好处。

近年来，牙科医学出现了一门针对这一领域的新学科，并设立了相关的专业协会：德国运动牙医协会（www.dgszm.de）。通过与顶尖运动员密切合作，专家们已经开发出了一系列技术和训练计划，用以提升顶尖运动员和业余运动员的赛场表现。当然，拥有健康的牙龈并不能自动让您成为网球界头号种子选手，但它也许能帮您在第三盘比赛中全神贯注地打好决胜局。

对作为职业运动员的您来说，更持之以恒地做好龋齿预防是非常重要的——请看"牙刷、牙线、牙缝刷：谁才是真正的口腔清洁冠军？"一章。我可以理解，职业运动员总是在外奔波，没有心思也没有时间寻找一位固定的牙医，但其实这样做很有意义，因为这样可以避免您在关键比赛前受牙齿脓肿困扰。请您再读一遍"一天一苹果，牙医远离我？"一章，因为这一章讨论到的内容对于避免赛前被这烦人的"惊喜"砸中至关重要。您最需要关注的是饮料，用高热量的饮料补充您的碳水储备并无不妥，但您不能为了解渴就一口接一口地喝一整天。在吃正餐时喝等量的运动饮料，而在两餐之间只喝水——从口腔健康的角度看，这样做更好。

第二个方面是改善您的牙龈健康状况，减少口腔中的炎症。如果您的口腔内有牙龈出血的情况或有患牙龈炎和牙周病的遗传倾向，那您应当找一位接受过运动牙科方面基础培训的牙医。德国运动牙科协会的认证随队牙医肯定在这点上能帮到您。

🖐️ 运动员小贴士

职业竞技运动员往往口腔健康状况很差。龋齿有可能打乱训练计划，而牙龈炎则可能会影响比赛成绩。因此，我强烈建议各位职业运动员对这两方面做针对性的检查，最好找接受过运动牙科培训的牙医检查。除此之外，请您尽量改变训练时的饮水习惯！

我有几个职业运动员同行戴牙套——真有用吗？

牙套说白了就是一个套在牙齿上，可以自由摘戴的塑料壳子。运动牙套有数不清的款式，而且说实在的，大部分牙套多少都有点儿"迷信"的成分，就像您走上球场时一定要先迈右脚的习惯[1]，但这个习惯很灵验，对吧？

运动牙套可以分成两种基本类型，一种是保护性牙套（例如冰球或拳击运动中使用的牙套）；另一种是可以帮助提高成绩的牙套，即所谓的"性能护齿"（Performance-Schiene）。

如果您是职业运动员，"提高成绩"这几个字很可能已经引起了您的兴趣。毕竟即便是千分之几的提升也能对您的运动生涯造成很大的

1　足球赛场上"右脚制胜论"（必须右脚先迈入球场）的迷信规矩。——编者注

影响。

我不想在这里画大饼，但我确实可以解释一下性能护齿的功效，至少在理论层面解释一下。

这是因为目前还没有多少科学研究能够证明，这种护齿可以为您的成绩带来可衡量的提高。从生物学角度看，这种塑料牙套似乎可以让咬合问题恢复"出厂设置"。它可以改变咬合高度，从而让咀嚼肌和下颌关节放松。整形外科领域也有一种现象与之类似，想必您一定听说过"保护姿势"这个概念：由于疼痛或肌肉紧张，人们会采取某种特定姿势，但这一特定姿势又会给肌肉和关节带来更大的压力，从而开启一整个恶性循环，整形外科医生则通常会用强力止痛药打破这一循环。

从原则上讲，这种肌肉与关节超负荷工作的情况也有可能发生在口腔中，因为许多竞技运动员都会在比赛途中通过牙齿缓解压力。看看举重运动员比赛期间的照片就懂了——他们都紧咬着牙关，咀嚼肌也非常紧绷。

这样一看，牙齿间咬着的塑料牙套的确可以让肌肉和关节恢复"出厂设置"。如果牙套和有所改变的咬合情况能让您的表情肌和咀嚼肌少用点儿力，那您的四肢就能做更多的事情，这个思路倒也是顺理成章，毕竟照我看，您挥高尔夫球杆时靠的可不是咀嚼肌吧……

这种牙套既可以在比赛期间使用，也可以在训练时使用。但在您计划着赶在下一次大赛开始前去看一次牙医之前，我得再次澄清一件事情：目前，科学研究还无法证实这种牙套是否真的能够提高成绩，但它也不会给您造成伤害。如果您用了之后没觉得成绩有所提高，您依然可以在晚上睡觉时把它当作防磨牙护牙套戴。

当然，性能护齿的效果也取决于具体的运动项目，举重时戴肯定要比下"室内跳棋"时戴效果更好。另一方面，"冬季两项"等需要注意力高度集中的项目也能从这种治疗中获益，例如运动牙医的一些经验表明，性能护齿能够帮助冬季两项运动员在射击时更快进入稳定状态。

第二种运动牙套是保护性牙套。这种牙套的工作重点更倾向于用一副比较大的牙套来保护牙齿结构。您打高尔夫大概用不上这玩意儿——除非您的队友正在试用他新买的发球杆。但如果您喜欢打拳击或是冰球队的一员，那您就很有必要投资一副保护性牙套了。也考虑一下给您家孩子买这样一副牙套吧，毕竟高达39%的儿童牙齿和口腔损伤都是在运动期间发生的。

还有一种特殊的牙套也能影响运动员在赛场上的表现，那就是睡眠牙套。在这一领域（参见"防患于未然：我想预约口腔检查，这不疼对吧？"一章），牙医们同样成立了一个完全独立的专业协会：德国牙科睡眠医学协会。

真是世界之大无奇不有啊！但该协会成立的背景也正在于此：睡不好的运动员也很难在赛场上有完美的表现。因此，如果您经常睡不好，或打鼾严重，我们牙科医学有专门的医生能够帮您答疑解惑。

考虑到这门学科的专门性，如果您有这样的问题，您应该去找一位接受过相应训练的牙医就诊——对顶尖运动员来说，这一点自然至关重要。

实话实说：往牙上套个塑料牙套并不能让您一夜之间成为世界冠军。但在特定的运动项目中，牙套的确能起到一定效果，而且并不会造成太大的损失。运动护齿也非常重要，对练习接触性运动（如曲棍球或武术）的儿童来说更是如此。

✒️ 检查预算

为提高成绩而使用的牙套（所谓的"性能护齿"）并不属于法定医保和私人医保的支付范畴。如果存在确实需要使用牙套的医疗情况（如磨牙或打鼾），您可以向法定医保或私人医保提出申请，要求保险公司支付部分或全部的治疗费及牙套制作费——具体支付额度取决于购买保险时选择的收费标准。

作为业余运动员，我能做些什么呢？

如果我现在告诉您，只要您让自己的牙齿健健康康，您就能赢得每一场比赛，那我就是在夸大牙科治疗的疗效。当然，适用于专业体育的原则同样适用于业余体育和大众体育。

良好的口腔健康似乎是最重要的事情——这样身体才能在运动中完美发挥。但对于业余体育，口腔健康的另一个方面发挥着更大的作用：不要让您的身体一边承受运动带来的高负荷，一边与炎症做斗争。这种情形会使您的心血管系统相当危险。这和不要在感冒时蒸桑拿的古老建议有异曲同工之处。您的身体已经在忙着与感冒做斗争了，而高温对身体造成的负担只会让情况雪上加霜。

说到私人定制的运动牙套能不能对身为运动爱好者的您有所帮助，这个问题我持怀疑态度，毕竟职业运动员使用运动牙套是为了提升最后那一点点的成绩。当然，运动牙套应该不会给您带来什么伤害，但您会不会因为在县级二等比赛中使用性能护齿而被人嘲笑，这我可说不好。

无论您在运动方面的成绩如何，如果您有睡眠问题，或深受打鼾困扰，那我认为使用睡眠牙套还是很有必要的。

在我看来，比赛前的营养对业余运动员更为重要，但这不是牙医该负责的事情，而应该交给营养师来操心。不过，从牙齿的角度看，为了避免在比赛过程中对肠道造成太大负担，细嚼慢咽还是很重要的——难不成您想先去解个手，再回来打制胜一球？

👍 运动员小贴士

在业余体育中，运动牙科并不会像在职业体育领域中那样扮演着非常重要的角色，但健康的牙龈和赛前的细嚼慢咽肯定对您有百利而无一害。

第四部分

衰老的牙：
从小磕小碰到全面报废

噫，好臭啊！我得了牙周病！

想必您肯定有过这样的经历：在一场生日聚会上，您正在和一位非常和善的来宾相谈甚欢——突然间，空气中飘来一股臭味，连苍蝇也被熏得急忙飞走。我不想败坏您的胃口，但有时这种臭味还会伴有一股陈旧的烟味，两种气味混合在一起，几乎令人无法忍受。无论您的谈话对象有多么和蔼，到了这个时候，您的逃跑反射也该起效了。

当然，口臭的成因有很多，但这种有时在淋浴间下水道口也能闻到的典型气味能明确说明此人牙龈有问题。也许我该再解释一词：在本书中，我一直在使用"牙周病"这个词，但这个说法是错的，正确的叫法应该是"牙周炎"（Parodontitis，-itis这个后缀在医学术语中指代炎症），但"牙周病"这个称呼已经被非医学界人士广泛接受了。

和龋齿一样，牙周病也是一种常见的口腔疾病，而这两种疾病又都是全世界最普遍的疾病之一——我们牙医永远不会没饭吃。实际上，大范围科学研究表明，与其他疾病相比，龋齿和牙周病让人们损失的工作时间是最多的。

然而，近年来出现了一个明显的趋势：由于氟化物的广泛使用，龋齿数量正在急剧减少，牙周病却没有。非常遗憾，目前还没有这样的"神奇武器"能够对抗牙周病。根据估算，约50%的人患有牙周病。没错，统计数据显示，您或您的伴侣里肯定有一个人有牙周病。

尽管牙周病的发病率如此之高，但我们并不需要惊慌，毕竟这种疾病最坏的结果不过是损失一颗牙。这当然不是什么好事，但与心血管疾病、肿瘤或中风等疾病相比，这样的结果并没有什么戏剧性。另一方面，通过治疗，牙周病这种疾病可以在早期阶段得到控制，而且治疗费用相对便宜，对人体造成的负担也较小。

除此之外，牙周病的病程进展缓慢——慢得跟蜗牛差不多。牙周病要花上几年的时间侵蚀骨质，直到牙齿开始松动，要想等牙齿因为牙周病而自行脱落，那可能要等上几十年。和其他所有疾病一样，牙周病也可能出现一些特殊的情况，例如有些牙周病的病程进展非常快。这种情况相当罕见，其进程可能非常戏剧化，例如在青春期就经历牙齿脱落。

但我们不会放任牙周病发展到那一步！因此，在这章中，我们会展开聊聊牙周病、口臭和摇摇晃晃的牙齿。

重回学生时代：解剖学与病理学小课堂

身体会采取这种手段真是令人吃惊：您的身体会分解骨骼，让牙齿松动，在最坏的情况下，它甚至会把牙齿当作"厨余垃圾"来处理，让其自行脱落。但一旦您明白了身体为什么会这样做，就会一下子理解这种自我毁灭式的行为。

牙齿和牙龈的解剖结构我们已经说过好几遍了，但好老师就是很爱带着大家复习。牙齿的核心是牙本质，在（牙龈上方的）可见区域，牙釉质包裹着牙本质；而在看不见的地方，也就是牙龈下面，牙本质则被牙骨质包围。说到这儿，大家应该都还记得。但要想理解牙周病这种疾病，我们就得深入了解一下细节，看看牙齿是如何"吊"在牙龈和下颌骨上的。

许多细细的纤维一头伸进牙骨质里，另一头则与相邻的颌骨相连。犹如蜘蛛网一般，数百万根纤维将牙齿"悬吊"在骨骼上。因此，如果您用力摇晃一下您的牙齿，您会感到它在轻微晃动。这倒是好事一桩，毕竟您如果不慎咬到了樱桃核或肉中的一块骨头，您的牙齿就能像山地车的弹簧叉一样做出反应，稍微回避一下正面撞击。如果没有纤维带来的这种"回避机制"，您像瓷碟一样脆的牙很快就会在这种撞击中直接碎掉。

实际上，这样的结构非常合理，但也会带来问题：这种减震总会让牙齿和颌骨之间出现一点儿缝隙，而牙龈也只是松弛地和牙齿长在一起，在咀嚼过程中，当您把食物残渣吃进牙龈和牙齿之间的缝隙里时，您就会注意到这一点。

该来的还是来了：随着时间的推移，细菌开始在牙龈下的隐蔽角落中聚集。细菌在这里生活得越开心，越会吸引来更歹毒的菌种。其中有些细菌尤其恶毒，甚至会用侵略性的毒素对付您的牙龈。

您的身体和细菌之间的史诗大战拉开了序幕。但您的身体面临着一个问题：作为战场，牙齿及其周围环境对它极为不利。您的免疫系统要想对抗感染，就需要很大的空间，回想一下起脓包的画面您就明白了——您的皮肤上突然多了一个高山般的疙瘩。组成这座大山的不是细菌，而是您免疫系统的防御细胞。

鉴于牙齿之间没空堆这种对抗细菌的小山，于是人体试图在牙龈下方做出反击。倒不是说批判我们的身体，但这招实在不怎么明智，因为牙龈下空间增大会让邪恶细菌的生存环境进一步改善，事态进一步失控了：细菌在扩大后的缝隙中大肆增殖，为了反击，身体只能将防御区进一步向颌骨方向推进，然后不断反复，等到身体的防御反应抵达了牙齿的根尖部位，牙齿便脱落了。

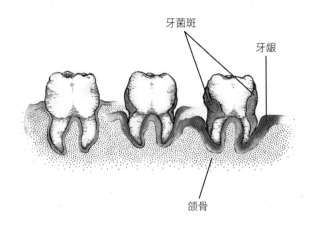

牙菌斑

牙龈

颌骨

所以您看，导致牙周病的是细菌，但真正的罪魁祸首却是您自己，或者说，是您那试图通过自毁来抵抗细菌的免疫系统。这简直就像每部间谍片里都会有的桥段："这盘磁带将在十秒内自动销毁。"在新冠肺炎疫情期间，我们经常看到人体和免疫系统有类似的反应。和牙周病类似，造成新冠重症的并非病毒，而是免疫系统的过度反应。

这种自我销毁机制会形成牙周袋，造成牙龈出血，这也就是所谓的牙周病。我们牙医会用探针插入牙龈和牙齿之间的缝隙，测量牙周袋。测量的过程听起来很像是在给我们的雇员口述彩票号码：牙医会把牙齿不同位置牙周袋的深度报给他们。作为参考：只要牙周袋深度不超过三毫米，问题都不大；四毫米以上就算深度超标，可以称得上牙周病了；我们的探针最深可以插到十二毫米处，如果您的牙周袋能吞没这个刻度，那您的牙就相当于没救了。

那怪味儿又是从哪儿来的呢？怪味儿也是由细菌造成的。某些细菌可以在没有氧气的情况下生存（所谓的厌氧菌），对它们而言，牙龈下方的缝隙简直是风水宝地，而它们正是制造臭味的罪魁祸首。

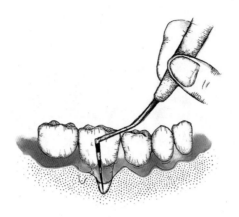

　　长期牙龈出血是牙周病的初期警报。如果牙周病已经发展到了口臭这一步，那您必须尽快接受治疗。通常情况下，您自己是闻不到口臭的，但您的伴侣或家人闻得到。因此请一定要找他们问清楚，因为治疗的时间越早，疗效就越好。

如何把松动的牙齿重新固定起来——有牙用胶水吗？

　　对工匠而言，这事儿很容易解决：要是有东西松了，再固定回去就好。很遗憾，要想对牙齿这样做可没这么简单，只有种植牙才能用螺丝拧上——如果是这种情况，您的原装牙齿肯定已经不在了。

　　对付松动的牙齿，我们唯一能做的就是把它们绑在一起，然后用牙套固定住。我曾经接诊过一位病人，他做了一根弯得很艺术的铁丝，自己给松动的门牙"上了牙套"。这听起来似乎不是很科学，可我们牙医的做法和这位大哥也并没有太多不同。

　　但在试图让牙齿恢复稳定之前，我们必须先打破免疫系统自毁的恶性循环，不然我们的治疗就会像给漏水的天花板重新刷漆一样毫无意义。每位医学生都会在大学第一学期学到这个原则：如果不解决引发炎症的原因（治本），治疗只能在短期内奏效（治标）。

所以牙龈炎非治不可，而造成炎症的是住在牙周袋中的邪恶细菌。因此，治疗牙周病的第一步必然是清除牙龈下方的牙菌斑。根据先前测量的牙周袋深度，医生会从牙根表面将这些细菌刮掉。

这可不是什么巫术，对患者而言，这种治疗的感觉就像一次深度洗牙，但这种治疗通常都会在麻醉状态下进行，因为发炎的牙龈对疼痛相当敏感。从技术层面看，进行这种治疗的方法有很多：有些牙医更喜欢一次性治疗整个口腔，他们的口号是"宁可消毒整个口腔，也不要放过一个角落"。

其他的牙医则更倾向于分阶段治疗，例如隔一段时间对下颌的一个象限（从切牙到颌骨一侧最后一颗臼齿称作一个象限）进行治疗。从科学角度来看，进行一次性治疗效果更好，因为如果进行分阶段治疗，细菌有可能从未接受治疗的区域"跳回"治疗过的区域，但相关科学研究结果并没有显示出两种治疗方法之间存在显著差异。无论采取哪种方法，接受治疗才是最重要的。在某些情况下，对牙周袋进行开放式治疗也很有必要。不要惊慌，开放式治疗指的是在麻醉状态下掀开牙龈，从而更清楚、更直接地看到藏在深处的细菌。如果初步治疗——深层洗牙——没有达到预期治疗效果，我们才会考虑进行这种治疗。关于这个问题，请详细咨询您的牙医，因为这种治疗往往要和颌骨重建相结合，如果确实有必要，应当请牙龈病专家为您进行治疗（请参见"现在怎么办：炎症是消了，但牙齿又晃又歪？"一节）。

在针对牙周病的初步治疗中，还有两个方面也很关键：首先是治疗后应当更换牙刷，毕竟您牙龈上的那些坏小子可还在您的旧牙刷上团建呢。

其次是口腔卫生。虽然您先前对口腔卫生肯定很上心，但您现在是牙周病患者了，维护好口腔卫生可是重中之重！

牙周病的完善治疗也要包括有关如何保持完美口腔卫生的详细指导。很遗憾，这可不像预防龋齿那么简单，毕竟想要预防龋齿，用氟化物基本就够了。如果您有牙周病，那一定要把牙缝清洁到位，而这项工作只有使用牙缝刷才能完成。牙科诊所的预防治疗可以告诉您该选择什么样的牙缝刷。

👍 牙周病小贴士

如果您患有牙周病，开始治疗的时间越早越好。治疗的第一步永远是彻底清洁牙周袋，然后记得更换牙刷，也别忘了购置牙缝刷——这是您往后的必备单品。

💵 检查预算

经由您的牙医申请，法定医保可以支付牙周病的治疗费用。根据2021年7月1日起生效的一项新规定，结构化预治疗（例如进一步诊断和宣教咨询）、特殊清洁治疗，以及术后保养（去除牙龈下方致病细菌的洗牙）也被纳入医保范畴。根据申请，牙周袋的开放式治疗也可以由医保覆盖（但颌骨重建不包含在内）。通过承担前两年的全部治疗费用，医保公司希望您能在全额支付的两年之后继续自费接受术后治疗保养。

私人医保通常可以支付包括术后保养在内的全部治疗费用，且没有时间限制。

但还有一个问题：如果个别牙齿的牙周病特别严重，法定医保会拒绝支付牙周病的治疗费用，因为他们认为拔掉牙齿是更加经济的解决方案。但专业的牙周病医生依然可以治好这种牙齿，只不过治疗全程的费用都需要您自掏腰包。您可以找牙医打听一下，如果您愿意自费接受治疗，这颗牙齿有没有可能保住。

抗生素它不香吗？

既然牙龈下面有很多细菌，那比起劳神费力地把它们都刮掉，吃点儿抗生素不是更管用吗？这个想法也对，也不对。

第一个证明我们先从"不对"的部分说起。细菌会在潮湿的环境下形成一层膜——这点您看看淋浴间的下水虹吸管就懂了。这层膜可以保护细菌不受外来攻击，尤其是抗生素的攻击。众所周知，抗生素对这种细菌膜（学名叫作生物膜）是无效的。但如果您非要吃抗生素，那您就是在训练细菌，让它们在下次面对抗生素时更强大一些（这叫作耐药性）。第二个证明"不对"的论点在于，最新一版牙周病治疗指南也证实了这一点：绝大多数牙周病可以在不使用抗生素的情况下，仅仅依靠牙周袋深度清洁得到治愈，并且不再继续恶化。

💰 检查预算

作为牙周病治疗的一部分，额外开抗生素的费用可以由法定医保覆盖，但法定医保不能支付为确定具体菌种而做的细菌测试和往牙周袋局部注射抗生素的费用。局部注射所使用的抗生素尤其贵，您要做好自掏腰包的心理准备。私人医保通常可以覆盖细菌测试和局部抗生素注射的费用。

只有牙周病极其严重时，例如某些牙的牙骨质腐蚀已经抵达了根尖部位，或者病人年纪很小，我们才会认为可以使用抗生素。在这种情况下，仅仅清理牙根表面是不够的，因为牙周袋实在是太深了，烦人的细菌很容易在不久之后卷土重来。要想使用抗生素，就得先破坏掉生物膜，让细菌四散而逃，然后用抗生素将它们逐个击溃。因此，我们从来都是先清理牙

周袋，再给病人开抗生素——绝对不会反过来！我们会把二者结合起来，做完牙周袋清理，直接让病人吃一剂抗生素。

通常情况下，医生会先测试一下您牙周袋中蛰伏的是哪种细菌也很有意义。有一些专门的细菌测试可以帮助医生估计细菌的数量和类型，这有助于牙医选择正确的抗生素。

对患者而言，用抗生素治疗牙周袋可能会是相当难受的经历，毕竟清理牙周袋时会冲刷出很多细菌，服用抗生素也可能会给身体造成负担，有些病人甚至要卧病在床好几天，治疗本身和后续服用抗生素甚至让很多人发烧到打寒战。而且您肯定也懂：这一周里每晚一杯的西万尼葡萄酒是别想了，基安蒂红酒也不行。

有几个患者问过我，直接往牙周袋里注射抗生素是不是更明智。从原则上讲，用特殊的抗生素凝胶的确能做到这一点，但效果要比口服差得多。

🤙 牙周病小贴士

治疗牙周病不光要深层清洗牙周袋，还要口服抗生素？针对非常严重的牙周病，这是正确的做法，而且先后顺序也是如此：先清洗，再吃药。但清洗治疗后的一周内最好不要安排太多待办事项，这种治疗对您的身体是不小的冲击，但针对非常严重的牙周病绝对是有必要的。

现在怎么办：炎症是消了，但牙齿又晃又歪？

失去的牙龈和骨骼并不会在炎症痊愈后突然神奇地长回来，但在许多情况下，牙齿会重新变得稳固，因为剩下的牙龈会变得更紧实，从而更好地固定住牙齿。

治疗第一步顺利结束之后，每位病人最想要的无疑是能让失去的骨头和牙龈重新长回来的办法。

有一个好消息告诉您：这种办法还真存在！但在尝试这种治疗之前，您得确保炎症不会卷土重来。

作为患者，这意味着您要使用牙缝刷以保持完美的口腔卫生，并且经常去牙医那里接受后续清洁治疗。顺便说一下，这种后续清洁不叫"专业洗牙"（PZR）了，而叫"支持性牙周炎治疗"（UPT）。

对您而言，这种清洁治疗和PZR没什么两样，只有作为牙医或预防人员的我们明白，这种治疗还需要我们清洁牙龈下方——是进阶版PZR！

如果这两大支柱（口腔卫生自我管理和定期随访保养）没有做好，病人就压根儿不用了解后续治疗的具体细节。我的前老板曾经有过一句非常贴切的评价："病人和牙周病医生是可以做一辈子朋友的。"

好了，现在炎症消失了，开头这几个月里牙龈也没有二次发炎，您刷牙和清理牙缝的水平在世界上都登峰造极，现在能想办法让牙齿和牙龈再度变得结实了吗？

在一定范围内，骨骼和牙龈是可以重建的，这要用到一种一早就出现在您身体中的物质（一种蛋白质）——釉原蛋白。

还记得您是怎么让乳牙和恒牙自然萌出的吗？哦，您不记得了？那我来告诉您吧。某种物质会向您的身体发出信号，使牙根成形，而牙齿的萌出就是牙根形成的结果。这种物质就是釉原蛋白，它能让身体形成牙根、牙根纤维和骨骼，再将牙根和骨骼固定在一起，然后如流水线一般将成形的牙齿推入口腔。

有趣的是，即便牙齿已经萌出了几十年，这种物质依然能在人体中发挥作用，将釉原蛋白放在牙根上，然后就是见证奇迹的时刻：新的骨头长出来了，您的牙齿变稳固了。

听起来很神奇，但遗憾的是，这种物质对于牙周病造成的骨骼缺损并非百试百灵。对于一些病例，釉原蛋白治疗的确能创造奇迹。很遗憾，对作为患者的您而言，整个过程并不像刚刚解释的那样简单。预警一下，下面有关手术过程的描述可是毫不留情：首先，医生会在手术中将患者您的牙龈翻开，然后将尽可能干燥的材料放置在清洁过后的牙龈表面和缺损的骨骼上，再精准地将伤口缝合，从而防止细菌再次侵入。如果这些步骤都顺利完成了，骨骼就能重新长起来，牙齿的预后也会得到改善。根据患者个体的不同情况，医生也可以将釉原蛋白和骨替代物或再生膜等其他材料结合起来，让治疗效果更上一层楼。但从原则上讲，如果情况适合，且炎症事先得到了理想的控制，牙齿周围的骨骼是可以重建的。

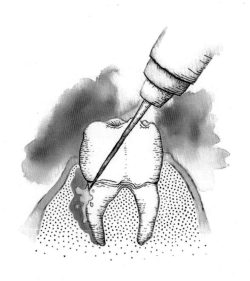

---🖐 牙周病小贴士 ----

　　炎症没了，但骨头也没了。如果您能够做到完美的牙齿护理，并且定期进行检查，您是有机会重建牙齿周围的骨骼的。牙周病专家应该能实现这一点。如果治疗成功，新的骨骼会奇迹般地重生，从而让牙齿更加稳固。您可以找您的牙医咨询一下：这种神奇的物质叫作釉原蛋白。

---💰 检查预算 ----

　　颌骨重建（牙周再生）不是法定医保的标准覆盖项目。这种手术必须自费支付，而且价格可能相当高昂，毕竟药剂和材料本身就相当昂贵了。私人医保通常情况下可以支付这种治疗的费用，但某些收费项目往往存在争议——如果出现这种情况，那就需要您的牙医给保险公司写一封澄清信。如果额外费用超出了正常费率的3.5倍，私人医保是不予支付的。

我还能做点儿什么吗?

　　当然，很多患者都想知道，做什么才能预防牙周病。举个例子，经常有人问我，补钙对骨骼有没有什么好处。

　　如果您已经读了前面的章节，您就会知道，对于牙周病，骨骼脆弱并不是真正问题所在。破坏骨骼的是患者自己的免疫系统，因为它无法解决牙龈下躲藏着的细菌。因此，靠补钙来强化骨骼并没有什么用。但这就能引出预防牙周病的第一个要点：保持完美的口腔卫生，使用牙缝刷，帮助您的身体减少牙龈下的细菌。第二个要点当然是增强您的免疫系统。所以现在冲进桑拿房，开始用冷热水交替洗澡还来得及吗？这样做也许会有帮助，但我想说的其实是同样重要的另一个方面。

您还记得我在"一天一苹果，牙医远离我？"那一章中提到的石器时代研究吗？那是一场在瑞士电视上播出的实验，被试者在石器时代的条件下生活了四个星期。由于石器时代没有牙膏，没有牙刷，更没有牙医，瑞士电视台非常担心参与者的口腔健康，于是给实验小组指派了一名牙医。但事情的结果却出乎人们意料：四周结束之后，没有一位参与者嘴里有牙龈炎或牙周病，更没有蛀牙——真有意思，对吧？

造成这种现象的原因自然不止一个，但最主要的原因可能还是饮食。参与者在实验过程中吃的食物都几乎没有经过加工，必须咀嚼很多次才能把它们嚼碎。因此，绝大多数细菌都在咀嚼过程中从牙上被蹭掉了，而长时间咀嚼会刺激唾液大量分泌，本就具有抗菌功效的唾液则完成了剩下的工作。

目前甚至有科学研究明确表明，"健康"的饮食同样能预防牙周病，并对炎症起到抑制作用。因此，如果您实在想为您的牙龈做些什么，或您已经得上了牙周病，那少吃加工食品，选择地中海式饮食（食用白肉，多吃蔬菜，减少糖分摄入）的确对您有帮助。但在您奔向超市蔬菜货架之前，有句话我得告诉您：多吃蔬菜并不能让您免于找牙医治牙周病，毕竟健康饮食不过是治疗牙周病的其中一环——是您可以自己施加影响的一环！

这样做有两个好处：一方面，这种饮食基本上很健康，可以增强您的免疫系统，从而让您在其他方面也更加健康。另一方面，在这种饮食中，并非所有食物都是"预先切好"的，而是含有相当丰富的纤维，因此您在吃饭时必须认真咀嚼。对您的牙齿而言，这是好事一桩，因为您的牙齿能够通过咀嚼得到清洁，而咀嚼也能刺激唾液分泌，吃多加奶酪的芝士汉堡时可不会发生这种事情。

作为牙周病患者，您可以做的第二件事是在口腔中繁殖"好"细菌。肠道的情况让我们知道了"好"细菌的存在，因为有许多肠道细菌实际上在帮助我们消化。这个原理在口腔中同样适用，毕竟口腔是消化过程的起点。

人们曾经认为，口腔中的细菌越少越好。但到了今天，我们反而在试着请正确的细菌进嘴。有一点很明确：淋浴间虹吸管里的细菌同事们肯定不是"好人"。开菲尔乳或酸奶中的细菌才是我们所说的好细菌。

因此，所谓的益生菌成了目前在牙周病治疗中广受关注的有趣疗法之一。您大概听说过"益生菌酸奶"——益生菌疗法就是这个原理。益生菌酸奶中含有特殊的菌群，这些菌群是真正的正派角色，可以增强您的免疫系统，甚至能够帮您战胜那些讨人厌的牙周臭细菌。

益生菌治疗是一种相对较新的牙周病治疗方法，因此最新的治疗指南对其依然持相对谨慎的态度。尽管如此，我还是建议您，在通过治疗消除坏细菌的同时可以通过酸奶或者开菲尔乳补充好细菌。

这种疗法相当靠谱儿，而且绝对不会损害您的身体！但常言道，细节决定成败：并非所有品种的益生菌都同样有效，而水果酸奶里也含有相当多的糖。对您口腔健康最安全的方法，也是科学研究证明最有效的方法，是服用含有罗伊氏乳杆菌的益生菌含片。

🖐 牙周病小贴士

对牙周病最重要的两件事是保持完美的口腔卫生和定期随访护理。健康饮食和益生菌含片肯定同样能对您的牙龈有帮助。原味酸奶大概也能起到类似的作用，但这点在科学上尚有争议。

我的牙医了解牙周病治疗吗?

我们上面已经说过了,要找正确的牙医。定期治疗和常规洗牙不找行业专家也可以做。除此之外,所有牙医都应该可以治疗轻度牙周病。

如果您的牙周病很严重,或者病情进展很快,事情就会变得麻烦起来。科学研究表明,不擅长治疗牙周病的牙医往往会更早抓起钳子选择拔牙。一项有关拔牙的研究令人印象深刻,这项研究表明,绝大部分被拔出的牙齿在治疗时都尚有一半长在骨头里。对专家而言,想要保住一颗一半还长在骨头里的牙齿通常易如反掌,因为尽管已经出现了骨质流失,但只要炎症消失,这样的牙齿依然能有很好的长期预后。在某些情况下,骨骼甚至也可以通过添加釉原蛋白等手段得以重建,从而使牙齿的预后得到进一步改善。

您的病情越是严重,您就越需要找一位对牙周病治疗非常熟悉的牙医。如果牙周病让您的牙医开始考虑拔除病牙,给您制作假牙了,那您就该开始找专家咨询了。

相信我:虽然站在患者的立场上,拔掉无可救药的牙齿,在剩下的牙齿上装上牙桥或假牙,有时听起来确实是更便捷的方案,但事实并非如此。对易患牙周病的人而言,这往往才是恶性循环的开始:剩余的牙齿不得不超负荷工作,于是也患上了牙周病,然后如此反复。最好的办法是尽力治疗每一颗牙齿,并且尽量保住它们。

除了治疗严重牙周病的专业牙医,您日常就诊的牙医团队也很重要。实际上,在所有口腔疾病的治疗当中,治疗牙周病最需要一支有能力的团队,因为定期随访护理的很大一部分都是由诊所的预防人员完成的。患有严重牙周病的患者则更需要一位真正的专业人士——最好是口腔卫生师(Dentalhygieniker/-in,缩写DH)——来完成后续的护理工作。在牙周病治疗方面，口腔卫生师接受了全面的额外培训，很了解如何才能保住牙齿。同样训练有素的还有"ZMP"，即牙科预防助理（Zahnmedizinische Prophylaxeassistent）。他们同样接受了额外培训，对牙周病和牙龈疾病了如指掌。进行一次牙周定期随访大概需要一小时，牙医应当每年检查一次您的牙周袋——他们的检查听起来就像宣布彩票中奖号码。一家牙科诊所的牙周病治疗水平通常在这家诊所的团队构成中可见一斑。如果口腔卫生师或牙科预防助理在您嘴里认认真真治疗了一小时，牙医一年至少为您做一次牙周检查，那就说明这家诊所的水平相当不错。

👝 检查预算

请专家看病是不是比找我平时看的牙医要贵？这要看具体情况。通常情况下，专家治疗的是病情更严重的患者，他们往往需要接受更多的治疗，也通常需要使用更昂贵的材料，这些材料法定医保是不予支付的，但私人医保可以支付。因此，如果您有法定医保，您应该坚持索要报价单。私人医保最高可以支付初始费率3.5倍的额外费用，超过这个比率的部分，私人医保同样不予支付，而且这一点必须事先与购买了私人医保的您达成协定。

👍 牙周病小贴士

在治疗牙周病时，比牙医更重要的是他们的助手。如果后续随访护理至少持续了一小时，而且您觉得做得很彻底，那就是合格的。牙周袋检查同样重要，您的牙医应当每年至少为您进行一次这样的检查。

种植牙也会得牙周病吗?

有些牙松动得实在太厉害,实在没办法通过牙周病治疗来保住,于是有时只能选择拔牙。没人真的喜欢豁牙造型,这点我们也说过了,只有小朋友的豁牙才是可爱的。那么问题来了:我们要如何解决这个问题呢?

牙医们的那句老话怎么说的来着?有洞就有桥?但要想做牙桥,就得磨掉大块的健康牙齿。最优雅的解决方案自然是做种植牙——具体细节我们会在"救命啊,我的牙医要在我的骨头上开个洞!关于种植牙您想知道的一切"一章中再展开说。做种植牙是用种植体(人工牙根)和上部修复体(人工牙冠)替代失去的牙齿,在短暂的适应期之后,您会感觉这颗假牙和真牙别无二致。我经常和患者做一个实验,我让他们敲敲自己嘴里的种植牙,大部分情况下,他们都会敲中隔壁的真牙。

当然,牙周病患者们肯定会有这样的疑惑:装了种植牙之后会不会也出现跟之前一样的问题?这颗人工牙根是不是也会得牙周病?实话实说,确实有这种可能性,因为与其他人相比,牙周病患者口中的种植牙出现牙周病的风险是更高的。与真牙患的牙周病相对,种植牙患的这种炎症称为"种植体周围炎"。但另一方面,种植牙的确能让牙周病患者受益良多,毕竟他们口中其他的牙齿已经因为牙周病而有些衰弱了,种植牙让它们不必在被磨小的情况下继续承受牙桥或整口假牙的重担。

正如医学中常见的情形一样,重要的是权衡。科学研究表明,只要您能完美护理自己的牙齿和种植牙,并且兼顾到有经验的牙医会考虑到的其他一些方面,即便您患有牙周病,种植牙的预后也非常好。

牙周病患者的种植牙算是我自己的专攻领域。如果能够正确护理种植牙，并且定期清洁，那种植牙显然是比牙桥和假牙更好的选择。

在我看来，只要能维护好口腔卫生，坚持定期随访，种植牙对牙周病患者而言依然是一款值得推荐的牙齿替代物选择。但如果要做种植牙，您就得加倍小心，不要让原装牙齿上的牙周病再度发作，不然种植牙也会遭殃，毕竟种植体周围炎一旦发展到晚期（种植体周围出现骨质流失）是非常难治疗的。因此，我还是建议您防患于未然。

💰 检查预算

种植牙不是法定医保的标准覆盖项目，而针对种植牙的后续治疗自然也不是。如果种植牙上的炎症被发现时为时尚早，您还可以通过对牙龈下方做特殊清洁来治愈它。重建骨骼的大型手术治疗可能会让您好好破费一番。通常情况下，私人医保会支付种植牙的后续随访护理费用。

我还年轻，我的牙齿很牢固，可我还是有口臭

正如开篇谈到的那样，口臭可能有许多成因。如果您除口臭以外还有牙龈出血和牙齿松动的症状，那您十有八九是得了牙周病，具体对策我们前文谈过。

但是，如果您的牙齿没有任何问题且牙龈牢固紧实，可您依然有口臭，那这背后隐藏的可能是别的问题。人人偶尔都会有口臭，例如刚起床时，因为唾液会在夜间减少分泌。但如果您白天经常感觉自己有口臭，甚

至有人来找您抱怨这个问题，那问题很有可能出在您的舌头上。

　　人的舌头上有许多凹陷，有人凹陷多，有人凹陷少。这些凹陷是细菌梦寐以求的藏身之地，而几乎没人会想到要刷刷舌头。因此，有许多细菌在舌头凹陷里安营扎寨，并有恃无恐地释放出硫化物——您大概可以想见那味道如何。

　　即便是《乱世佳人》这种经典老片中举世闻名的吻戏也会因为浓烈的口臭而变成一种酷刑——至少克拉克·盖博的银幕搭档费雯·丽是这样说的。当然，帅气的克拉克·盖博也可能是有胃病，但问题大概还是出在他的嘴里，他要么是有很严重的牙周病，要么是舌头有问题。但我必须承认，从剧情角度看，刮舌器确实不适合出现在这部史诗级的爱情大戏中。

　　即便在亲密关系中，口臭也算得上禁忌话题。有位患者多年来一直不愿跟我谈及这个话题，在为她做了简单检查之后，我发现她的牙龈和牙齿都没有问题，所以问题应该只能出在舌头上，于是我建议她每晚坚持使用刮舌器。几周之后，我的诊所收到了她的谢礼——一个简单的建议竟然直接结束了她多年的悲惨经历。

　　如果口腔内出现了无法用其他原因解释的口臭，最简单的解决办法就是使用刮舌器。如果这样做没有帮助，您应该咨询其他专家，例如耳鼻喉科医生或消化科医生。

👍 牙周病小贴士

　　口臭是很烦人的。大多数情况下，导致口臭的问题都出在嘴里，如果不是牙周病，那通常都是舌头的问题。建议先买一个刮舌器，看看情况会不会有所改善。

✎ 检查预算

　　法定医保可以支付口臭的诊断和治疗费用，但唾液测试或特殊诊断设备的费用可能需要您额外自费支付，包括特殊的舌头清洁的洗牙治疗费用也需要您自掏腰包，不过一些法定医保最近也开始在一定程度上覆盖专业洗牙的费用了。私人医保同样可以支付治疗费用，但一些特殊的诊断过程有可能会在结算时引起争议。

有洞就有桥：我需要假牙！

　　自从牙医这个行业出现的那一天起，这句话就诞生了。毕竟在一百年前，看牙医可不是为了做贴面或种植牙。在那个时候，牙医会拔牙，在必要的情况下还会制作假牙。制作假牙的技术可是由来已久。回想当年我还在纽约的大学附属医院里上班那会儿，我曾经在博物馆里见过乔治·华盛顿的假牙：一块普普通通的橡胶板上镶着真正的人类牙齿。所以当年有幸为美国总统献出自己牙齿的人究竟是谁呢？

　　虽然这本书讲的主要是如何保住牙齿，但拔牙依然是牙医的主营业务之一。您猜，每年德国人要拔掉多少颗牙？说实话，我自己看到这个数字的时候也不敢相信，于是查阅了几家不同机构的统计数据。联邦签约牙医协会（Kassenzahnärztliche Bundesvereinigung，简称KZBV）报告称，仅2020年一年，德国就进行了将近一千二百万例拔牙治疗。

　　我们在不同的章节中都讨论过，保住牙齿的方法有很多，从完美的口腔卫生，到根管治疗，再到牙周病治疗。但尽管可能性这么多，德国每年仍然有将近一千二百万颗牙齿被拔掉。

　　当然，我们也很好奇牙医们究竟试图保住了多少颗牙齿，看看每年的根管治疗和牙周病治疗的次数就知道了：与拔牙相比，根管治疗的次数显然更少，只有大约六百四十万例。您可能会感到惊讶，毕竟这个顺序应该反过来才对，人们的首选是接受根管治疗以保住牙齿，如果不管用，那再选择拔牙。

您也许会提出反对意见，觉得牙周病总归还是要治的吧，牙医应该想尽办法避免牙齿因骨质流失而报废才对：根据联邦签约牙医协会的报告，2020年大约进行了一百万例牙周病治疗。

这些数据对您来说太晦涩了？在这一年里，拔牙治疗的数量是根管治疗的近两倍，是牙周病治疗的近十二倍。牙医专业协会长期以来一直在呼吁业界关注这种不均衡现象，因为牙齿被放弃得实在是太随便了。这常常是因为患者不能或不想支付额外的牙齿治疗费用，但这和牙医的"偏好"也脱不开关系：假如一位牙医在牙桥和假牙领域接受了良好的培训，您猜他在面对一颗患有牙周病且岌岌可危的牙齿时会怎么做？当然，作为一名大学教师，我也必须扪心自问，毕竟修复学，即替换缺失或拔除的牙齿，占据了大学牙科教育的很大一部分。伴随着新的执业许可条例颁布（参见"宇航员、消防员与心脏外科医生：谁想当牙医啊？"一章），这种情况可能会发生改变。在新版条例中，医学方面所占的比重高于技术方面。

因此，如果您的牙医决定拔牙，您还是得留个心眼儿，毕竟大多数情况下这牙都不是非拔不可，但可能需要您付出更多的耐心和金钱，如果情况特别严重，您还需要一位专家。

在本书的另一章中，我引用了格赖夫斯瓦尔德大学的一项研究结果。在这项研究中，研究人员从梅克伦堡－前波美拉尼亚州不同牙医的诊所中收集了几个月内拔除的牙齿。平均来看，这些牙齿被拔出时尚有50%的骨质在支撑着牙齿——即便牙齿已经被拔除，人们依然可以在显微镜下看出这一点。在专业的牙周病医生看来，只有牙齿仅剩25%的骨质时，他们才会考虑拔牙。

有些人甚至提出了恶毒的揣测，称很多牙科诊所之所以会在标志上孤零零地画一颗不与颌骨相连的牙齿，就是因为他们的口号是"让您的牙齿和颌骨早日分道扬镳！"

当然，在您开始脑补一些牙医手持钳子的黑暗画面之前，我得说一句：被拔掉的牙齿各有各的原因，而在某些情况下，这也取决于患者。您现在手里捧着这本书，对本书的主题和如何保住您的牙齿兴致盎然，但在我的职业生涯中，常常有患者对我说："您干脆把我的牙全拔了得了，这样我就省心了。"

但在本章中，我想告诉您，拔牙不过是烦心事的开始。

牙桥、假体、假牙：傻傻分不清？

对我们牙医和医保公司而言，"假牙"或"修复术"要从人造全牙冠——用牙冠覆盖整颗牙齿——开始算起，在那之前的所有治疗，例如补牙或高嵌体，都只能算作牙齿保全治疗。

我们在牙医专业上学的时候老师们也都是这么教的：啊，这是高嵌体，这是牙齿保全治疗，你们现在可以做。啊，这是人工牙冠，这算假牙，咱们下学期再说。

除此之外，固定假牙和活动假牙[1]之间也存在着根本性的差别。固定假牙最简单的例子就是牙桥，而活动假牙的典型例子则是可摘局部义齿或全口义齿。

口腔里一切皆有可能：有人三十二颗牙齿全都健健康康，一颗没补过；但也有人嘴里一颗牙都不剩，戴了全口假牙。在今天的德国，完全无

1　"活动假牙"的专业术语是"可摘义齿"。——编者注

牙的情况并不罕见：1997年的数据显示，六十五岁以上的老年人中，每四个人中就有一个人牙齿完全脱落。但这项数据变化速度很快：到了2016年时，牙齿完全脱落的老年人仅占六十五岁以上人口的八分之一。视频网站上那些在婚礼现场或跳伞途中丢失假牙的搞笑视频日后也会变得越来越少。这种变化背后有两个原因。

第一个原因是许多牙医"以预防为导向"的态度——想想氟化物和专业洗牙您就明白了。第二个原因是患者们对生活质量的期望值日益提升。固定假牙能给人提供的生活质量与活动假牙完全不可同日而语。时至今日，许多人已经清楚地意识到了这一点，并将自发措施（注意饮食与口腔卫生）与牙科措施（例行检查和洗牙）相结合，从而预防牙齿脱落。一旦出现了牙齿缺失的情况，患者也会更倾向于要求做固定假牙（必要情况下甚至会要求做种植牙），而且也乐意花钱。

您看，牙科中变化最快的领域就是修复学。种植牙已然极大地改变了这门学科，而患者们对美观的要求日益提升，也使更高级的牙齿修复越来越受欢迎。在这一章中，我想给您一份小小的指南，向您介绍一下牙齿修复的各种可能性。

我要戴牙冠了——这是要给我加冕吗？

您的牙齿需要做个牙冠，可牙冠到底是个什么东西？您的父母大概可以很确定地给您一个答案，毕竟做牙冠曾经是首选治疗方案，几乎每人嘴里都有一个。全牙冠已经越来越少了——这也是最近几十年的变化之一。

牙冠是一个陶瓷或金属制成的小帽，可以完全盖住牙齿露在牙龈外的部分。很多人的嘴里可能压根儿没有牙冠，只有牙齿上的小块填充物。那么问题来了：这牙得坏成什么样才会做牙冠啊？在过去，很多医生选择做牙冠往往是出于技术原因：填充物能直接粘在牙齿上是近几十年的新发明，于是牙冠便成了恢复牙齿原貌的唯一选择。当年的流程就是清除龋坏组织，将牙齿磨成圆形，然后在上面扣上牙冠。

因此，为了固定牙冠，医生只能磨掉了大块的健康牙齿，磨掉的部分搞不好比龋齿的破坏面积还大？正是如此。可如果不这么做，他们还能怎么封住龋洞呢？

想当初，医生甚至会推荐病人做全牙冠，因为当时人们认为，有了牙冠的覆盖，就不会再出现龋齿了。从理论上讲，这个说法并没有错，只有牙冠和牙齿的交界处容易受到龋齿的侵害，因为这个位置往往离牙龈很近，甚至低于牙龈。还记得我们讲刷牙的那章吗？我们刷牙时最不容易刷干净哪里？没错，正是牙齿和牙龈的交界处。

虽然时至今日，牙冠的材料和贴合度已经有了很大的改进，但牙齿和牙龈的交界处依然是牙冠最薄弱的地方，这个位置发生的龋齿甚至有一个专门的名称——牙冠边缘龋齿。

考虑到这些原因，您也许会觉得现在很难再见到全牙冠了，但事实并非如此。部分冠或高嵌体（参见"我的牙医在钻牙：他是要挖出石油来吗？"一章）其实是更合适的选择，但它们往往做起来更麻烦，造价也更高。然而，从长远来看，这二者依然更加合适，毕竟可以少磨掉一些健康的牙齿，而且部分冠或高嵌体的嵌合边缘也在更容易清洁的位置。您可以找您的牙医打听一下！

在我看来，到了今天，为了戴牙冠而完全磨掉一整颗牙的情况已经少

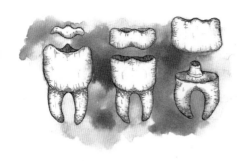

了很多。因为牙冠有两个缺点：第一，牙冠边缘位于最难接触到的地方，要么在齿龈交界处，要么在牙龈以下；第二，往牙齿上贴塑料或陶瓷嵌体不仅能收到同样的效果，还能少磨掉一些健康的牙齿。

如果您缺了一颗牙，而且您和您的牙医都决定做牙桥，那牙冠的确是正确的选择。因为在这种情况下，打磨牙齿的弊端要远小于花大价钱做种植牙的弊端。如果牙齿上有牙冠需要更换，那做牙冠也是很有必要的——这自不必说。

除了上述这几种情况，我的建议是能不做牙冠就不做牙冠，跟您的医生讨论一下能不能做部分冠或高嵌体，尽管这两种替代方案会贵一些，但从长远角度看，这绝对是更好的选择。

🐟 检查预算

金属牙冠是法定医保支付目录中列出的一项——为可见区域配上与牙齿同色的陶瓷贴面同样包含在支付范围之内。但法定医保只提供固定比例的补贴，如果您用奖金计划本记录常规检查，补贴比例会相应提升。全瓷牙冠一般会比金属冠和烤瓷冠贵，但所有治疗都必须提前递交申请才能报销，也会有人提前告知您需要自费的部分。

即便是购买了私人医保的患者也应当向保险公司咨询有关假牙的支付事宜。根据不同的收费标准，您的报销额度为总治疗费用的50%~100%，请查阅保险单中有关"假牙"的部分。

对牙医和医保公司而言，牙冠是标配。但牙冠能做到的事情，部分冠同样可以做到，甚至能做得更好：做部分冠需要磨掉的健康牙齿更少，而且结构与牙齿的交界部位也能得到更好的清洁。因此我的建议是，除非您需要做牙桥，否则能不做牙冠就不做牙冠。

"你必须跨过七座桥……"[1]

桥往往有象征性的力量。想想威尼斯的里阿尔托桥、布拉格的查理大桥、旧金山的金门大桥、纽约的布鲁克林大桥，还有菲尔特的七拱桥——等一下，最后那是什么鬼？开个小玩笑，那是我每天早上去诊所上班时都要经过的自行车桥。

口腔中的牙桥可能是用来填补牙齿缺口的最古的老方法。

解释清楚牙桥是什么很容易：前面一颗牙齿上有个牙冠，后面一颗牙齿上也有一个牙冠，两颗牙齿中间悬着一颗假牙，与前后两个牙冠相连。所以牙桥到底是好是坏？和被我在上一节中大骂特骂的牙冠相比，牙桥是个好东西，科学研究结果也表明，牙桥的长期预后非常好。

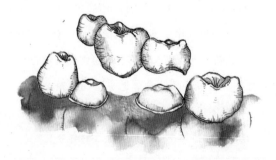

1　此标题出自德国歌手彼得·玛法伊（Peter Maffay）1980 年发行的歌曲《你必须跨过七座桥》。——译者注

您也许要反驳我了：做牙桥也得在牙齿上套两个牙冠，而且牙冠边缘的位置一样很难清洁。的确如此，但对牙桥来说，这两个牙冠非做不可。而且牙桥还有一大好处：医生不费吹灰之力就能补上缺失的牙齿。

不要误会，我并不觉得为了做牙桥而磨小两颗健康的牙齿是什么好事，但有些时候，做牙桥就是要比做种植牙更合适。

最典型的例子就是缺失牙齿的相邻两颗牙都做了牙冠。在这种情况下，医生必须仔细考虑是不是有必要用种植牙填补空缺，毕竟做种植牙总要牵涉到外科手术，而外科手术必然会有风险。

从科学角度看，情况其实很清楚：牙桥和种植牙的成功率其实相差无几，无论是十年后、十五年后还是二十年后，两种治疗的预后差别都不大。当然，牙桥的一大缺点在于会把这相邻的三颗牙连在一起，牙桥下方也可能积聚食物残渣，但做种植牙也同样无法避免这种情况。因此，"牙桥比种植牙难清理"这个说法其实并不正确。

牙桥比种植牙更合适的第二个论点来自解剖学。想象一下，那颗被拔掉的牙齿有很严重的炎症，造成了大面积的骨质流失。上下颌的后侧都有非常重要的结构，做种植牙时绝对不能伤到它们，例如下颌骨中有一根牙神经与您的嘴唇和脸颊相连，一旦受损，这根神经就会失灵，而且是永久性失灵。

虽然骨骼可以重建，但在这个位置尝试重建并非毫无风险。如果您现在必须在牙桥和种植牙之间做出选择，最终的决定往往取决于您找谁咨询。如果您问外科医生要不要做手术，您自然能想见对方会作何答复。如果情况很复杂，那您不妨多听几个人的意见，这样做肯定不会有坏处。

尽管如此，种植学领域有不少专家也可能会在某些情况下建议您做牙桥。伊雷娜·赛勒教授是世界范围内知名的修复学研究者和牙医，在她最新的著作中，她也倾向于认为，如果种植牙所需的外科手术过于复杂或风险过高，那还是应当为预后良好的相邻牙齿做牙桥重建。

说到这儿，我们谈的都还只是最简单的情况：缺了一颗牙，需要用牙桥接上。那如果缺的是两颗，甚至三颗牙呢？

和您的猜测完全一样：牙桥跨度越大，预后就越差，需要的"桥墩"也就越多。

中国于2011年开通的世界第一长桥可不止有两个桥墩，对吧？显而易见，缺的牙越多，支持种植牙的有利论据就越多，毕竟牙桥的弊端也会随之变多，比如要打磨更多的牙齿，被固定在一起的牙齿也更多，作为桥墩的牙齿整体上也不得不承担更重的负担。

总而言之，如果您缺了一颗牙，而旁边的牙齿上已经装了牙冠或有比较大的填充物，那请您再考虑一下是否有必要做种植牙。

👍 假牙小贴士

在科学研究的记录中，牙桥的名声相当好，填补单颗牙缺失的小牙桥更是如此。如果缺口两侧的两颗牙都已经做了牙冠，那您基本上就不用考虑种植牙了。但如果相邻的牙齿十分健康，或您缺了两到三颗牙，那您就可以考虑选择种植牙了。

✦ 检查预算

从原则上看，牙桥和牙冠适用相同的规定。金属牙桥是法定医保支付目录的一部分——可见部分一样可以做成与牙齿同色的外观。法定医保通常可以支付60%～75%的标准治疗费用。如果您选择了全瓷牙桥，那您需要支付的额外费用也最高。

购买了私人医保的患者请务必了解一下有关假牙的相关保险条款。私人医保可以承担实际治疗费用的40%～100%，报价单可以帮助您明确具体情况。

医生不能把牙桥粘在牙上吗？

把健康的牙齿磨小，再用牙水泥固定牙桥——这种治疗手段也许在您看来多少有点儿年代感。

您这样想完全正确，我祖父当年当牙医时就曾经用类似的方式治疗过病人，但历史悠久的治疗也自有其好处，在医学领域尤其如此：人们积攒了许多与这种治疗有关的经验，而且了解了几乎所有可能出现的错误。试想一下，如果我告诉您，有一种全新的治疗方式新到我们几乎没怎么使用过，作为病人的您真的会接受它吗？这就是医学与日常生活截然不同的地方，毕竟没人会因为大家都知道怎么修它而去买十年前面世的智能手机。但对人工髋关节或假牙而言，这两种治疗都有科学研究能够提供十年的长期数据，于是情况就截然不同了。

让我们说回牙桥：这个领域究竟有什么进展？

除了材料上的革新（我们在下一节中再谈这个问题），用粘贴的方式固定牙桥也不再是天方夜谭。现在甚至可以完全不磨小邻牙，而是靠小侧翼将修复体与一侧或两侧的邻牙固定在一起。这听着简直就像是梦想中的解决方案——既方便快捷，避免了种植牙手术的麻烦，又不用磨掉健康的

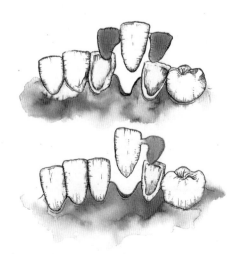

牙齿。

当然，问题又来了：这种治疗（它在医学上的学名叫作粘接桥或马里兰桥）实际上只适用于前牙，因为牙齿在这里承受的负担与在黏合面的相比是最小的。只有牙齿内侧才能作为黏合面，不然您会一直咬到侧翼。如果粘接桥替代的是磨牙，因为黏合面通常太小，于是牙桥就会反复脱落——这一样不是什么好事。

如果缺失的是前牙，那粘接桥的确能很好地替代常规牙桥。假如您缺的是一颗下颌侧切牙或上颌侧切牙，那我会考虑还有没有必要做种植牙，毕竟粘接桥在这种位置上效果非常好，而且十年的科学研究也表明，这个位置上粘接桥的预后和种植牙或常规牙桥的预后几乎没有任何区别。

最后，我还有一件相当令人难以置信的事情要告诉您：科学研究明确表明，单翼粘接桥要比双翼粘接桥效果更好。是的，您没有理解错。与双侧固定牙桥相比，单侧固定牙桥有着更好的长期预后。

这可能与黏合本身有关。如果牙桥将缺口两侧的牙齿粘在一起，这几颗牙齿就被紧紧地固定在一起。但牙齿自身会轻微移动，于是两个"锚"中的一个就会松动。在这种案例中人们发现，牙桥依然在正常工作，但患龋齿的风险增加了，因为细菌会开始在松动的侧翼下面自在定居。因此，我们可以得出合情合理的结论：还是只有一个侧翼比较好。

👆 **假牙小贴士**

您缺了颗切牙？缺的还是比较小的上颌侧切牙或下颌侧切牙？跟您的牙医聊聊粘接桥吧！这种情况是几乎完美的治疗指征，您可以为自己省去很多压力，您健康的邻牙也能逃过一劫。

自2016年起，用于替换前牙的粘接桥已成为法定医保的标准覆盖项目之一。但与传统牙桥类似，您依然需要自费支付一部分费用。考虑到制作的技术难度和较为复杂的黏合流程，您自费支付的费用要比做传统牙桥的更高。私人医保会根据假牙对应的保险费率支付粘接桥的治疗费用。

硬核重金属：假牙一定要用金属做吗？

嘴里露出闪闪发光的金属已经不再时尚了，毕竟这种造型总让人想起"007"系列电影里的"大钢牙"。在"我的牙医在钻牙：他是要挖出石油来吗？"一章中，我们已经就金属（黄金）和陶瓷这两种材质展开过一轮讨论。也许您现在已经不记得了：对磨牙部分冠而言，即便到了今天，黄金依然是最合适的材料。

当然，现在也不会有牙医给您做一个纯金（属）牙桥——一方面，目前的金价实在是太高了；另一方面，从美观角度看，三颗大金牙也确实太抢眼了。

从原则上讲，假牙的材质也有陶瓷和金属两种选择，金属材质的假牙外面同样会覆盖上一层陶瓷贴面。

但这个选择也是近十年才有的：当年所谓的VMK牙冠或VMK牙桥是绝对的标配。VMK的全称是金属烤瓷（Verblend-Metall-Keramik），换句话说，这种材质制成的假牙核心是金属的，而外面则完全或部分被陶瓷覆盖——手艺精湛的牙科技师甚至可以让外人完全看不出假牙里面的金属部分。

随着高强度陶瓷材料的发展，时代发生了一些变化。家有跑车的读者可以回想一下爱车上漆面光亮的制动钳——那就是用陶瓷做的。

说到陶瓷，人们首先会想到陶瓷盘子，于是会担心陶瓷是不是易碎。但今天的高强度陶瓷非常结实，您根本就打不碎。但这又造成了一个缺点：纯金属和金属烤瓷之所以曾经那么受欢迎，就是因为这两种材料相对比较柔软，所以咬合时体感非常舒适。而咬在高强度陶瓷假牙上的感觉就像咬到了一块石头——不少患者都这么说。

作为患者，最终决定使用哪种假牙材料的选择权在您手里，您的牙医也应该让您自己做决定。金属烤瓷是几十年来的绝对标准，相关的记录也很充分，但它本质上依然是一块戴在您嘴里的金属。而陶瓷尤其是高强度陶瓷，现在已不再是分层烧结而成，而是用一块瓷料切削打磨成形。它们洁白美观，不含任何金属，但同样非常坚固，而并非每位患者都喜欢这一点。研究表明，只要处理得当，这两种材料制成的牙冠和牙桥效果都非常好。

最后还有一个小提示：如果您的牙医在安装假牙的过程中为了调整咬合面高度而做了大量的打磨工作，请确保他花同样大的功夫重新抛光了陶瓷，毕竟在这个问题上，科学研究的意见非常明确：对全瓷牙的长期耐用性而言，最糟糕不过的就是假牙上有些地方没有抛光！当然，更好的办法是去牙科技师工作室重新烧制釉面，但这需要您重新预约就诊一次。

✎ 检查预算

法定医保认定，做全金属牙冠/牙桥是不可见区域假牙的常规治疗。全瓷牙通常制作成本更高，在口腔中的黏合也更复杂。这两点必须在治疗预算计划书中有所体现，从而让您提前做好相应的准备。在某些情况下，私人医保也会限制使用牙齿同色材料，例如在磨牙部位使用这种材料。建议您最好还是事先根据报价单了解一下具体情况。

如果您不想嘴里有一丁点儿金属，那全瓷牙冠或牙桥是个不错的选择。科学研究对全瓷牙的效果给出了很高的评价，认为它完全可以媲美经典的金属烤瓷材质。至于材料硬度这件事儿，您过一阵子就会习惯的。

没牙纸老虎：牙冠制作期我怎么办？

患者最关心的就是过渡期，也就是制作牙冠或牙桥的这段时间。"您想干什么都行，但可别让我豁着牙回家呀！"因为这件事儿，这种话我已经听了一遍又一遍。

我很快就能打消患者的这种顾虑，因为我们当然会用所谓的临时假体来保护已经备好的牙。通常情况下，打磨后的牙齿都非常敏感（因为能起到保护作用的牙釉质已经被磨掉了），所以我们不把它们保护起来是不可能的。大部分情况下，我们会直接在诊所里制作临时的塑料牙冠或牙桥，然后用黏合剂将其固定在牙上。从美学角度讲，这些临时假体几乎没什么毛病，但咀嚼舒适度方面会略逊一筹，毕竟塑料就是塑料，强度自然要比牙釉质、金属或陶瓷差一些，不然我们岂不是可以直接用塑料做牙桥了！

临时假体就是临时假体，它只是半永久地固定在您的牙齿上。我听过很多有趣的故事，故事的主人公要么是蜜月旅行泡汤，要么是在生日派对上悄然离场，但背后的原因只有一个：他们嘴里的临时假体掉了。因此，关于这个过渡期，我有以下几个小建议要给您。

绝对不可以在临时假体上使用牙线，因为牙线可以精准地把临时假体从您的牙上撬下来——这倒不是什么坏事，就是比较烦人，毕竟一旦这种事情发生，您就必须跑一趟牙科诊所，好让牙医把临时假体重新给您粘回去。正如我刚刚所说，我的一位患者甚至因此中断了她的蜜月旅行——好在二人至今依然是伉俪情深。

那假如您现在人在山中小屋或马尔代夫海边度假，"手边"没有牙医该怎么办？我有一个好建议：牙膏。牙膏干得很快，而且干了之后特别黏——回想一下水池边干掉的牙膏您就懂了：每次试图擦掉它时，您都会直接寄希望于其他人抽个时间帮您擦了。唯一的重点是临时假体和牙齿表面都要保证相对干燥。因此您可以先用患牙咬住一张纸巾，再把临时假体的内侧擦干，往里面挤上牙膏，然后把它放回原位咬住。您的假期得救了。如果您嘴里粘着一颗临时假体，那从现在开始，包里常备一小管牙膏吧！

💰 检查预算

您的报价单中同样包括临时假体，假如临时假体坏了，法定医保和私人医保会为修补或翻修费用提供最高三倍的赔付。如果您有特殊要求，例如美观上的设计或更换临时假体，您可能需要额外支付相应的费用。

在很多患者看来，这种临时假体真的非常恐怖——嵌体位置越接近别人看得到的前侧，恐怖程度就越高。万一它在您和朋友约晚饭时掉了，或者直接碎了，那可怎么办？很遗憾，如果临时假体碎了，那我实在拿不出什么锦囊妙计给您。因为有些患者非常担心这种情况发生，所以我们往往会同时制作两个临时假体，并且把多出来的那一个直接留给病人。好了，现在放心地变出第二个临时假体，自己用牙膏装上吧。

不要害怕，每颗备好的牙都会安装临时假体——主要是为了保护它。如果临时假体不慎脱落，牙膏能帮上您的忙，但在重粘之前记得把牙齿和临时假体好好擦干！

我要戴全口假牙了——是活动假牙呢!

把假牙从嘴里取出来清洁，然后重新装回去——对很多人来说，这个画面实在算不上美好，但有些人能几十年如一日应对自如。我们已经讨论过，老年人缺失牙齿的数量正在不断减少，这与氟化物的使用和预防措施的推广有关，但也要感谢人们对自身健康越来越重视的态度转变。

但有关活动假牙的笑话几乎跟活动假牙本身一样古老："您和您的牙齿晚上分房睡吗？"

说到假牙，原则上讲有一条规则始终适用：嘴里剩的牙齿越少，固定假牙（例如比较大的固定牙桥）做起来就越困难，因为活动假牙可以以牙龈做支撑，而固定假牙只能固定在牙齿上。

在这一点上，牙桥和真正的桥别无二致：桥墩太少，桥就会塌。

自然，您会反驳我：牙齿不够没关系啊，补上几颗种植牙不就够了？从原则上讲，这种想法并没有错，而且临床上也经常会这样做，但劝退这个方案的理由也有很多。问题往往先出在预算上：在嘴里这样大兴土木做好几颗种植牙的开销几乎和买一辆中档小轿车的价钱差不多。

第二个劝退理由是来自医学层面的考量。如果患者缺的牙很多，那他们缺的骨头和牙龈可能也很多。种植体本质上就是打在骨头里的螺丝，如果骨头没了，那事情就难办了。

如果患者出现骨质流失，那医生就需要进行复杂的骨骼重建，而这种

217

治疗对患者的身体无疑是一大考验。尤其如果患者年龄较大，且患有一定的基础疾病，这样的大手术会给他们带来不小的风险。

在某些情况下，医生会决定放弃固定假牙，而在剩余的牙齿上制作活动假牙，这一选择背后的两大主要原因就是预算和治疗难度。

从原则上讲，根据我个人的临床经验，我可以告诉您：患者一般不会觉得上颌的活动假牙戴着有什么不对劲，因为支撑面经过了精心设计，患者会感觉和戴牙桥别无二致——唯一的区别在于患者可以把它摘下来。

对大多数患者来说，下颌的活动假牙倒是需要多花一些时间适应。因为卧于下颌处的舌头和下颌的黏膜活动幅度要比上颌的大。舌头上有这么多肌肉，下颌黏膜又这么活泼好动，在下颌上装这么一个可拆卸的结构确实会感觉很别扭，我也经常碰到对下颌活动假牙一直很不满意的患者。

因此，如果您正面临着有关假牙的选择，我建议您最好为上颌选择精心制作的活动假牙，在下颌做种植牙，然后安装固定假牙。这个方案从医学角度看也是合理的，毕竟下颌骨更坚固，而且在下颌前部做种植牙也不太容易出问题。

👍假牙小贴士

您剩下的牙不够做固定牙桥了，而您的牙医向您推荐了活动假牙？种植牙可以避免这种情况，但种植牙做起来费时又费钱，还未必能做成。我的建议：大部分病人对所谓的套筒冠义齿接受良好，但下颌的情况则往往有所不同，毕竟舌头、脸颊和好动的下颌黏膜都不怎么喜欢活动假牙。

也许我该再简单讲讲活动假牙的各种可行款式。下面的讲解可能有点儿技术流，但我会尽量讲得通俗易懂一些。在德国，最受欢迎的是所谓的套筒冠技术。想象一下，现在有两个略带水汽的玻璃杯摆在了一起，要想把它俩分开可得费不小的力气，对吧？

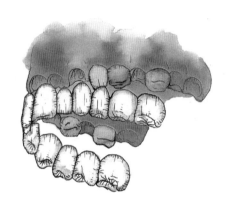

这种假牙的原理就是这样：牙上装上内冠，假牙里装上外冠，沾上一点儿唾液，然后把它俩摆在一起——好了，一个固定得结结实实的活动假牙就完成了。

其他款式的活动假牙往往需要用金属挂钩把假牙固定在剩余牙齿上。通常情况下，这种假牙的稳固度要比用小帽固定的假牙（套筒冠）差，因为挂钩只能固定住一个点。

但金属挂钩假牙要比套筒冠义齿便宜得多，这也是套筒冠义齿的不好之处：由于这种义齿的内外冠由黄金制成，且制造过程复杂，所以这种治疗相当昂贵，所以您同时要承担高额的自费部分。

法定医保可以为活动假牙提供固定金额的补贴，获批的治疗预算计划书中应当列出补贴金额。法定医保通常只为基本治疗提供补贴，但这具体要取决于患者治疗前的初始状况。在某些情况下，法定医保也能为更高档的假牙（例如套筒冠义齿）提供补贴。做高档假牙可能要花不小的一笔钱，毕竟除了自费部分，您可能还需要支付额外费用。这笔账真的很难算！治疗预算计划书上会说明您需要自费承担多少钱，如果您觉得这笔费用过高，请和您的牙医商讨替代方案，例如金属挂钩假牙。

依照投保时针对假牙这一项选择的不同费率，私人医保的支付额度在40%～100%，但即便购买了私人医保，您依然可能需要自费支付。

我戴了假牙，可我想跟它说拜拜……

如果您想告别假牙，重新拥有固定牙齿，这往往是一项相当复杂且昂贵的大工程。虽然确实有所谓"All-on-4"[1]这样的快捷治疗方案，但绝大多数情况下，这种治疗依然会涉及骨骼重建，还有大小波折不断的恢复期。如果您嘴里一颗牙都不剩了，那中间的临时试用期也不会太好过，毕竟黏膜会在术后发生很大的变化，假牙也无法再正确固定在颌骨上。

对下颌而言，做两个种植体就能收到不错的效果，为了让效果达到最佳，这两个种植体要和现有的假牙固定在一起。目前有一些按扣或磁扣都能起到很好的固定作用，摘下来也很方便。就像冬季外套的扣子一样，您

1　一种全口种植牙治疗方案，指在上下颌中各植入四颗特殊螺钉以固定整排种植体，这种治疗方案以速度快见长，如果口腔条件理想，可在一日内完成全口种植牙的安装。——译者注

的假牙也会啪嗒一声扣到嘴里——和您外套扣子一样靠谱儿。因此，第一选择，也是最经济实惠的选择，就是用两个种植体改装您的假牙，然后给假牙加装按扣以提升稳固度。

从原则上讲，上颌其实也可以装这种按扣，但效果往往没有下颌的那么好。由于上颌骨质较软，至少得做四个种植体才能固定住假牙。

要改善戴上下颌全口假牙患者的生活质量，最简单有效的方法就是保留上颌假牙，并用两颗种植体改装下颌假牙。

然而，许多患者的梦想其实是重新拥有一口固定的牙齿。从原则上讲，这种事情是可以实现的，但正如我之前所说，这样做相当费钱。

现在出现了一种很新颖的解决方案，具体我会在下一章"救命啊，我的牙医要在我的骨头上开个洞！关于种植牙您想知道的一切"中再展开谈谈。这个解决方案有好几个名字，但听起来都别有一派汽车修理厂风情，包括"一日之内拥有牢固好牙""快速修复"，还有"All-on-4"。这种解决方案背后的思路是一次性解决所有问题：毕竟对一颗牙都没有的颌骨而言，骨增量和种植牙恢复期之间的临时阶段是很难熬过的。依照这个解决方案，医生只需在颌骨上植入四到六个种植体，种植体的位置经过了精心选择，可以即刻将临时牙冠固定在种植体上。这种治疗方式真的很厉害，尤其适合牙齿完全缺失或近乎完全缺失的下颌。

假牙小贴士

说起全口假牙，有人恨之入骨，有人爱之深切。有些病人能跟它和平共处几十年，而有些病人则恨不得立刻跟它一刀两断，一天都不愿多等。我的建议：只要多花一笔小钱，多做两个种植体，下颌假牙的稳定性就能得到很好的改善。上颌假牙通常情况下本身稳固性就不错，就算不做种植体，也有很多其他的方式能够改善它的稳定性。

　　显而易见，法定医保的支付目录并不覆盖种植牙这项治疗。法定医保只能为由种植体固定的结构（牙冠或假牙）提供补贴。在极少数情况下，法定医保可能会支付种植牙的费用，例如多例先天性牙缺失或颌骨部位有过严重的疾病。根据收费标准不同，私人医保可以支付种植牙的治疗费用，但如果治疗面积过大且相当复杂，私人医保公司可能会指定一位专家，对治疗的必要性或相称性进行确认。

假牙被我摔坏了……

　　牙齿意外伤在年轻患者身上更常见。当然，按照我的估计，您过了某个年龄之后应该就会放弃骑着小轮车或踩着滑雪板表演一个三百六十度大跳跃的梦想。但牙齿意外在任何年龄段都可能发生，而接受过治疗的牙齿与年轻健康牙齿的断裂方式有所不同。所以收拾好牙齿（参见"我打架打赢了，可我的门牙不见了！"一章），去看牙医吧。现在的塑料黏合剂非常好用，掉了的牙齿基本上都能粘回去——至少可以临时应付一下。

　　如果您的牙冠只是陶瓷部分磕掉了，露出了里面的金属部分，那情况也是一样的：从美观角度看，这并不比整颗牙齿都磕掉好多少。在大多数情况下，这种损伤一样可以很容易地用塑料粘好，因为塑料和牙科陶瓷的黏合度相当好。很多时候牙冠都需要更换，因为黏合得并不完美且可能发生变色，但这一点您自己应该也能看得到。

　　如果您装了种植牙，但种植体出了问题，那事情就有点儿麻烦了。您先别急，通常情况下，断掉的要么是装在外面的牙冠，要么是插入颌骨的固定螺丝。有经验的牙医可以取出断裂的旧螺丝，换上新螺丝，然后再把牙冠拧回去——前提是牙冠没有受损。如果您整颗种植牙都被从嘴里揍飞了，那事情就更麻烦了。这种情况下，医生不可能把种植牙直接重新装回去，而是得取出种植体，然后做一个临时假牙堵上这个缺口。

活动假牙遭遇的各种损坏通常都很容易修复，因为您可以把假牙摘下来，送去牙科技师工作室维修。唯一比较困难的情况是，套筒冠这种比较复杂的结构在摔脱后出现了变形。因为这种结构需要两部分达到非常精准的吻合，所以摔过的假牙就无法再紧密地贴合在牙齿上。牙医可能需要把假牙锯开，再试着把各个部分重新装好，如果这样行得通，医生会再将各部分重新焊接在一起，然后就没事了。

👍 假牙小贴士

如果您的假牙摔坏了，不用担心：大部分情况下，假牙都是修得好的。最糟糕的情况大概是套筒冠义齿或金属挂钩假牙被您摔变形了，甚至可能摘不下来。请不要自己硬摘，有经验的牙医通常情况下都能帮您解决这个问题。

救命啊，我的牙医
要在我的骨头上开个洞!
关于种植牙您想知道的一切

　　每颗掉落的牙齿背后都有一段辛酸的故事，我有一位患者就是如此。他面露难色地走进诊所，为了保住一颗牙齿他已经努力了很长时间：几年前，他来治疗一颗疼痛的下磨牙，这颗牙齿上有一个隐蔽的深龋洞，唯一能够保全这颗牙齿的办法就是根管治疗，因为炎症已经蔓延到了牙神经。根管治疗很顺利，我们给这颗牙重做了填充物，一切又恢复了正常。

　　但该来的还是来了。在龋坏造成的空腔和血液循环减少的共同作用下，接受过根管治疗的牙齿变得更加脆弱，因而更容易出现裂纹，甚至直接断裂。某天，这位患者开心地咬了一大口面包边，惨剧发生了：这颗牙断掉了，必须直接拔掉。下面该怎么办呢？大家都在讨论种植牙，说它是替代缺损牙齿的绝佳方案。但种植牙的利弊究竟有哪些呢？如果要做种植牙，钛合金种植体和陶瓷种植体哪个更好？种植牙又究竟能用多久呢？

种植牙简史

做种植牙类似于将螺丝固定到墙上，但这里的墙是颌骨，螺丝则是种植体。听起来难以置信，但事实的确如此：无菌的钛合金螺丝可以和颌骨长在一起，而不会引发任何炎症。把人工牙冠拧到这个螺丝上[1]，然后您就可以放心地用它大快朵颐了。总有患者告诉我，他们有时候甚至分不清哪颗是种植牙，哪颗是真牙。

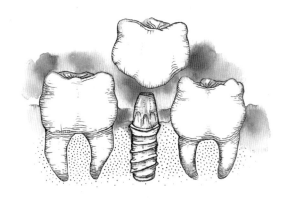

和许多其他发明一样，这项牙科领域最伟大的革新同样诞生于一次巧合：佩尔-英瓦尔·布罗内马克是瑞典的一名整形外科医生，也是一名科学家，不过不是牙医。他当时正在进行一项科学实验，研究兔子骨骼中的供血情况。机缘巧合之下，他用金属钛制作了一种量筒，并在动物实验中将这种量筒插进了兔子的骨骼中。科学实验本身并没有取得什么很惊人的结果，但当他试图取出量筒时，他却得到了重大启示：钛制量筒已经与兔子的骨骼长在了一起，根本取不出来。

和威廉·康拉德·伦琴（X射线的发现者），以及亚历山大·弗莱明（世界上第一种抗生素青霉素的发现者）一样，布罗内马克成功地将这一

---

1 作者在此处省略了连接种植体与人工牙冠的"基台"。——编者注

发现投入了医学实践，他在想：可以和骨头长在一起的钛制螺丝，牙科医学肯定用得上这玩意儿！

在对金属钛的生物兼容性又做了几次测试后，是时候请出第一位患者了：瑞典人约斯塔·拉松患有先天性的颌骨畸形，1965年，他接受了世界上第一例种植牙手术，直至他2006年去世，这颗种植牙都稳稳地长在他的嘴里。真是大获成功！拉松接受完手术之后乘出租车回家，出租车司机听说之后也对这种技术"一见钟情"，于是成了世界上第二位做种植牙的患者。他目前依然健在，而他嘴里的种植牙已经工作了五十多年——真是令人难以置信！

随着时间的推移，基础医学和口腔临床对这一话题的兴趣都日益高涨，最终，"口腔种植学"这一独立学科诞生了。当然，并不是所有四十多年前做了种植牙的患者都像约斯塔·拉松一样，对自己的种植体如此满意，但治疗原则在这几十年间并没有发生什么改变。

直到最近有位患者问我是不是在按照最新的科学标准做种植牙，我才意识到这一点。我有些迷惑地告诉他，我们今天的做法跟四十年前几乎一模一样——恐怕我并没能说服这位患者。

回过头看，我们不得不承认，尽管从佩尔-英瓦尔·布罗内马克奠基性的发明问世以来，种植牙领域发生了许多变化，但时至今日，我们依然在用着和当年基本相同的材料和技术。

关于种植牙，我需要知道什么？

希望种植体制造商和科学家听了我下面的这句大实话不要打我：用金属钛制成的种植体只不过是一颗普通的金属螺丝，和五金店货架上摆着的同类相比，它唯一的不同之处就是无菌，当然还有作为医疗器械的批号。

种植体是由生物兼容性很高的金属钛制成的。这种高精度制作的螺丝表面故意被打磨得很粗糙，从而保证种植体能够牢固地与颌骨长在一起。一旦种植体和骨头长在了一起，想要再拿出来就只能靠打磨切削了——这画面可不怎么美好！因此，我建议各位牙医都先看好种植位置再动手，毕竟种下去容易，再拿出来可就难了。

种植牙有许多不同的类型，但最近几十年里日渐流行的是螺丝式种植牙。这种种植牙由两部分组成，一部分是植入骨骼中的种植体，另一部分是用来固定牙冠的基台，而牙冠会在恢复期结束后被固定到基台上。因此，布罗内马克那时使用的标准治疗方案是分步骤进行的：先将种植体旋入颌骨，再用覆盖螺丝封闭"连接点"，然后等待黏膜下方的愈合。

当然，最关键的问题来了：哪种种植体系统最好、最耐用？分门别类地说，全世界共有一百二十多种不同的种植体系统，这就相当于不同的汽车品牌，而每个系统下面自然还有各种不同的"型号"。

一方面，选择这么多自然是好事，毕竟这样一来，牙医可以根据患者的具体情况选择一款最合适的种植牙。比方说，上磨牙部位使用的种植体和中切牙部位使用的种植体自然有很大不同。但同时这意味着在这繁多的系统中，并不是每一款种植体都像患者期待的那样经过了临床测试。当然，目前种植牙领域还没有爆出什么惊天丑闻，但其他部位的植入物材料，例如乳房植入物，却已然丑闻缠身。

作为患者，您能做些什么呢？有一件重要的事情您可以现在就向您的牙医咨询，那就是种植牙护照。直接打听一下治疗之后会不会给您一本种植牙护照就好。这本护照记录了与您嘴里的植入体有关的所有重要信息，有时候里面也会记录牙冠的款式和型号，护照本身就可以视作一种小小的质量保障。

另一个可以和牙医聊聊的重点是所选择种植体系统的应用普遍程度。有几个种植体系统已经得到了学界的深入研究，并且在国际上得到了广泛的使用。

如果您告诉您的牙医，您希望选择一个在全球范围内都广泛使用，且拥有长期临床研究经验的种植体系统，那您就会有这样的优势：您的下一位牙医，或您在假期中不得不找的临时牙医可能也有使用这个系统的经验，可以在您有疑问的时候帮到您。

想象一下，种植牙牙冠突然在您度假中途掉了，搞不好还是门牙的牙冠！如果您选择的是一种广泛使用的种植体系统，而且您凑巧还把种植牙护照带在身边，那当地的牙医很有可能备有合适的工具，可以把牙冠重新装回去，即便他们没有这样的工具，成熟的种植体制造公司里通常也会有一个庞大的专家网络，可以在短短几个小时内为牙医提供合适的工具和备件。

这样的售后服务不仅能跨越地理距离，更能跨越时间的隔阂：我曾经接诊过一位患者，他三十年前在下颌里做了两颗种植牙，现在需要在这两颗旧种植牙附近做第三颗种植牙。这两颗"旧"牙看起来状态完美，于是我很想用这两颗牙给新种植牙做个牙桥。"可这都过去三十年了啊，"患者问道，"您还能拿到配套的螺丝和基台吗？"但由于他选择的种植体系统非常成熟，是世界上最常见的四五个种植系统之一，我顺利地在三十年后为他更换了新基台，并安装了新牙桥。

🖐 种植牙小贴士

在做种植牙之前，别忘了问问所选的种植体系统是不是已经问世十年以上。

法定医保的支付目录里不包括种植牙一项。做种植牙很贵，所以有时人们会在选择种植体时试图缩减预算。但请坚持选择有良好临床记录且问世超过十年的种植体系统，即便这种的种植体价格稍贵。

陶瓷种植体不该比金属螺丝生物兼容性更好吗？

越来越多的患者开始介意在嘴里或骨头里安装金属，也许是因为"破铜烂铁"这个说法让他们产生了一些负面的联想，也许他们是担心在机场过安检时被拦住。近年来，市场上出现了"金属种植体"的替代产品，而其中一些已经得到了学界的详细研究。这些替代产品是陶瓷种植体，其形状和大小都与钛金属种植体非常类似。和人们想象的不同，这种种植体使用的材料并不是日常瓷器使用的陶瓷，而是一种称作二氧化锆的高强度陶瓷。

从原则上讲，金属钛和二氧化锆在生物兼容性方面的表现几乎不相上下，这两种材料都能在没有炎症的情况下和骨头长到一起，只要护理得当，这两种材料都能在口腔中终身保持健康的状态。一些科学研究表明，二氧化锆种植体表面附着的细菌更少，然而我们依然不清楚这是否具有临床意义。换句话说，我们不清楚这是否能减少种植牙体周围炎症，因而这个优势的真实性相当值得怀疑。

那既然金属钛种植体和陶瓷种植体之间没有很大差别，作为患者，您在选择时又该以什么为评判标准呢？从相关研究文献的角度看，这个选择很容易做：钛已经在临床上应用了将近五十年；反观陶瓷种植体，尽管2021年的欧洲共识会议明确指出，某种类型的陶瓷种植体（一体式种植体）在科学层面上已经没有任何问题了，但我们依然处于应用的起步阶段。话虽这么说，学界对金属钛种植体的研究就是充分得多，我们牙医在调整或修复这种材料时的技术也确实更熟练。但另一方面，患者的主观想法可能会更倾向于选择陶瓷种植体，毕竟对一些人来讲，在嘴里装根陶瓷感觉上要比装根金属要好得多。

　　除了这种主观感受，有没有什么科学证实的不耐受性能让人顺理成章地选择陶瓷种植体？比如"钛过敏"什么的？种植体有可能释放出钛离子，使淋巴结出现炎症性变化，这点不仅众所周知，还得到了科学研究的证实。除此之外，牙科医学业内也有一些声音认为，钛的化学特性是造成种植体周围发炎的原因，但这一点尚未得到科学证明，而且似乎也并不存在"钛过敏"这样一种现象。您的牙医可能会向您推荐一些试验，例如所谓的LTT试验（淋巴细胞转化实验）或钛材刺激试验，这些测试可以用来检测您的身体是否对钛过敏或存在超敏反应。但这些试验的可信度很有争议，并不能从科学的角度来证明您的身体对金属钛有超敏或过敏反应。

　　说一千，道一万，选择权依然在您的手中。如果您倾向于陶瓷，而且不介意学界对这种材料的经验不足，那请您选择至少进入市场十年以上的陶瓷种植体制造商，毕竟您肯定希望使用进入市场十年甚至二十年的基台和备件。除此之外，如果选择陶瓷种植体，我会建议您选择牙龈外基台和种植体一开始就连在一起的款式（一体式种植体）。这样一来，等愈合期结束之后，您只需要将牙冠固定在基台上就好。我之所以这样推荐，是因为对传统的金属钛种植体而言，这个基台是在愈合期结束之后用螺丝固定在种植体上的，而就目前来看，螺丝和陶瓷可不怎么对付——科学研究也能证明这一点。

我该怎么知道我的牙医确实有这个本事呢？

种植体的安装是一种外科手术，通常在局部麻醉下进行，一般不会出现什么重大问题或造成很严重的不适。当然，这种治疗并不简单，也同样有出现并发症的风险；即便出现这种情况，真正有经验的同行一样能够应对。

作为患者，您该以什么作为参考呢？看看牙医（或负责植入手术的牙医）的头衔会很有用。如果您看到了"口腔外科医生""口腔颌面外科医生"或"专科牙医/牙周病专家"这样的头衔，那您可以认定，这位专家在这类手术方面有一定的经验。当然，让他们给您做手术也可能出现并发症，但他们可以凭借手术经验解决绝大部分的问题。第二个重要标准是术前准备工作。您是否发现主刀大夫亲自详尽地为您讲解了手术的各项事宜（比如给您列了一张表格，还留了一份副本给您），而且他/她在讲解过程中直接提到了可能出现的并发症？

如果是这样的话，那您可以确定这位牙医的确是有经验的。因为通常情况下，初学者或新手往往会"淡化"手术的风险，而有经验的外科医生则会"简单粗暴"地告诉您风险所在。当我还是初出茅庐的菜鸟时，我经常在讲解过程中向病人做出承诺，比如我一定能在手术中实现某种效果。这让我在手术过程中背负了很大的压力，因为我已经向病人"承诺"了手术的效果。最终的结果和生活中的许多事情一样：越是想要，你就越得不到。

即便是在手术当天，也要稍微注意一下细节。有经验的外科医生通常不会在晚间进行手术，因为这样是没有时间应对可能出现的并发症的。因此，有经验的主刀医生一般不会把您的手术预约安排到下午三点之后。除此之外，您的主刀医生也应该向您提供类似紧急治疗的服务，毕竟没有什么能比一边经历着术后出血，一边在地方报纸上翻找牙科急诊联系方式更糟糕的了。

治疗室和牙医本人也能在您预约手术时提供一些有关手术质量的信息。如果牙医的穿着和治疗室的布置看起来跟洗牙或用合成材料补牙时的一模一样，那就有问题了。种植牙是在骨头上进行的外科手术，需要最高标准的无菌卫生环境。因此作为患者的您和手术团队必须戴手术帽，手术团队也必须戴无菌手套，不然您依然有可能二次感染。

您怎样才能知道您的牙医是否精通种植牙手术呢？我这里可以给您几个线索：第一，务实诚恳的术前（书面及口头）讲解；第二，与手术有关的职称头衔（"口腔外科医生"/"口腔颌面外科医生"/"牙周病医生"）；第三，坐在诊疗椅上的气氛和普通补牙有所不同（无菌巾，牙医戴的无菌手套等）。

我需要做骨增量吗？

只要您的牙医建议您做种植牙，那您之前肯定拔过牙。这很合理，毕竟要是没有缺牙，您也就不用种牙了。通常情况下，这颗牙肯定有很严重的炎症或大面积的骨质流失，不然它也不会被拔掉。这也意味着，这里通常会出现骨质缺损。当然，种植体的植入需要一定的基础，而学界也已经就种植体大小达成了相当的共识：种植体应有六到八毫米长，直径约四毫米。只有这样，它才能足够稳定地支撑起一颗牙齿或一个牙桥。种植体听

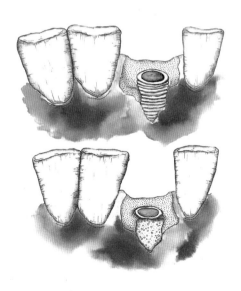

起来不大，但患者的颌骨骨量往往不足以容纳这样小小的一个种植体，种植体的部分表面甚至在植入时无法完全被骨骼覆盖。

但骨增量听起来就又疼又肿，还可能造成一大堆问题。真是这样吗？其实倒也不一定：我至今还清楚地记得，我曾经在同一天为两位患者做了上颌骨骨增量常规手术——其中一位患者甚至自己就是个大夫。一周之后，两人都预约了来诊所拆线，并且在候诊室里聊了起来。那位医生的疼痛和肿胀问题显然很严重，因此，当他听到另一位患者不仅手术当天去歌剧院欣赏了《纳布科》的首演，甚至术后第二天晚上还和妻子一起去吃了意大利菜时，他非常震惊。

您看，即便是同一个外科医生操刀的两场完全相同的手术，术后进程也有可能完全不同。顺便说一下，两个刀口长得都很好，而两位患者如今都顺利地在种植体上安装了牙冠，而且都很满意。当然，我不得不说，骨增量一般确实要比"单纯"的种植牙更痛苦，也更容易出现并发症，但您如果想通过种植牙将固定假牙安装在口腔中，那您往往也并没有其他选择。

如果您需要做骨增量手术，有哪些方面可以注意呢？

骨增量手术可以使用的具体技术和骨材料种类（动物骨材料、人工合成骨材料或人类骨材料）数不胜数。绝大多数研究表明，面积较小的骨增量（通常情况下为单颗种植牙进行的手术）比较简单，应用不同材料和技术收获的结果也几乎没有区别。如果手术规模较大（比如需要做两到三个种植体），那不同技术和材料之间就会显现出区别。请向您的牙医询问以下两件事。

第一，并发症。如果您的牙医告诉您，他们使用的材料和技术不会引起并发症，那您就要提高警惕了。因为正如在前文中提到的那样，牙医手术经验越丰富，他们就越会在手术前对您如实相告。

第二，问问您的牙医准备做多少增量。颌骨有大约四毫米的增量上限——著名的口腔外科医生兼研究者马库斯·特勒尔茨施双博士已经在一篇国际上广受重视的综述文章中明确证实了这一点。如果您的牙医说他准备放心大胆地做超过四毫米的骨增量，那您大概应该再换个医生咨询一下。唯一的例外是上颌窦下方的上颌骨增量（上颌窦底提升术）。

种植牙小贴士

您需要做骨增量手术？问问您的牙医准备增加几毫米的骨量。如果他报给您的数字远大于四毫米，那就很有可能出问题了，除非您做的是上颌窦底提升术。

检查预算

法定医保的支付目录中不包括种植牙一项，为种植牙而做的骨增量手术自然同样不在其列。您需要提前拿到报价单。计算费用时您可不要忘了放置种植体和安装牙冠的费用！私人医保会根据所选的收费标准支付骨增量手术费用。请注意：有些收费标准里不包括骨增量手术，而只覆盖种植牙的安装费用。在这种情况下，私人报价单可以帮助您进一步明确具体情况。

我的牙医推荐了一种很新、很特别的种植牙治疗……

时至今日，很新、很特别的种植牙治疗可以说是一抓一大把，有些纯粹是宣传噱头（我们不该在这里多花篇幅介绍这些噱头，毕竟我们谈的可是患者的健康），有些则有着可靠的科学依据。但从原则上讲，最传统的种植牙治疗依然是最保险的方法，也是新方法都应该参考比照的对象：先拔掉牙齿，让牙槽骨自行愈合。然后植入种植体，让它在不负重的情况下在黏膜下方和骨骼长在一起。最后重新打开黏膜，暴露种植体，为其配备牙冠。过去几十年的经验证明了这种手术非常安全，长期治疗效果也非常好，但它同样有缺点：这种治疗持续时间很长，而且因为治疗步骤很多，所以非常昂贵。

当然了，牙科医学也是在不断发展的，如果我们不得不告诉患者，因为当年的治疗方案行之有效，所以我们现在的治疗方式跟二十五年前完全一样，那可真太难过了。从原则上讲，我们现在研发出了两种治疗方案，可以在一定程度上更快地达到预期的效果。第一种是"即拔即种"治疗，指的是在拔牙时立刻在空出来的牙槽中植入一个种植体。目前，这种治疗方案已经得到了充分的研究，研究结果表明，立刻植入和稍后植入的种植体之间几乎没有区别。但这种立刻植入的种植体也存在着一定风险：牙槽可能会发炎，这种炎症自然会扩散到刚刚植入的种植体上。牙槽的大小也可能会导致种植体安装不牢，随之在愈合期出现松动。从原则上讲，拔除牙齿的原因和炎症关联越小，医生就越会倾向于做即拔即种的种植牙。最典型的例子莫过于患者摔断了一颗牙齿：在这种情况下，骨骼中的牙槽依然完全保持着原样，种植体通常可以顺利地直接装进去。但如果让您失去牙齿的是炎症，例如牙周病或根管治疗后的并发症，那情况就不一样了。在这些情况下，即拔即种治疗是相当不合适的。

第二种新型治疗方案是"即刻安装"。这种治疗的原理在于安装种植体后直接在种植体上固定牙冠，而不等待种植体在黏膜下完成骨整合后再装牙冠。这其实和我们刚刚讨论的所有内容都背道而驰——刚刚我们一直在说，种植体在早期愈合阶段不仅不能负重，而且最好不要被口腔中的细菌增殖侵扰。

有位患者在婚礼前一周在家中不慎跌倒，撞断了一颗门牙——一个巨大的缺口出现在了她如花笑靥的正中间，而她偏偏一周后就要在婚礼照片中展露自己迷人的微笑。我觉得我肯定不能告诉她，我们现在先把牙齿拔掉，装上摇摇晃晃的临时假牙，然后三个月之后再说种植牙的事情，于是我们一起分析了一下情况。从种植学的角度看，情况非常好，可以拔掉剩余的牙根直接植入种植体，甚至可以直接安装牙冠，还不用在牙龈上做很大的切口和缝合。如果一切顺利，一周后的婚礼完全不会受到任何影响。当然，我也向她解释了这个方案的风险，比如拔除牙根后可能会发现牙槽的损伤情况要比之前预想的更加严重之类的。尽管如此，作为一名医生，我依然认为在这种情况下这样治疗利大于弊。手术进行得非常顺利，患者幸福地步入了婚姻的殿堂，婚礼相册也没有受到任何影响。

但请您记住，这些新方案都很特殊，只适用于极其特别的情况。问问您的牙医，为什么这种方案适用于您的情况，这种方案与传统方案相比有什么优势。如果只是为了节省时间和金钱，那我还是请您三思而后行，毕竟总的来看，新方案的风险（例如种植体脱落和炎症）显然还是要比传统方案大的。

关于经常在大型报刊上出现的什么"一日之内拥有牢固好牙"广告，我还得多说一句，这种治疗的思路跟我们上面说的一模一样，拔掉牙齿，放置种植体，然后直接在种植体上装上一套固定假牙。这种广告甚至经常宣称，这一切都可以在不做骨增量的情况下完成。

广告中宣传的就是所谓的"All-on-4"方案，这种方案大概十年前的时候从葡萄牙传到了德国。发明者保罗·马洛博士的想法是在上下颌各安装四个种植体，通过战略性选择安装位置而绕过骨增量手术，固定假牙还可以立刻安装在这四个种植体上。这个办法非常好，毕竟对这些"工程量很大"的病例来说，过渡阶段的临时修复体是很难做的。想象一下，假如所有的牙齿都被拔掉，而种植体还在黏膜下进行骨整合（换句话说，牙龈和骨骼一直在发生变化），想在这个阶段固定住假牙可不是件容易的事。

这种方案适合治疗指征很明确的患者，例如术前牙齿就已经全部脱落的患者，或因为严重的牙周病而无法保全任何一颗牙齿的患者。假如患者颌骨中依然留有从医学角度看完美健康的牙齿，为了能够在最佳位置上做种植体，这些牙齿也必须被拔掉。在这种情况下，这个方案的优势就发挥不出来了：不能为了追求治疗过程更快、更舒适而去"牺牲"健康的牙齿或值得保留的牙齿。

因此，如果有人向您安利"快速便捷"的种植牙手术，您可得睁大眼睛了。在过去的几十年里，我作为经常开展手术的牙医学到了一件事：虽然成熟的手术方案也许短期内让人更不舒服，过程似乎也更麻烦，但长期预后要比大多数激进的新方案好得多。

❖ **检查预算**

植入种植体和安装牙冠的具体方案通常不会对报销造成影响。在前文中提到的规则也适用于此：除了针对牙冠的固定费用补贴，种植牙并不在法定医保的支付范围内，但私人医保会根据相应收费标准支付治疗费用。如果结构特别复杂，医保公司可能会提出疑问，甚至可能会请专家评估治疗的相称性。向私人医保公司提交账单后您也要小心，如果手术很复杂，保险公司可能会拒绝支付个别费用项目。如果发生这种情况，那就需要您的牙医写信向保险公司澄清，或提交手术报告。

如果您的牙医向您推荐了一种新型快速的种植牙方案（例如即拔即种，或直接在种植体上固定临时牙冠），请进一步了解一下这种方案是否真的适用于您的病情，毕竟这些方案的风险通常会比传统方案高一些。您只需要记住一条简单的原则：患处位置越是靠近口腔深处，快速种植牙方案就越不合适。因为上下颌后部的骨骼情况往往要比前部更差，而这个部位缺上几个月的牙其实也没什么大不了的。

黏膜：
不只是牙，整个口腔都归牙医管

　　虽然我们牙医叫"牙医"，而不是"口腔医生"或"牙龈医生"，但口腔黏膜、唾液腺和嘴唇同样归我们管，和皮肤科或颌面外科同行们负责的领域有些交叉重叠。

　　但可别学我：我女儿出生前不久，我骄傲地跟值班的妇科医生显摆，说自己对黏膜也非常了解。现在回想一下，她没有对我这句自作聪明的废话回以"好啊，那下面您来接手吧，我的好同事！"真是太好了，她要真这么说了，我会立刻夹起尾巴做人的。

　　但这个故事倒确实能反映我们牙医日常工作的一些方面。检查牙齿时，我们自然也会观察口腔黏膜，但绝大多数牙医在这方面都不是真正的行家。因此，如果您怀疑您的病人患有口腔黏膜疾病，还是应当将他们转到大学附属医院接受特别诊疗。

　　出现这种怀疑倒不一定意味着有什么坏事，毕竟许多口腔黏膜疾病是无害的，但有些则不然。医学界的普遍准则在这里也适用：越早诊断，预后越好。

　　要想评估口腔黏膜疾病，医生必须拥有多年的相关临床经验。如果怀疑口腔黏膜发生病变，有经验的医生或牙医都会做所谓的活检，即采集黏膜样本并在显微镜下进行分析。活检倒未必一定要切一块组织下来，通常情况下，在口腔黏膜表面轻刷一下就能获得足够的细胞。

从原则上讲，只要是个牙医就能完成活检取样工作，但对于这种病变，重要的是后续进行治疗的牙医也要取样。别担心，医生并不会看到嘴里一有黏膜丘疹或黏膜变色就直接掏出手术刀和小刷子取样，有经验的医生会认真评估情况。

要想讲明白"口腔黏膜疾病"这个话题，这本指南的篇幅远远不够，但我还是想给您分享一些信息。

口腔溃疡及其他烦人的"口疮"与"疖子"

在巴伐利亚方言中，人们会将嘴唇或嘴角上的开放性伤口称作"口疮"（Beppn）或"疖子"（Wimmerl）；其他的方言怎么说我就不知道了。

舌头或两腮出现裂口或开放性伤口是一件很烦人的事情。因为嘴巴和舌头无时无刻不在运动，所以只要您一吃东西或者一说话，就能感觉到那个伤口——也有患者告诉我，对象因为口腔溃疡而说不出话还是挺让人开心的。

我从患者那里听来了不少对付口腔溃疡的居家妙招，其中有一些混合药方更是怪出了新境界。最绝的莫过于一位患者跟我分享的神奇药水：三分之一杯醋栗汁，三分之一杯可乐，再加三分之一杯茶。行吧，毕竟俗话说得好："不管白猫黑猫，抓住老鼠就是好猫。"这"神药"至少不至于造成什么伤害。

口腔黏膜或口腔中的开放性溃疡都有哪些不同类型呢？最常见的一种

溃疡通常并不影响黏膜，而是会影响紧挨黏膜的嘴唇外侧，那就是口周疱疹，又称唇疱疹。单纯疱疹病毒会在您儿童时期进入您的身体，并安营扎寨。它们平时窝在神经节里，一旦您的压力过大，不慎着凉或感到恶心，它们就会让您的嘴唇、鼻子或下巴上冒出几个疱疹。大部分病人都知道自己感染了单纯疱疹病毒，皮肤上的刺痛感就是病毒的"冲锋号"。

所谓的抗病毒药物——可以抑制病毒复制增殖的药物——可以用来治疗单纯疱疹，但它们只在感染初期有效。这种抗病毒药物通常被制成外用软膏，只有极个别情况下才需要患者口服用药。

除了儿童时期的初次感染，即所谓的小儿口疮，单纯疱疹病毒并不会引起很严重的疾病，只是有点儿烦人。疼痛的溃疡通常会在两周后自行痊愈，也不会引起并发症。早期使用一些阿昔洛韦软膏，如果有特殊情况再服用一些阿昔洛韦片，这就完全足够了。药妆店里卖的疱疹贴也能起到帮助，但前提是病变没有出现在黏膜上。

第二常见的口腔黏膜病变是口腔溃疡。与单纯疱疹不同，口腔溃疡总是直接出现在口腔黏膜上，而绝对不会出现在外面。它们往往出现在活动的黏膜上，比如脸颊内侧、舌根，或嘴唇内侧。

好消息是：它们完全无害。坏消息是：它们会让人非常难受，毕竟这种病变面积通常比疱疹水疱更大，而且它们还会因为所在位置经常活动而受到刺激。

还有一个坏消息：很遗憾，时至今日，我们不知道口腔溃疡到底是什么，更不知道它们从哪里来，又要到哪里去。因此，我只能给您一个没那么激动人心的建议：忍一忍。如果使用麻醉或消毒凝胶等手段治疗，您大约七天可以康复；如果您完全不治疗，则需要一周左右治愈。

对于口腔黏膜上出现的其他小"疖子"，有一条规则始终适用：病变区域应当在两周内自行消失，如果您感觉口腔黏膜上的开放性溃疡始终没有消失，或根本没有变化，那您应当找牙医或皮肤科医生进行检查。

🦷 口腔保健小贴士

黏膜上长疖子真的很烦人，罪魁祸首要么是单纯疱疹病毒（病变出现在嘴外），要么是口腔溃疡（病变出现在嘴里）。如果是单纯疱疹，那药房里卖的阿昔洛韦软膏在早期阶段能派上用场；如果是口腔溃疡，那恐怕您别无他法，只能干等。

📖 检查预算

法定医保和私人医保都能在相应的收费标准范围内承担口腔黏膜疾病的检查及治疗费用，但并非所有处方药都能报销。

我的黏膜不红了，却变成了白色或蓝色！

比较一下您的黏膜和皮肤表面，您会发现黏膜要比皮肤红得多，因为黏膜的上皮层更薄，而且表面没有角质层覆盖。这也就是为什么您的嘴唇没法转动钥匙，您的手指却做得到这一点。另一方面，黏膜要比皮肤敏感得多，在某些时候，黏膜的敏感性能起到很重要的作用，具体是什么时候您肯定明白，我在这儿就不举例了。

正常情况下，口腔黏膜应该是淡粉色的。在"噫，好臭啊！我得了牙周病！"一章中我们提到过，黏膜颜色越红，情况就越严重，因为出现了炎症。炎症会让身体向发炎部位输送更多的血液，而血液是红色的。表皮上也会出现这种情况，举个例子，假如您不慎割伤了自己，伤口开始发炎，破损处周围就会出现一片红色区域——医学上将之称为"晕"。关于黏膜，牢记一个原则：淡粉色是好的，鲜红色则是炎症的迹象。

另一方面，口腔黏膜太白了也不好。口腔黏膜发白听起来很奇怪，但我一解释您就明白了：想想您的皮肤，您如果在游泳池或浴缸里泡得太久，您的皮肤就会微微泛白——您皮肤上厚厚的角质层在湿润环境下会呈白色。

大部分情况下，嘴里发白的部位都是角化过度的表现；换句话说，这个部位生成了太多的表皮和角质。机械性外因有可能造成角化过度，例如假牙的持续摩擦刺激。但造成这种现象的也可能源于外界对口腔黏膜的影响，例如长期吸烟会让口腔黏膜变白。据推测，口腔黏膜之所以会在这种情况下变白，是因为薄薄的黏膜在试图生成一层较厚的上皮，从而阻挡尼古丁烟雾破坏细胞。

口腔黏膜发白可没有口腔溃疡或疱疹那么纯良无害，毕竟这种变白是黏膜对某种外界影响做出的反应。人们甚至知道，口腔黏膜变白有可能在极少数情况下发展成口腔肿瘤。所以请注意：只要口腔黏膜上出现了发白的区域，不管是您自己注意到的，还是您的牙医发现的，都应该接受检查。如果这个区域在几个月内出现了变化，活检可以对最终诊断起到很大帮助。

还有一种极为罕见的情况：口腔黏膜上的白色斑块也可能是一种真菌。但在这种情况下，斑块应该很容易就能擦掉，真菌感染也往往和活动假牙有关。

口腔黏膜上也可能出现黑斑。它们有时在嘴唇上，有时也出现在口腔黏膜上。虽然很少见，但这种黑斑可能是一种胎记（痣），和皮肤上的痣一样，都需要接受密切观察。口腔黏膜上最常见的深色变色往往出现在牙齿附近。不用担心——大部分情况下，这种变色也是纯良无害的。之所以会出现这种色斑，很有可能是因为这个位置上曾经移除过补牙填充物（往往是银汞合金填充物），少量金属粒子可能从开放伤口进入了黏膜下方，并停在了那里。一听这个现象的名字，您就明白这是怎么一回事了：这种现象叫作"汞合金文身"。从原则上讲，这种变色没有任何问题，我们一般也不会去管它。

黏膜应该是淡粉色的，出现任何颜色上的变化都是不正常的，但并非所有的变化都有害。考虑到有些口腔黏膜变化是其他严重疾病的预兆，或最终恶化成肿瘤，因此检查是很有必要的。本书作为指南性质的读物，只能在这个问题上提供极为有限的帮助。口腔中出现的所有白色、蓝色或深色斑块都应当接受检查，必要时甚至要进行活检。

👍 **口腔保健小贴士**

关于口腔黏膜变色，我只有一个建议：让您的牙医或皮肤科医生看看变色部位，或去大学附属医院约诊口腔黏膜专家。造成变色的大部分成因都是无害的，但并非所有情况都如此。

肿块、鼓包、小疙瘩：我的嘴里都是啥？

您大概已经注意到了：通常情况下，口腔黏膜出现的变化都不是什么大事，但事情并非总是如此。有时也会出现一些让人讨厌的意外——这个我们下一节再说。

还有两种变化我想再提一嘴，那就是嘴唇或两颊上的小肿块。嘴唇和两颊上到处都是小小的唾液腺和它们的开口，就像有很多出水口的花园灌溉系统。有些时候，这些唾液腺管道中的一条会被外伤或咬伤堵住，从而形成可以用舌头或牙齿拨来拨去的小肿块。诊断的一大重要标准：肿块是软的。这种肿块叫作黏液腺囊肿，名字听起来很吓人，但它对身体完全无害，不用做任何治疗。

与之相对，有时候嘴唇和两颊内侧也会出现一些不能移动且相当坚硬的肿块。通常情况下，这些肿块是所谓的纤维瘤。纤维瘤一般也不会出什么问题，因为它是在持续性的刺激下产生的。这种刺激可能来自您自己，比如您总喜欢在同一个地方咀嚼，或者喜欢咬铅笔头。用舌头在下颌内侧尖牙高度舔一舔，您有时能感觉到一些凸起，这些凸起通常是左右对称出现的，它们非常坚硬，跟骨头几乎没什么两样。我们将其称为外生骨赘，也就是骨质突起。对于为什么一向吝啬骨骼的身体会在这种地方长出毫无意义的骨头，我们至今不得而知，但总之别管它了！

话虽这么说，但正如我们在前文中所说，有一条准则对各种口腔黏膜变化都适用：检查，观察，宁滥毋缺。

☝️**口腔保健小贴士**

> 嘴唇或两颊上的小肿块要么是堵塞的唾液腺，要么是持续性刺激引起的小纤维瘤。这都不是什么大问题，但如果您有疑问，那最好还是去检查一下。

说个正经事儿：口腔中的癌症

口腔癌是个很糟糕的玩意儿，学名叫鳞状细胞癌，是男性第八大常见癌症。从它名字中带"癌"这个字您就能看出，它显然不是良性肿瘤，更不幸的是，这种癌症的预后也不是很好。我得开门见山地告诉您：这是生死攸关的问题。

这本风趣搞笑的牙科指南显然不适合给这种大病的治疗提什么意见。在这里，我只想给您两条建议，从而帮助您避免患上这种致命疾病。

首先，口腔鳞状细胞癌有两个巨大风险因素：一是抽烟，二是酗酒。二者结合起来，效果更胜一筹。我这里说的不是每晚一杯红酒的小打小闹，而是摄入真正的烈酒，再加上每天一包以上的香烟。尼古丁和酒精对薄而敏感的口腔黏膜的直接影响在癌变形成过程中扮演了十分重要的角色，而二者对身体健康的负面影响同样不容忽视。预防口腔癌的一大好办法是至少戒掉这两样中的一样，两样都戒掉是最好的。

其次，也是和预防有关的建议。口腔中的大多数恶性病变被发现时已经为时已晚——也许患者同样对病情感到羞愧，或不愿承认。很多患者很早就知道自己的口腔出了问题，但就是不愿意去看医生，也许是因为他们害怕可能收到的诊断。口腔黏膜上久久无法愈合的开放性溃疡很清楚地表明，这里很可能出了问题。在很多晚期癌症病例中，开放性溃疡往往已经在患者口腔中的某个区域（通常是舌下）存在了相当长的时间。

这一点我们之前已经谈过了：（同样是开放性溃疡的）口腔溃疡人人都得过，但如果您在两周后依然能感觉到这个溃疡，甚至四周后依然觉得没有好转，那就绝对是出了问题，请立刻去找牙医或皮肤科医生做紧急检查和活检。

👍 **口腔保健小贴士**

口腔癌很可怕。导致口腔癌的两大主要风险因素是过多的酒精和香烟摄入。如果口腔黏膜上的开放性溃疡两周多都没有痊愈，就必须去接受检查。

✒ **检查预算**

如果您住院接受全面治疗，法定医保不仅能够支付癌症诊断和治疗的费用，还可以涵盖包括护理服务、辅助器具、术后复健和定期随访等项目在内的后续费用，而私人医保则会根据您针对住院治疗所选择的收费标准支付费用。

第五部分

脱下白大褂：
牙医生涯幕后探秘

如果您已经读完了这整本书，那您现在应该已经基本把牙科各种治疗方法都认识了个遍，关于龋齿、种植牙和牙桥的长篇大论估计也累得您快要"牙龈着地"、匍匐前进了。

　　因此，在本书的最后一部分里，我想稍微脱离一下牙齿这个枯燥乏味的专业话题，谈谈我经常被问到的几个方面，分享一些值得外人了解的牙科专业的东西。如果有读者朋友想听更多的时而有趣、时而颇具戏剧性的牙医日常，我在彩蛋"牙科诊所的搞笑神秘日常"中总结了一些脱胎于我牙科从业生涯的真实故事。

宇航员、
消防员与心脏外科医生：
谁想当牙医啊？

　　我的小儿子尤斯图斯已经过了长大后想当宇航员和消防员的年纪，目前还没有到想当心脏外科医生的那个阶段，但看样子他应该也没考虑过牙医这个选项。

　　从家学渊源的角度看，尤斯图斯如果能成为一名牙医那就再好不过了，毕竟我们家几代人几乎搞出了一个"牙医王朝"：我的祖父是一名所谓的"牙医"，二战后在纽伦堡附近的一个小村子里工作。牙医当年的工作环境是现代人无法想象的，毕竟那会儿没有助理，没有电话，更没有预约就诊。

　　我的祖父左手吸唾液或其他体液，右手拔牙或打磨牙齿。晚上他要在自己小小的牙科工作室里制作假牙，第二天再给病人装上。村子里的人经常用实物支付治疗费用，于是诊所里常常出现这样的画面：刚拔下来的牙旁边躺着一头刚刚宰好的猪作为治疗报酬。

　　我父亲作为牙医的职业生涯就比较典型了：他在大学拿到了牙科专业

学位，开了自己的诊所，诊所里雇了员工，病人按照预约前来就诊。

我之前提过一嘴，如果我在生日宴会或花园聚会上提到自己是牙医，在场的其他人总是会给点儿反应，有人表示厌恶，有人表示钦佩，有些人在回以"原来如此"时会了然地睁大眼睛，我一看就知道，他们脑子里现在肯定想的是传说中的保时捷或马略卡岛上的庄园别墅。

但这个职业周围的确始终围绕着一层迷雾。一方面，很少有人想跟牙医交换工作；但另一方面，绝大部分人真的很尊敬牙医，毕竟牙疼几乎是日常生活中最折磨人的事情，没有之一。那业内人士是怎么看的呢？钻别人的牙究竟是什么感觉？保时捷开起来什么感觉？著名的"牙医夫人"们的牙齿真的比一般人更健康吗？

牙医：只算半个医生？

就在不久之前，胡须和牙齿还是同属一个领域的好兄弟——这可不光是因为它俩位置挨得近。中世纪时，一旦牙齿出现了任何问题，人们就会去找"沐浴者"寻求帮助。当然，他们不会做陶瓷种植牙，也不会用高嵌体给牙齿进行低侵入性治疗。那个时候，唯一可选的治疗方案就是拔牙。

现代牙科诞生于19世纪，德国绝大多数的牙科院系都有一百多年的历史。我的母校维尔茨堡大学前阵子就刚刚庆祝了我系建系一百周年。

您现在大概要问了：那以前的人牙疼了要怎么办？实不相瞒，我也想象不出来。汤姆·汉克斯在那部著名电影里"治疗"牙疼的场面我同样不是很敢看。对我而言，我至今很难想象当年的人是怎么做麻醉的。但信不信由您，对身体上某个部位进行麻醉的手段（局部麻醉）其实只有不到一百五十年的历史。

在培训方面，牙科医学在医学领域中扮演着一个非常特殊的角色。对学习骨科、皮肤科或妇科等其他医学学科的医学生而言，他们要先完成同样的"基础培训"，即基础医学教育，然后再接受各自的专科培训。

和兽医学一样，牙科医学是一个完全独立的专业，课程结构和医学专业很像，但在之前的很长一段时间里，医学生和牙医专业的学生始终没有太多交集。随着《2021—2022学年冬季学期新版执业许可条例》的颁布，这种情况应该在未来几年得到改善，毕竟牙医和专科医生其实没什么区别，都是专门研究某一领域的医生。

当然，我们这一行的"手艺人"属性是牙科学生和普通医学生之间的重大区别。虽然骨科医生和心脏外科医生同样需要动手，但他们动手基本上都是做手术，而且动手之前还需要做出大量的诊断。不过这也很合理，毕竟他们的手术一旦出了纰漏，后果是非常严重的。牙医通常一眼就能看出问题所在，简单分析一番后就可以上手开工，要么去堵龋洞，要么去修假牙。但这也让我们牙医经常被人嘲讽，说我们是半吊子医生，只会堵牙齿上的洞。

我至今还清楚地记得，当年我们跟在医学生后面走进大学解剖室时，主管助理是这样问候我们的："哟，简装大夫们来啦！"

在这个问题上，我们牙医既不需要给自己脸上贴金，也不需要自惭形秽。把牙补得漂漂亮亮，顺利完成根管治疗，这些本来就是手工活，跟木匠和锁匠的工作没什么区别。但另一方面，木匠和锁匠往往是按要求干活儿，而我们还得先做出诊断，确定治疗方案在当前的情况下是否合适，然后再动手干活儿——在这一点上我们牙医还是很有医生味儿的。除此之外，决定牙科诊所里哪些活儿可以分给助理做，这一方面对牙科协会中我们的专业代表而言也很重要。比方说，X光片未必非要医生或牙医本人亲自拍摄，但他的任务是根据X光片给出诊断，并推荐合适的治疗方案。

除了牙齿的病情本身，作为牙医，我们还要在权衡治疗方案时考虑到患者本人。举个例子：如果一位患者有着高风险指征（例如正在服用会影响骨骼代谢的药物），那我们往往会选择拔掉受损的牙齿，而不会试图靠根管治疗减轻炎症，因为患者使用了这种药物，治疗就几乎不可能消除患牙上出现的大面积炎症——炎症甚至有可能会进一步扩大。但另一方面，有些病人服用的药物能够强效稀释血液，在这种情况下，我肯定不会急着抄起钳子拔牙，因为大出血很有可能危及生命。您看，针对个别案例进行权衡也是我们这一行很"医生"的一种体现。

我们总爱跟病人闲扯几句，至少我本人很喜欢跟病人闲扯。有时候我的同事会在我身后悄悄清清嗓子，提醒我差不多可以开始治疗了。闲聊不仅很快乐，还能服务于治疗，这可以帮助我们评估某种治疗方案在当前这个时间点上是否适合这位患者。

为什么要当牙医呢？

当然了，人是不可能某天早上醒来突然决定要当牙医的。绝大多数人见到牙医宁愿绕着走，如果您是患者，那您肯定更不想见到我们。

也许我们应该先回答这个问题：你是怎么想到要当牙医的？我在大学接触到了很多学生，我经常会问他们，是什么让他们选择了这一行。

很多人都有牙科方面的"家学渊源"。也许爸爸妈妈晚上从诊所下班回家后，双手上依然有着一股淡淡的橡胶手套或牙科黏合剂的味道，这的确会给小朋友留下很深刻的印象。我猜如果换成其他日常生活中不太常见的职业，比如小提琴工匠或葡萄农，情形可能也是大同小异。我爸不是摇滚明星，真是太遗憾了……

我爸也是一名牙医，而且他一直在暗中期待儿子能子承父业，同样成为一名牙医。当然，青少年时期的我也有那么一段时间就是不想听父母的话。那阵子我铁了心要读心理学，因为人的思维过程和行为举止一直让我非常着迷。

我爸对此的看法则有所不同。作为回击，他在我床边悄悄塞了几篇报纸上的文章，文章的内容都是在说心理学家的就业前景有多么糟糕。时至今日，我必须承认，我还是很感谢他让我入对了行。也许做心理学家我一样会很开心，但我会很想念牙医这一行的"手艺活"。

做牙医究竟有什么好的呢？在我看来，牙医这一行最大的好处是能够将人际接触和精准的手工操作结合起来。当然，您可以说法医病理学家（就是罪案调查电视剧里拎着箱子出现场的那群人）的工作更为轻松，毕竟他们的患者不会提出稀奇古怪的要求，治疗时患者不会乱动，也不用跟保险公司写文书扯皮。但在我这种喜欢跟人打交道的人看来，医生这一行最好的就是能和人直接接触。

我们牙医的工作同样夹在健康和美观之间。口腔和牙齿的健康当然重要，但美观在口腔中同样扮演着重要的角色。与整容外科医生相比，我们牙科医学有一个巨大的优势——万一补牙材料的颜色不是那么天衣无缝，患者至少还能用嘴唇和脸颊遮一遮。但换个角度想，与牙医相比，成功的整容外科医生倒是更容易收到上流社会的重要花园聚会邀请。

所以您看，牙医这一行是医生、艺术家、外科医生、心理学家和（自家诊所的）小老板的美妙结合，自有其优势所在。听着真不错，所以牙医其实是一份非常理想的职业？很遗憾，十全十美的事物是不存在的。举个例子，在患者口腔中进行精细工作很费后背，也很费眼睛。眼睛尤其遭罪，因为我们通常使用放大镜进行治疗，这会给眼睛造成极大的负担。如果您长时间用放大镜或显微镜进行观察，您就会体会到这一点：不断重新对焦（调节作用）很快就会让您的双眼感到疲惫。

从骨科角度看，牙医斜坐在患者右侧的治疗姿势并不可取。我觉得妇科医生在这方面就很有优势：至少他们能坐在检查对象正前方。

但这种好事显然没有我们牙医的份，毕竟我不可能趴在您身上。我至今还记得我祖父弯腰驼背的身影，那便是每天劳累工作的结果。

在"坐姿经济"和特制的马鞍形椅子这些方面，人们已经试图做了很多改进，但有一说一，我的后背也遭了很大的罪，如果我没有两天做一次体操，那我就压根儿别想上班给人看病了。

钻别人的牙是什么感觉？

牙医和他的牙钻，一刻也不能分割。确实，在我们的大部分工作时间里，我们不是在用钻头打眼儿，就是用钻头磨掉什么东西，哪怕是塑料做的临时假牙。

一个熟人曾经一边给我使眼色一边这样告诉我："先钻一个深洞，然后再收对方一大笔钱把洞填上——你们这个商业模式真是有点儿东西啊！"

很多人都无法接受直接在活物身上进行"操作"的工作，他们的观点是："我不知道我有没有弄疼对方。"说到这里，我想起了一个好故事：在安装种植体之前，我需要在局部麻醉后在患者的骨头上开个洞。安装完成之后，我问这位患者治疗感觉如何，有没有觉得哪里疼。"疼倒是不疼，"她回答道，"骨头上痒痒麻麻的感觉还挺舒服的。"

自然，并不是每位患者都跟这位女士有同感。在有些人看来，医生在牙齿或骨头上乱钻实在是很吓人，毕竟颌骨的深处分布着血管和神经等重要结构，而颌骨的厚度也是有限的。这可不是闹着玩的：如今我们安装种植体钻孔时依然会将手指放在下颌上，从而感受钻头的位置。但请您放心，时至今日，我们在安装绝大多数种植体之前都会先根据精确的X光片预先在电脑上规划，安装过程中我们也会使用模板来帮助实施这一计划。

因此，对解剖学基础的了解和针对个体的个性化诊断至关重要。没有牙医会在不拍X光片的情况下就贸然开始治疗。我们虽然知道人体解剖结构原则上长啥样，但具体情况很有可能因人而异。作为患者，您肯定不希望在治疗结束后听到医生感慨："噢，您的颌骨跟我想象中长得不太一样啊！"

钻牙或钻骨头基本上和钻木头或钻墙面没什么区别。人体中的大部分结构都遵循"外硬里软"的原则，您的牙也不例外。牙釉质非常坚硬，而在牙釉质被钻穿之后，钻头有时会碰到较软的牙本质。骨头的结构也是如此：骨头由坚硬的外层（密质骨）和柔软的内层（松质骨）构成。经验不足的牙医在为种植体预钻孔时往往会一上来就用力过度，让钻头冷不丁地钻进骨头里。这倒不会造成什么戏剧性的后果，毕竟最多也就能这么钻下去半毫米到一毫米，但患者可能会感觉很奇怪，觉得医生在乱钻一气。

说到钻牙，我想回答两个经常被问到的问题。第一个问题：为什么牙科治疗过程中会用到这么多水，事后还要用吸水管从喉咙里吸走呢？

人体的所有部位都不喜欢高温。如果您燎过头发，您应该闻到过一股怪味儿。我们不希望牙齿着火，但钻孔时不可避免会产生热量，而水可以让牙齿冷却下来。除此之外，有生命的结构都对高温深恶痛绝，回想一下您早餐吃的鸡蛋就懂了。鸡蛋煮熟后会发生什么？没错，蛋白会变硬——好完美的一颗早餐蛋。但对牙龈、骨骼和牙神经而言，变硬可不是什么完美的好事，因为组织一旦变硬就会丧失血液供应。考虑到这个原因，还是在高温出现之前用水降降温吧。

第二个问题：天天看着这些横流的液体和牙菌斑，闻着嘴里的臭味，牙医不觉得恶心吗？首先，太娇气肯定是当不了牙医的。但我的确碰到过一位觉得唾液恶心的牙医。就像对猫毛过敏的兽医，要做这一行，这可真不是什么好事儿。好在这位牙医最后放弃了在临床一线治疗病人，转而去从事了研究工作。

老实交代：你们牙医能赚多少钱？

您肯定在想：刺激的终于来了。人人都清楚，医生和牙医肯定不会在收入表上垫底。但自己开诊所的牙医究竟能赚多少钱？这个问题的答案并不是什么机密，甚至能直接在网上查到。根据联邦签约牙医协会2021年的年鉴，自有诊所的牙医2019年的年收入中位数为154 000欧元。当然，这是在扣除税收和其他费用之前计算出的总收入。

如果和53 688欧元的德国平均家庭总年收入放在一起对比，这个收入算得上相当可观。我无意为牙医的高收入辩解，但我希望各位不要忘记两个很重要的方面：首先，自己开诊所的牙医是个体经营者。换句话说，如果你生病了，诊所就得关门歇业，如果你去度假了，也不会有同事帮你顶班。从我的亲身经验来看，几乎每位病人都有我的私人手机号，而我也干过周日奔回诊所给人修理坏掉的临时嵌体这种事儿。

当然，个体经营者也意味着要承担作为企业家的各种风险，举个例子，现在开设一家诊所平均需要55万到60万欧元。要开设诊所，就得操心员工管理、经济危机、法律纠纷、物资采购等一系列问题。当我还是公立医院的一名雇员时，我也嘲笑过他们要操这么多心——打印纸和打印机墨粉难道不是无限量供应的吗？

直到后来我亲自接管了一家诊所，穿着深色西装去找我的银行顾问，看到贷款协议上那一长串的"0"时，我才初步理解了什么叫作"个体经营"。

其次是工作量。个体户牙医平均每周要工作47.1小时——其中一部分花在了治疗上，另一部分则花在了管理诊所上。这大大超过了德国的平均工作时间——每周37.6小时。

您现在可能要反驳我了：某些人的空闲时间不可能这么少吧，要真这么忙的话，他怎么还有空写一本讲牙医的书呢？完全正确，和所有高强度职业一样，牙医也需要劳逸结合；至于这个"逸"是爬山徒步，打拳击还是写书，这就取决于各人了。

就我个人而言，我可以对牙医的各种职业选择做出很全面的测评，毕竟我几乎全干了一遍：在诊所当雇员、在公立大学附属医院上班、在国外的大学附属医院工作，以及作为个体经营者自己开诊所。个体经营牙医自然是最赚钱的，但要承担的责任也是最大的——这一点我想各位企业家都深有体会，不用我再多说什么了。

牙医夫人的牙齿真的很好吗？

牙医的对象近水楼台先得月，所以牙齿肯定完美无瑕——这绝对是牙科领域被大众误解最深的一点。当然，选牙医当对象的确是一个很务实的选择：您的牙时时刻刻都能得到很好的照顾，即便是周末或度假时也不例外。但牙医的神秘世界中有两件事我得跟各位解释一下。

首先，医生和牙医中间流传着一条铁律：最好不要给配偶和近亲治病。当然，我违反过这个铁律。当我还是一个年轻牙医时，我把我妻子的一颗门牙弄坏了一小块。

事情是这样的。垫在填充物下面的橡胶垫推开了牙龈，取下橡胶垫之后，两颗门牙中间的美丽牙龈不仅被挤变形了，还变成了白色。一天之后，牙龈变成了黑色，又过了几天，这块牙龈彻底不见了。几周后，这块牙龈长了回来，我的妻子原谅了我，而她至今依然是我的爱妻，也是我的患者之一。

所以说，医生真的最好不要给对象或亲戚看病，毕竟人总是想追求完美，而有些时候越是强求什么，就越是得不到什么。

其次，我必须得说说对象或亲戚在自家诊所预约就诊的事情——他们的预约是相当不稳定的。

我经常临时把亲戚的就诊预约时段换给另一位非常重要的患者："你这个牙咱们改天也能洗，对吧？"或者一位家庭成员来洗牙，我看都不看对方的嘴："你这牙本来也没啥毛病，洗啥洗啊！"不久前，我惊恐地意识到，我已经有两年没有检查过我妻子的牙齿了。她对此是这样回应的："我要是哪天要做种植牙，我铁定不去找你。"真是太过分了，种植牙明明是我的专长啊！

法定医保还是私人医保？
保险总是让人眼花缭乱

　　德国实行的是强制性医疗保险，也就是说，每位德国公民都要选择一种医疗保险参保。您一般会选择法定医保，保费的一部分由作为雇员的您自行支付，另一部分则由您的雇主支付。如果您的收入超过一定水平，即便您依然受雇于他人，您也可以购买私人医保（但并不是非买不可）。到目前为止，一切都很好。但这两种保险在牙齿保健方面又各自意味着什么呢？

　　也许应该先说清楚一件事。我经常去其他国家讲学，也在美国当过两年牙医，我发现其他国家的牙科标准治疗（法定医保覆盖范围内的治疗）水平几乎都不如德国：他们的医保要么压根儿不包括牙科治疗，要么只涵盖绝对的紧急治疗，如果您牙痛，他们只会给您提供简单的拔牙。2003年，时任德国总理格哈特·施罗德表示，他不希望"从一个人的牙上看出他们的社会地位"。因此，在德国，新型合成材料补牙和用以补上牙齿缺口的牙桥都是法定医保支付目录的一部分。大多数情况下，作为患者的您可能对此没什么感觉，因为结算是医保公司和您的牙医直接对接完成的。

　　您现在大概要反驳我了，毕竟您可没接受过牙医的"免费"治疗。在做很多治疗时，您的牙医会告诉您，虽然法定医保可以支付基本治疗，但为了让治疗效果更加完美——也许是出于美观上的考量，也很有可能是出于医学上的考虑，牙医会考虑使用更好的材料或更精细的技术，而这就需要您支付另外一定数额的费用。一个非常简单的例子是磨牙上的大面积填充物：对于这种治疗，法定医保规定的标准治疗材料是银汞合金，但现在没人想在嘴里镶一坨子银汞合金，所以您就得多花点儿钱换成合成材料填充物。

有一种模式可以基本让您告别这种额外自费，那就是私人医保。根据不同的收费标准，私人医保可以覆盖医学层面上有必要的大多数治疗——种植牙也在其列。如果确实在医学层面上有必要，私人医保甚至能够报销陶瓷贴面的费用。听起来很不错，但它同样有一些缺点。

私人医保的一大缺点在于每个月的经济负担可能会相当沉重。如果您有孩子，那他们通常也会跟着一起参保，于是保费也水涨船高。如果您是雇员，您的雇主每月会支付一半的保费——即便您选择的是私人医保也不例外，但他们支付的保费最高也不会超过固定的平均金额。

但等您退休之后，这种补贴就会停止（养老保险那边倒能提供一笔补贴），而保费也往往会随着投保年限不断上涨，因而这一点也可能在日后成为私人医保的一项缺点。如果您选择了私人保险，而且还没怎么上年纪，请一定问问您的保险经理有没有必要做保费减负，这也许会让您现在多交一笔钱，但它能让您在退休后过得更安心，因为这笔前期准备金能让您的医保保费维持在一个可以接受的水平。

说回日常生活。如果您购买了私人医保，您会在治疗后收到一张账单，然后您要把它交给保险公司。对于大型且复杂的治疗，您应当提前向医生索要报价单并递交给保险公司，因为您的合同中有时可能会有一些特别的规定，或者保险公司和公司请来的专家认为这项治疗在医学上没有必要。在这种情况下，事先了解一下预算，让您的牙医向您说明一下治疗的理由是很有用的。

牙医必须按照所谓的"牙医收费标准"（Gebührenordnung für Zahnärzte, GOZ）计算参保私人医保患者的治疗。每项治疗措施，无论是大是小，都在GOZ中有相应的收费标准。举个例子，牙齿活力检查（往牙齿上放冰块的那个）在GOZ中编号为0700，针对这种治疗，GOZ中列出了3种不同的费率：基本费率（1.0倍）、正常费率（2.3倍）、高阶费率（3.5倍）。

不要问我这是为什么。如果治疗超级简单，就使用1.0倍的费率；如果治疗或者其他措施一般简单，那就用2.3倍的费率；如果治疗比较困难，那就用3.5倍的费率，然后医生还得说明理由。还是拿牙齿活力测试举例："3.5倍费率，理由：患者在治疗过程中躲个不停。"然后您就能拿到9.84欧元。不得不说，这份收费标准的基本结构可以追溯到1988年，上面的报价也一样。所以时至今日，1.0倍的费率已经几乎完全不适用了。

购买法定医保的患者还会有一样特别的东西，我很想介绍一下，那就是奖金计划本。就像在咖啡吧和比萨店收集印花换取优惠一样，您定期接受牙医检查也会得到立法者的奖励。这可不是个别医保公司的营销手段——真的不是，是立法者发明的！每年去看一次牙医，及早发现潜在的牙齿损害，轻轻松松就能治好。您现在也许又要问了：那这个计划本能让我从牙医那里"零元购"些什么呢？如果您之后某天需要戴假牙（参见"有洞就有桥：我需要假牙！"一章），而您的计划本上有连续五年不间断的检查记录，医保提供的补贴就会从60%上涨到70%，如果您的记录能保持十年不间断，补贴额度甚至能上涨到75%。就假牙（例如做牙冠或牙桥）的自费部分来说，这样的涨幅能让您省下不少的一笔钱呢！顺便说一句，被新冠影响的2020年并不会影响您的检查记录。

德国拥有世界上最好的医疗卫生系统之一——牙科领域更是如此。如果您购买的是法定医保，那为治疗"多花"几块钱，好好"经营"您的奖金计划本是很有必要的。如果您购买了私人医保，请注意退休后保费上涨的问题，找您的保险经理打听一下保费减负的事情。

检查预算

私人医保和法定医保，究竟哪个更好？德国的医疗卫生系统在全世界都名列前茅，因此，即便是购买了法定医保的患者也能享受到最为先进的医疗服务。然而，法定医保的指导原则是"充分、经济、适当"。这就意味着，如果您想接受预防性治疗，私人医保所能覆盖的服务自然更加先进。因此，我的建议是，如果您的收入低于参保私人医保的限度，那您不必担心，法定医保的覆盖面是很充分的。但如果您想最大化利用各种治疗手段，其中也包括牙病预防治疗，那额外购买一份私人医保是很合理的。但要注意：这些保险非常复杂，您需要的治疗有可能到头来偏偏不在保险的覆盖范围内。虽然在互联网上投保非常诱人，但额外购买私人医保还是需要当面咨询的。您的家庭医生或牙医也能帮助您挑选最为合适的收费标准。

对于私人医保，服务水平很大程度上取决于您选择的收费标准。警惕所谓的"基本费率"，这种收费标准因为费用较低，所以看起来极具吸引力。如果您选择了这种"减重版"收费标准，购买了私人医保的您的情况往往会比购买了法定医保更差，享受的服务也要比"典型"的私人医保购买者少。因此，记得提前告知诊所您的基本费率，不然后续医生开具账单时必然会有麻烦。对于这种情况，在大多数治疗前拿到准确的报价单会很有帮助。

宜家椅子：论牙科医学研究

　　您也许在著名的瑞典家具商场里见过这样一把椅子：为了显示这把椅子是多么扎实耐用，一个木槌会不断地敲打椅面。

　　牙科医学方面的大部分研究也差不多就是这么一回事儿。因为我们牙医也希望自己做出来的填充物和牙冠能尽量耐用，"不断敲打的木槌"我们也有，那就是咬合面另一边的牙齿。我们为此开发了所谓的咀嚼模拟器，它长得和宜家那个机器很像，主要工作就是在实验室里敲打一颗人造牙齿，直到把它敲断为止——坚持时间最长的材料就是赢家。其他科学家往往会对这种研究嗤之以鼻，毕竟最负盛名的研究是直接在病人身上进行的控制性研究，参与实验的病人和医生甚至同样被"蒙在鼓里"，他们完全不知道进行的是什么样的治疗，也不知道吃的是什么药。牙科医学的本质决定了这种"双盲"实验是很难进行的。当然，正如著名的"降落伞比较"显示的那样，这种实验也有局限性。毕竟迄今为止，根据最严格的科学研究标准（双盲随机实验），我们没有证据能够证明背着降落伞从飞机上跳下去一定比不背降落伞更安全。也许您愿意来当这项研究的受试者？

　　当然，牙科也有其他类型的研究，比如针对某种手术技法的临床研究、实验室研究和基础研究也是有的。但从原则上讲，牙科的研究依然非常重视实践。就我个人而言，如果这些实验研究和日常诊疗实践没有密切的关联，我很可能不会花这么多时间来做。

我有一位从事医学基础研究的好朋友，他主要是用免疫系统的稀有细胞做实验，绝大多数时间都泡在细胞实验室里。如果有人问他，他的研究什么时候能用在病人身上，他总会笑着推辞道："这是基础研究，重要的是更好地理解过程嘛！"

牙科医学领域的绝大多数科学研究都与临床紧密相关。举个例子，我自己曾经研究过哪种手术技巧和哪种材料最能减少拔牙后出现的颌骨萎缩。这种研究倾向有一个好处：大多数问题都是从日常问题中引申出来的。通过一系列的研究，我们可以确定地说，某些特定的治疗方式可以很大程度上防止这种萎缩的发生。我必须承认，我的小小研究和青霉素或X射线的发现在科学上的地位有着天壤之别，但我的研究让治疗变得更简单、更温和，也算是在为科学的进步发挥着小小的贡献吧。

牙科的实践导向和难以保证匿名的客观事实决定了牙科的许多学术研究并不符合最高的科学标准。举个例子，医疗质量与效率研究所近期发布了一份报告，声称没有科学证据可以证明牙周病治疗后结构化随访（也就是前文中的"进阶版PZR"）的确有效，而这种治疗方法在之前的几十年里一直成功地防止着牙周病进一步恶化。

当然，下面这个问题对每位牙医都很关键：我们是不是从今往后只能应用那些经过高级研究证明的有效疗法？难道就因为没有科学证据证明牙周病治疗后定期随访的有效性，我们就要从今天开始直接放弃它？如果是这样的话，那正骨医师、顺势疗法医师和替代疗法医师的日子可就难过了，毕竟几乎没有科学证据能够证明他们所在领域的有效性。其他医学学科的日子也不好过。假如您马上就要临盆了，您的妇科医生突然问您，有没有兴趣参与一项有关不同引产方式的科学研究，您又会作何回答呢？

研究固然重要，但这并不代表您的医生或者牙医所做的一切都必须经过科学验证——医生自己的经验也可以在治疗中派上用场。德国的考科蓝合作组织将"循证医学"定义为"个人临床专业知识与现有最佳外部证据的结合"，也就是要让医生的个人经验和学界中有关某种治疗方法的现状在天平两端达到平衡。

当然，学科的科学研究结果是不断变化的，患者一方面希望接受最先进的治疗方法，另一方面又不希望接受不成熟的治疗方法。这就是牙科医学继续教育发挥作用的地方：立法者规定，每位牙医都应当接受进修培训。

多年的实践经验加上定期进修培训，这无疑是确保治疗顺利有效且避免并发症的最佳组合。您需要接受的治疗越复杂，您就越有必要咨询相应领域的专家。顺便说一下：好牙医的一大标志在于，他们会在您需要接受某些治疗时把您交给另一位牙医。除此之外，德国科学医疗协会（AWMF）的现行指南也能给医生和患者提供很不错的参考。几乎所有医学和牙科医学协会都有代表加入这个协会，并为各自负责的疾病撰写了指南。从原则上讲，这些指南是为医疗专业人员准备的，但对患者来说也很值得一读！

👍 **医生小贴士**

研究固然重要，但对医生而言，研究并不是全部。定期进修了解最新研究加上多年的临床经验才能造就成功的医生／牙医。治疗越复杂，咨询专家就越有意义——许多牙医自己也在做这件事情。

本书的"禁忌证"及"不良反应"：
还有啥要说来着？

最近有位患者对我说，她完全想象不出来怎么会有人真的爱做这份工作。说这话时，她的脸上写满了真诚的嫌弃。我倒不是希望您读完这本书之后立刻申请去学牙医，但我希望这一行的一些有趣故事能让您印象深刻。有些段落或许让您哑然失笑，或让您记下了一些在紧急时刻派得上用场的建议，而且您现在总算知道了，大多数牙医最爱的汽车品牌确实是保时捷卡雷拉。

如果其他人的嘴巴依然让您发怵，您至少在读完本书之后学到了一些如何维护自己牙齿健康的小知识。牙医如今对牙病预防和牙齿维护如此上心，这也许会让您感到非常吃惊。当然，我们牙医依然经常修补牙齿，而且实话实说，我们依然很爱给别人修补牙齿；但通过及早使用氟化物、窝沟封闭或针对性的膳食营养资讯来预防牙病出现，这才是我们这一行中真正有"医生味儿"的东西。也许您目前的牙医依然遵循着"钻牙，补洞，收钱"（drill,fill,bill）的老一套原则，等着下一个龋洞或下一个牙周袋出现，然后再如法炮制。我们现在管这种方式叫修复性牙科医学。

预防疾病出现，防止疾病进一步恶化发展，这才是我们应该关注的重点。从这个角度来看，我们同样要关注种植牙、粘接桥或合成材料填充物等治疗手段，它们造成的创伤都比传统治疗更小，对健康牙齿和牙齿结构的损伤也小得多。举个传统牙桥的例子您就明白了：要用传统牙桥替换缺失的牙齿，旁边两颗往往还很健康的牙齿通常要被磨掉80%，才能充当桥墩固定住牙桥。

因此，下次您的牙医再面色凝重地告诉您需要做牙冠时，您不妨问一下能不能通过补牙或用高嵌体解决问题，这两种方案自然要比做牙冠对牙齿温和得多。或者，您的牙医告诉您有颗牙非拔不可时，请回想一下格赖夫斯瓦尔德大学的科学家们做的那项研究：他们收集了因各种原因而被牙医拔掉的牙齿，这些牙齿在被拔掉时至少还有50%~70%的健康牙周结构，而专业牙周病学专家（也就是一位了解牙周病的牙医）会在健康牙周结构只剩下25%时才考虑拔牙。

但作为患者的您也要做到一些事情。如果您爱吃小熊软糖和薯片，日常唯一的运动就是坐在沙发上摆弄遥控器，那就算您的重视牙病预防的牙医给您提出了完善的预防方案、就算您买了最好的电动牙刷，他们也一样很难帮到您。本书中提到的近期研究结果应该已经说服了您：不良的口腔健康会让人更容易得心血管疾病，造成更多的早产，也会让身体耐力和肌肉力量显著下滑。您想在网球比赛中战胜您的宿敌，或在高尔夫球场上打入最后一洞？改善您的口腔健康吧，它能帮您实现愿望。

我经常在牙科专业会议上介绍这个以预防为主的概念，并向大家展示如何通过改变患者的生活方式（这里我指的不是换个新潮的发型，或购置一套时尚的休闲服）为口腔健康带来积极影响，让原生牙齿在口腔中坚持更久，甚至改善患者的整体健康。有位参会同行曾饶有兴致地问我，我是不是把我诊所里的治疗椅换成了蔬菜架子和跑步机。我不禁笑了起来，但不得不说，他说的倒也不完全错。

彩蛋：

牙科诊所的搞笑神秘日常

您也许看过美国的医疗剧《急诊室的故事》，这部剧就像是美国版的《黑森林诊所》，只是动作戏更多。或许您喜欢看德国本土的医疗剧，比如《友善之举》，又或者您会主动承认自己是俗气的医生主角言情小说爱好者。

为什么我们会对医生的日常工作如此感兴趣，以至于愿意花业余时间去多了解一些呢？反观现实生活，绝大多数人看到开放性骨折或张开的裂口都只会感觉恶心想吐。

当然，可能一大原因是剧里的急诊医生们英俊潇洒、貌美如花：哪怕是刚做完几个小时的急诊手术，或刚刚结束一次繁忙的夜班，医疗剧的主角们依然帅气、美丽，而外科医生和麻醉师之间的地下恋情就更是加分项了——我知道，这也是一个俗套烂梗，但时至今日，这种桥段在医疗剧中依然屡见不鲜。

另一方面，医生的日常的确令我们着迷，因为他们的工作混合着戏剧性的日常和跌宕起伏的情感。而这也并非什么新鲜现象：我奶奶虽然很欣赏布林克曼教授[1]的一丝不苟，但她也一样爱看诊所主任的私人生活。

1　克劳斯·布林克曼教授是德国医疗电视剧《黑森林诊所》中的虚构主角。——译者注

似乎牙科这一块是电视媒体市场上的空白领域，因为我还没见过有讲我们这一行的电视剧，一大原因是我们的治疗通常情况下实在是没有戏剧性：您觉得持续一个钟头的根管治疗有没有改编成激动人心的医疗剧的潜力？我也很少见到有患有牙齿脓肿的患者坐着直升机来诊所看病，而我则脖子上挂着听诊器，穿着迎风招展的白大褂，为患者提供治疗。

话虽这么说，我做牙医这么多年来还是经历了不少有趣但也很严肃的事件，下面我就来详细跟各位讲一讲。如果有电视制作人看上了这些故事，我还是很有兴趣合作的。

牙冠与下水道

我还是个年轻的助理医生时，接诊过一位特殊患者。我当时在慕尼黑的一家诊所工作，那家诊所接待的患者或多或少都算得上知名人士。我老板当时再三提醒我，治疗这位患者时一点儿纰漏都不能有，因为她是电视界的名人——我当年的老板开设的诊所的确会接待这样的患者。

即便是对我这种初出茅庐的菜鸟，那次治疗也很简单，因为就是在门牙上装一个牙冠：取下临时牙冠，把已经在牙科技师工作室里检查好颜色和形状的牙冠粘上，清除掉多余的黏合剂，然后就完事儿了。患者对她的临时牙冠显然有些不满意，于是尖酸刻薄地说："希望十分钟之后我能戴着我的新牙冠重新出现在大众面前，虽然您很年轻，但您想必肯定能做好吧！"这话可一点儿都没让我放松下来。

我一边松动临时牙冠，一边又暗自向上天祈祷，真心希望牙冠的颜色、形状和匹配效果都能满足这位患者的高标准。为她试戴牙冠后，我不禁松了一口气，因为一切都很合适。甚至患者本人都挤出了一个小小的微笑，因为她在想，现在肯定不会出现任何差池了。但我们都忘了墨菲定律的存在——难不成您失手弄掉三明治时它给您表演了一个完美落地?

我又给牙冠消了一次毒,用水冲掉牙冠里最后残余的一点儿清洗剂——就在这时,惨剧发生了。

我之前就注意过,这间治疗室水槽的虹吸管开口特别大。也许是我当时太激动了,牙冠从我的手中滑了出去,扑通、扑通、扑通——牙冠精准地钻进了其中一个大开口,然后掉进了水槽的下水道里。

您完全想象得到,那会儿我脑子里飞过了无数个念头,因为患者还满怀期待地躺在治疗椅上。当然,我立刻就试着悄悄地打开下水道,但即便我用上了钳子,也没能把那个牙冠给夹出来。

患者这会儿已经意识到事情似乎有点儿不对劲,我试图向她解释,但她并不买我的账。我向她保证,我们可以打开下水道,把牙冠清洗干净然后给她装上,但我这一系列无能操作已经把她气得七窍生烟了。

她愤怒地抓起临时牙冠,头也不回地离开了诊所,而且以后再也没回来过。您大概可以想见我跟老板解释情况时是什么样的场面。时至今日,每当我在电视上看到这位女士,牙冠掉进下水道的画面就会立刻在我脑内以慢动作的形式重放起来。

到底是谁做的麻醉?

在大学附属医院工作期间,我会跟年轻同事们一起治疗患者。通常情况下,年轻的助手们会向我简单介绍患者情况,然后跟我讨论基本的治疗流程。之后由助手们对患者和治疗室做进一步的准备工作,包括对治疗部位做局部麻醉。

那一天,事情本来也应该是这样进行的。那天那位病人和善得不得了,对于她终于可以接受治疗这件事,她表示非常感激,觉得同时有三位牙医照看她是一件很特别的事。

结束和助手的讨论之后,我离开了治疗室,好让他们为之后的治疗做准备。按照计划,我负责治疗的第一部分,然后年轻助手们会接手下一步的治疗,我则给他们打下手。当我回到治疗室时,患者已经盖好了无菌巾,所有的器械也都准备好了。

我戴上手套,又安慰了一下患者,然后在牙龈上切下第一个口子,并开始向助手们解释我的治疗方法。我注意到病人有些不安,但我并没有多想,因为这种情况在牙科手术期间经常发生。

但过了一会儿,我忽然有了一种奇怪的感觉,于是我也问患者有没有什么感觉。患者有些紧张地说感觉好像还有点儿"压迫感",但也许这是正常现象吧。我看向两位年轻的助手,感到有几分好笑,于是我问他俩:"到底是谁做的麻醉?"毕竟大部分年轻同事都不太敢多用麻醉。我补打了一点儿麻醉剂,然后再次看向两位年轻的同事。

我看到其中一位助手向对方投去询问的目光,那眼神仿佛在说:"你打麻药了吧?"另一个助手则回给他一个眼神:"我以为你打过了。"简直像踢足球:"接好啊,我稳了。"

考虑到她当时压根儿没有被麻醉,这位患者实在是相当的镇定自若。

笑不出来了——真是好险

我有位患者总是习惯在晚上工作,所以只能预约中午之后的时间段就诊。他患有心脏病,而且在服用很多种药物。我现在也不记得那次究竟是怎么回事儿,但那天他约了上午来就诊。我记得我还跟他开玩笑,说上午十一点就是他的半夜。当时我正在做一项比较小的治疗,然后意外发生了。

他忽然大汗淋漓，面色惨白，对我说："大夫，我感觉好……"然后就不省人事了。患者失去了意识——我们必须迅速采取行动。

我们的诊所中有一个暗号，一旦发出，所有工作人员都要立刻停止手中的工作前去帮忙，而那天我们就发出了这个暗号。有人立刻把急救箱拿进了治疗室，我们采取了初步的急救措施，确认患者还在呼吸，还测得到脉搏和血压。幸运的是，我的诊所就地处市中心，急救医生只花了三分钟就赶到了现场。

病人很快就恢复了意识，但急救医生依然对他做了全面检查。急救医生最后发现，这位患者工作了一整夜，几乎没怎么睡觉，也没吃早饭，接受治疗前还异常兴奋。

患者的心脏本来就很虚弱，再叠加上这么多因素，意外自然很容易发生。这么看倒确实像《急诊室的故事》，只不过事后的我看起来并不怎么风轻云淡。

牙医也能救人一命

另一个令人印象深刻的故事发生在我在大学工作期间，它至今依然能让我意识到，我们牙医同样也是"医生"。

有位老太太的种植牙出现了炎症。这位患者人非常和善，没有任何基础病，对我而言，这不过是又一次常规治疗。在完成了几个治疗步骤之后，我顺利治好了四颗种植牙中的三颗——第四颗种植牙的炎症始终没有愈合，反而越发严重了。

我又尝试了进一步的手术治疗。但我有一种奇怪的预感，于是我在治疗中途取了一小块种植牙部位的组织样本。尽管如此，我依然没有多想，毕竟患者没有任何风险因素，而取组织样本也不过是治疗不奏效时的常规操作罢了。

一周之后，我们收到了晴天霹雳一般的检查结果，这位患者得了癌症，而且是一种极具侵略性的癌症：鳞状细胞癌——患者几乎是站在鬼门关前。

我至今还清楚地记得那一刻：我喉头发紧，带着这个戏剧性的诊断结果走进诊疗室。我经常告诉患者他们有龋齿，甚至经常告诉他们有一颗牙非拔不可，但我从来没有给患者宣布过这样的诊断。对那位患者而言，这个诊断结果给她带来了巨大的冲击，她大哭起来，而后昏了过去——一次简简单单的牙龈发炎就这样变成了生死一线的致命诊断。

后来，这位患者不得不做了几次大手术，接受了放疗和化疗，但这个故事有一个大团圆的幸福结局：她挺过了这些治疗，我最近还见到了她。她能够活到现在可以小小地归功于我在为她做手术时的直觉，毕竟对于这种肿瘤，能早发现一天都是好的。

小小的瞬间也能改变一切

有些时候，做牙医也要以身涉险：我在大学附属医院工作时接诊过一位人类免疫缺陷病毒（HIV）阳性的患者，他需要做两个新牙冠。当然，在治疗患有这种基础病的患者时，我们会在治疗过程中穿上特殊的一次性防护服，毕竟牙龈出血几乎是每次治疗都避免不了的，而HIV病毒可以通过血液等体液传播。备牙进行得很顺利，我转身去拿抛光机，准备给用来保护打磨后牙齿的临时牙冠做抛光。就在那时，意外发生了。

我之前忘记给用来打磨临时牙冠的锋利铣刀套上保护套，我一个转身，沾着血迹的刀尖就刺穿了我的防护服，扎进了我的小臂。

刚开始那一分钟，我完全忽略了刚刚发生的事情，然后我冲出诊室，开始挤压伤口，甚至把伤口打开得更大，给伤口"放了放血"。我给这个部位消了好几遍毒，然后又抓起患者的病历，毕竟在这种情况下人总是希望自己弄错了什么。

很遗憾，情况并非如此。我感到有些头晕。无数想法在我脑内飞掠而过。之后会发生什么？假如我真的感染了，我的个人生活会有什么变化？我还能继续做牙医吗？

我当年的同事立刻意识到了形势的严重性，立刻带头进行紧急处理。她又为我消了毒，再次挤压了伤口，送我去看了工伤鉴定医生，让我立刻开始口服药物治疗，并且详细记录了事故的全过程。

长话短说：在忐忑不安了四个星期之后，大学附属医院的病毒学部门打来了一个令人长舒一口气的电话。我至今还清楚地记得接到电话后的那个晚上，我们像过生日一样好好庆祝了一番，因为尽管现在针对HIV感染的治疗方案非常完善，但作为丈夫和医生，我的人生依然有可能经历一些变化。

那位年轻的意大利牙医

我在纽约那所大学工作时，发生过一个还挺温馨的故事。在美国，很多大学都会欢迎世界各地的年轻牙医在毕业后来接受专门化的培训，这种培训称作研究生教育，而我有幸任教过的纽约大学也有这样的培训。

和我同时在那边工作的是一位年轻的意大利研究生，他的魅力与热情让他很受大家欢迎——他简直可以去演医疗剧了。有一天，我跟他一起治疗一位年长的患者，而这位患者对他也很有好感。在简短的初步讨论后，他自己进行了治疗，治疗的内容是在种植上做牙冠，所以需要取牙模。

这项工作并不复杂，于是我就放他一个人去做了。过了一会儿，他回来找我，问我想不想一起去吃午饭——跟学生一起下楼去食堂吃饭是很常见的事情。

我们聊得很开心，其他来自不同国家的研究生也加入了进来。我们又喝了一轮咖啡，然后我问他那位老太太的牙模做得怎么样了。

仿佛被闪电击中一般，他噌地站了起来——他完全忘了病人还在两层楼上的治疗椅上坐着，嘴里还叼着牙模。我俩急忙奔上楼去，但那位女士依然心平气和地坐在治疗椅上，等待着她的那位年轻的意大利牙医。

当然，他用他的魅力顺利解决了问题，他告诉她，这是一种特殊的牙模材料，需要很长时间才能固化。这位患者临走时甚至亲自向我道别，而且再次强调，那位年轻的意大利牙医业务水平非常高超，接受他的治疗令她非常舒适。因此，如果您的牙医说自己使用了一种特殊的牙模材料，那您就该怀疑一下，他很有可能只是想去吃午饭了。

一个有些不寻常的要求

我在美国时接诊过一位需要做牙龈移植的年轻患者。在手术前几天的术前准备会上，我像往常一样，对手术进行了详细的讲解。讲到最后，我问患者还有没有什么不清楚的地方，而她问了我一个有些奇怪的问题：她要等到什么时候才能重新使用她的嘴？

我尽职尽责地告诉她，术后吃饭时要小心，并且尽量少说话。患者似乎不太赞同我的回答，但暂时对我的回答表示满意。我觉得这一定是因为英语不是我的母语，因为我好像没太明白这个问题究竟是什么意思。

几天后，我进行了手术，一切都按计划顺利进行。术后问诊时，患者又问了我一遍，她什么时候才能再次使用她的嘴。我有些迷惑，但还是给出了和术前谈话时一样的答案。

然后她问能不能跟我私下谈谈。事情真的怪起来了，尤其是在美国，医生做什么事情都是要有第三方作为证人在场的。

话虽这么说，我感觉患者确实还有问题想问我。等我把所有工作人员都请走之后，患者摊牌了，她想知道什么时候能再用嘴……，以及能不能在麻醉药效消失后立刻开始——那才刚刚是手术过后两小时！

我完全愣住了，最后结结巴巴地憋出了"……还是等麻醉药效过了之后再……"和"……要不咱最好还是等到明天……"这种话。

一半牙医，一半猪倌

针对我的专攻领域，即牙龈矫正和种植牙治疗，我在很多国家都做过主题演讲，也开过研讨会。我曾经在中国开过一次为期一天半的研讨会，主题是牙龈移植。现场给我配了一名同声传译，他会逐字逐句地翻译我说的每一句话，而参会的学员们则戴着耳机。对演讲者而言，这种情况总是让人有些不太适应，毕竟每一个小笑话都要延迟几秒钟才能逗笑台下的学员们。

我课程的主要部分涉及一种在牙龈移植过程中会额外用到的有效成分——"釉基质蛋白"，英文名叫"Enamel-Matrix-Derivative"。

这种成分是从猪牙中提取的，已经得到了学界的充分研究，医生和牙医很容易就能买到，于是我想当然地以为所有学员都知道我说的是什么。但这种产品那时在中国还没有真正普及开来——我本该想到这一点的。

研讨会第一天那一整天我都在琢磨，为什么参会者看我的眼神有点儿奇怪，只偶尔问我一些比较感兴趣的问题。即使他们提问题，提的问题也都很奇怪，比如我会把这些动物养在哪里。我依然没有多想，因为这种成分的确是从动物身上提取的。于是我老老实实地回答说，这些是按照法律要求饲养的动物。与会者听了我的回答越发疑惑了，之后索性不再提问了。

到了研讨会的第二天，会场里忽然少了三分之一的人——他们想必是对这个主题失去了兴趣。虽然失望，但我依然顽强地按照计划将研讨会推进了下去。在那天的最后一次茶歇时，我跟翻译聊了起来，他半是赞叹半是疑惑地问我，如何安排诊所里那么多动物；他还想知道，在经营诊所之余，养那么多头猪是不是特别麻烦。

直到这时，我才缓缓意识到，之前的一天半显然出了很大的问题：我不幸念错了英语中"牙釉"（Enamel）这个词的重音，于是翻译听到的是"动物"（Animal）。参会的学员大概以为我会在做牙龈移植之前冲进我巨大的猪圈里，从猪嘴里拔几颗牙加工一番，再装到患者身上。实话实说，如果坐在台下听课，我也会翘掉第二天的课程，毕竟这位一半像牙医、一半像猪倌的德国演讲者看起来实在很可疑。

关于气味的小问题

我还是年轻助理医生时，在慕尼黑的一家诊所工作过，这家诊所不仅以其出色的治疗水平闻名，还设有一个附属的研讨会中心，这个中心在牙医当中也享有盛名。

对我这个年轻牙医而言，这再好不过了，因为我每天都能直接观摩最先进的手术治疗，而如果我帮助组织工作，还能免费参加所有的研讨会。

我的老板们都是出了名的工作狂，因此通宵达旦是常有的事，但我通宵不是在享受慕尼黑的夜生活，而是在为课程和大会做准备。我曾经问过我的一位老板，这些准备工作应该什么时候做，他给我的回答令我至今难忘："您晚上都做些什么呢，菲克尔先生？"

大部分的研讨会都是所谓的"实践操作培训研讨会"，这意味着手术技术会在大屏幕上或现场手术过程中进行展示，然后参会者要在动物下巴上练习实操。

那是一个美妙的夏日，蓝蓝的天上万里无云，每天气温都在三十摄氏度以上，我们举办了一场有关某种骨增量技术的研讨会。最适合练习骨增量手术的是羊的颌骨，因为羊上颌窦部位的骨骼解剖结构跟人类非常相似。别担心，我们没有为了这场研讨会而特意宰杀羊，羊下巴本来也是屠宰场不要的部分，如果我们不要走，最后也会被处理掉。

我至今还清楚地记得，那堆羊颌骨刚运来的时候就不怎么好闻——这大概得怪之前几天的高温。为期两天的研讨课非常成功，但茶歇时大家最爱聊的话题莫过于那稍显难闻的羊膻味。

研讨会结束之后，大家都飞一般地逃离了会议室，毕竟接下来等着大家的是天气宜人的悠闲周末。

不幸的是，教室看起来一片狼藉，而负责打扫的人是我。于是我老老实实地擦了桌子，扔掉了弄脏的保护膜，把所有的羊颌骨塞进一个塑料袋里，准备把它们放回冰箱冷冻室，毕竟负责处理的人要到下一个工作日才能来把它们收走。

当然，我也想去过周末，于是我忘了把那一袋子羊颌骨放进冰箱。就这样，它们在三十多摄氏度的高温下在诊所的接待处醒目地摆了将近三天。

周一早上第一个开门的人肯定被臭味狠狠袭击了一通。那恶臭简直令人发指——别忘了，羊颌骨早在五天前，也就是研讨会开始时，就已经开始微微发臭了。

故事的结局：诊所关门停业了一天，因为开窗通风也散不掉那股恶臭，开展专业工作更是想都别想了。您大概想象得到我的老板们找我谈话时的情形——套用英国王室的那句经典台词："他们可不觉得有趣！"
(They were not amused!)

过分热心的屠夫

说到动物颌骨，我几年前在瑞士举办过一场关于牙龈种植的研讨会，当时计划在猪颌骨上进行练习。考虑到多年以来作为主讲人的我几乎什么事情都经历过了，我这次特意把猪颌骨的类型和准备工作例图都发给组织者，好让他们转发给屠夫或者屠宰场。大部分情况下，这样做效果都很好，但并非每次都奏效。

于是研讨会当天，我一早就来到教室做好准备，想着先检查一下猪颌骨，从而避免在几小时后的正式练习中收获一些不愉快的"惊喜"。

很凑巧，我遇见了正在交货的屠夫，他长得跟大家想象中的屠夫简直一模一样。他穿着白罩衫，罩衫上还有淡淡的"工作痕迹"，自信地把手里的一箱猪颌骨端给我。他带着浓重的瑞士口音轻描淡写地说："俺已经帮恁把上面烦人的皮都去掉嘞，这样恁就容易钻到骨头啦！"一箱被剔得一干二净的猪颌骨就这样摆在我面前。

没有牙龈，也就没法做牙龈移植，这课自然也没的上了。

入乡随俗

我之前提过好几次，我在美国工作过一段时间——我的老板是全美国也是全世界最著名的牙医和科学家之一。他是绝对的行业标杆，他只要一走进房间或阶梯教室，屋里所有人都会毕恭毕敬地向他问好。每场讲座结束之后，他都会站起来对刚刚的报告做简要的点评，而每个人都会恭顺地点头如捣蒜。

我记得有天晚上我正准备下班，结果在电梯里碰见了他。他跟我说了几句话，然后用"一会儿见，斯特凡"（See you later, Stefan）结束了谈话。我认认真真地把这句话自己给自己翻译成了德语，刚到美国的头几个星期我的英语水平还不是很稳定，然后我一下子"明白"了：我的老板，这位行业标杆，想让我再多留一会儿。

我回到了我的工位上，又打发了一小时的时间——其实我也不知道我究竟在等些什么。过了一小时，我再次鼓起勇气，决定结束今天的工作。猜猜我在走廊上又遇见了谁？没错，又是我老板。他有些惊讶地问我："还在忙吗，斯特凡？一会儿见！"

您现在也许在笑，但请您想想，我当时对我的老板满心敬畏，对美国的语言和文化都不熟，而且我也不想犯错。于是我再次折回头去，又在工位上硬撑了一段时间，依然不知道我这样做究竟是为什么。

我忐忑地拨通了一位德国朋友的电话，他在美国待了有一阵子，而且跟我在同一所大学工作。我如此高涨的德式责任感让他笑得上气不接下气，然后给我解释了一番：美国人的"see you later"其实就是随口说一句"回见"！

好吧，这就是我在美国学到的第一课。从那时起，我也开始用一句随意的"回见"向所有人道别，有时还会忍不住偷笑一下。

啊，原来您是主讲人？

我至今还清楚地记得我第一次在其他牙医面前做报告的情形。其实那次主办方邀请的是我当年工作的诊所的老板，但他没空，而他人非常好，替我好好美言了一番，说我很会做报告，而且是经验丰富的临床医生。

呃，我当时刚刚大学毕业两年，小手术能做好我就很高兴了，但我现在竟然要做报告介绍一个牙科领域专家才能讲的主题：前牙区域的种植牙。

抵达会场之后，我去签到。可能是因为我看起来很年轻，我什么话都还没来得及说，签到处的女士就抢先开了口："啊，您是来参加学生项目的吧？"她塞给我一个标明学生身份的胸牌，然后把我带进了学生项目的房间。

因为我的年龄和胸前的吊牌，我在晚上的活动中同样被分去了大学生们所在的一桌，并跟年轻的同事们度过了非常愉快的一晚。其实我一点儿不介意被认成学生这件事，毕竟我不用回答任何有关我自己和个人经历的大问题。但我有一搭没一搭地听到负责人们非常担心，因为第二天的主讲人到现在还没有露面。

第二天早上，我鼓足勇气主动介绍了自己。负责人们都很惊讶，那位把我误认成学生的女士也很吃惊。

不幸的是，我的报告做得也不怎么顺利。由于过度激动，我不小心播放了错误的幻灯片，兴致勃勃地讲了两分钟才发现。于是我结结巴巴地表示，我要换成正确的幻灯片从头讲一遍。讲了半小时之后，我已经冷静下来了一点儿，结果麦克风的电池又没电了，于是报告不得不再次中断。换好电池之后，我在测试麦克风，问大家能不能听清我说话，一位参会者尖锐地回答道："好歹现在声音是听得清了。"

在回去的路上，我暗自发誓，以后绝对再也不做报告了。

那可是拉松教授，我还能怎么办呢？

就在我翻车报告初体验的几年后，又有人邀请我去做报告了。组织者是个手忙脚乱的意大利人，他非常兴奋，也非常自豪，因为很多著名的演讲者都应邀前来参会。当时的我不算很出名，但也不算是无名小卒，差不多位于"第二梯队"。这次大会最著名的演讲者是一位来自瑞典的科学家兼牙医，他写了很多备受推崇的专业书籍，做了一些基础性研究，他的研究成果如今我们每天都会在治疗病人时使用。对我而言，他——我们姑且叫他拉松教授吧——同样是我的一大榜样，所有人都非常尊敬他取得的成就。

那会儿他已经七十多岁了，但他依然是这次大会的绝对亮点。我俩的报告是大会第一天的最后两场，之后还有主办方组织的大型晚宴，所以乘大巴去餐厅的时间是固定的。

在主持人的介绍之后，拉松教授开始了他的报告。拉松教授和我各有三十分钟的演讲时间，我坐在第一排，手里捏着麦克风和激光笔。

拉松教授一出场就开始追溯他学术生涯的开端，当时我就在想："三十分钟到底能不能完事儿啊？"三十分钟过去了，拉松教授还卡在他报告的绪论部分。四十分钟过去了，手忙脚乱的组织者向我走来，用支离破碎的意大利式英语对我说："请问您能不能把您的演讲缩到二十分钟？那可是拉松教授——我还能怎么办呢？"显然，他觉得大会的主演讲者兼牙科医学的标杆式人物是不能被打断的。

我给出了肯定的答复，他满意地离开了。五分钟之后——拉松教授在开讲四十五分钟之后总算讲到了报告的高潮部分——我的意大利朋友又努力挤到我身边。他现在开始担心晚上的宴会了，因为大巴搞不好已经在等着我们了。他小声对我说："您能在十五分钟内讲完报告吗？那可是拉松教授——我还能怎么办呢？"我笑着说可以，毕竟我已经学会了一件事：不要试着改变你无法改变的事情。又过了十分钟——感觉拉松教授在讲了五十五分钟之后终于准备慢慢给报告收尾了——那个意大利人脸上挂着一层薄汗再次出现在我面前，准备甩出一个让他颇费心力的建议："您今年可以放弃您的报告吗？那可是拉松教授——我还能怎么办呢？放心，您的演讲报酬我们一定会给，明年我们也还会请您来！"

　　十五分钟之后，拉松教授结束了他长达一小时十五分钟的报告，并在全场的起立鼓掌中被欢送下台。晚宴时，我和几位大会参会者坐在同一张桌子上，一位同事冲我抛出了个问题，让我不禁哑然失笑："您说拉松教授的报告精不精彩？他这么大年纪还这么能讲，真是太厉害了！"

致谢

首先，我要感谢世界上最伟大的一家子：感谢我的妻子维姬，她一直支持我做的一切，用爱和同理心支撑着这个家；感谢我们可爱的孩子海伦娜和尤斯图斯，他们每天都让我们的人生更加丰富——你们仨就是最棒的！

感谢我的父母贝亚特和沃尔夫冈，没有他们的支持，我是不可能选择这个职业的。他们伸出的援手也总能为我们提供依靠。

感谢我的岳父岳母安娜玛丽和沃尔夫冈，他们从一开始便对这本书展露出了极大的热情和兴趣，是我们生活中的重要支柱。

我要感谢最棒的诊所团队：西格丽德·格罗伊佩尔、苏珊·科赫、奈拉·佩帕尼安和雷娜特·施密特，多亏了她们的帮助，我才能在经营诊所之余完成这本书的写作。感谢我的诊所合伙人，私人讲师拉尔夫·克鲁格博士，感谢他为本书提供的更正与评论，也感谢他愿意跟我就私人问题和专业问题进行许许多多次讨论。亲爱的拉尔夫，你不仅让这本书变得更好，还让作为牙医的我变得更好了！

我特别要感谢加布里埃尔·克拉斯特勒教授，他从专业角度出发为本书做了校对。非常感谢您，亲爱的加布里埃尔，您的指正很有价值！

非常感谢我的老朋友莫里茨·科布舒尔教授，他以自己的科学专长与政治学知识为本书提供了许多重要的建议，并且纠正了书稿中的一些错误。

我还要感谢于尔根·费德维茨博士，他带着一丝不苟而"不怎么会说话"的态度通读了本书，并为本书带来了许多重要的改进。

非常感谢我的导师马库斯·许尔采勒教授、奥托·楚尔教授、汉内斯·瓦赫特尔教授和沃尔夫冈·波尔茨教授，他们在我职业生涯早期对我造成了巨大的影响。除此之外，我还要感谢乌尔里希·施拉根豪夫教授，他从"医学"角度对牙科的理解让我真正懂得了我们这一行的"医者"之道。

我还要感谢乌尔丽克·舍费尔，如果没有她的热情和坚持，这本书可能又会消失在抽屉深处，永远无法重见天日。

最后，我要感谢奇维出版社对我这个菜鸟作者的信任，尤其要感谢我的编辑大卫·鲁普，他让这本书的文字水平直接上升到了一个全新的高度。

参考书目

牙齿本牙：明明挺明显，却总是被忽视

Amini, F., Rakhshan, V., & Babaei, P. (2012). Prevalence and pattern of hypodontia in the permanent dentition of 3374 Iranian orthodontic patients. *Dent Res J (Isfahan), 9*(3), 245–250.

Hajto, J. (2022). Das Prestige eines strahlenden Lächelns. Retrieved from https://dental-team-hajto.de/strahlendes-laecheln/.

Kershaw, S., Newton, J. T., & Williams, D. M. (2008). The influence of tooth colour on the perceptions of personal characteristics among female dental patients: comparisons of unmodified, decayed and ›whitened‹ teeth. *Br Dent J, 204*(5), E9; discussion 256–257. doi:10.1038/bdj.2008.134.

Larmour, C. J., Mossey, P. A., Thind, B. S., Forgie, A. H., & Stirrups, D. R. (2005). Hypodontia–a retrospective review of prevalence and etiology. Part I. *Quintessence Int, 36*(4), 263–270.

Medieninformation TU-Berlin. (2019). Wissenschaftler*innen der TU Berlin arbeiten an Zähnen aus körpereigenem Material. Retrieved from https://www.tu-berlin.de/?206844.

对，我是牙医：冷知识，牙医也是医生

Loe, H., Anerud, A., Boysen, H., & Morrison, E. (1986). Natural history of periodontal disease in man. Rapid, moderate and no loss of attachment in Sri Lankan laborers 14 to 46 years of age. *J Clin Periodontol, 13*(5), 431–445. doi:10.1111/j.1600-051x.1986.tb01487.x.

Loe, H., Theilade, E., & Jensen, S. B. (1965). Experimental Gingivitis in Man. *J Periodontol, 36*, 177–187. doi:10.1902/jop.1965.36.3.177.

Arbeitsgemeinschaft der Wissenschaftlichen Medizinischen Fachgesellschaften (AWMF). (2013). S2k-Leitlinie – Fluoridierungsmaßnahmen zur Kariesprophylaxe. Retrieved from https://www.awmf.org/leitlinien/detail/ll/083-001.html.

Arbeitsgemeinschaft der Wissenschaftlichen Medizinischen Fachgesellschaften (AWMF). (2017). S3-Leitlinie – Fissuren- und Grübchenversiegelung. Retrieved from https://www.awmf.org/leitlinien/detail/ll/083-002.html.

Bekes, K. (2020). Molaren-Inzisiven-Hypomineralisation Klinik, Diagnostik und Therapie der MIH. Retrieved from https://www.zm-online.de/archiv/2020/19/zahnmedizin/klinik-diagnostik-und-therapie-der-mih/seite/alle/.

Bekes, K. (2021). *Molaren-Inzisiven-Hypomineralisation:* Quintessence Publishing.

Berg, B., Cremer, M., Flothkötter, M., Koletzko, B., Krämer, N., Krawinkel, M., … Weißenborn, A. (2021). Kariesprävention im Säuglings- und frühen Kindesalter Handlungsempfehlungen des bundesweiten Netzwerks Gesund ins Leben. *Monatsschrift Kinderheilkunde, 169.*

Bundesinstitut für Risikobewertung. (2018). Für gesunde Zähne: Fluorid-Vorbeugung bei Säuglingen und Kleinkindern. Retrieved from https://www.bfr.bund.de/cm/343/fuer-gesunde-zaehne-fluorid-vorbeugung-bei-saeuglingen-und-kleinkindern.pdf doi:10.17590/20180531-085715-0.

Bundeszahnärztekammer. (2020). Milchzähne – Gesund vom ersten Zähnchen an. Retrieved from https://www.bzaek.de/fileadmin/PDFs/b/Milchzaehne_AzeV.pdf.

Castilho, S. D., & Rocha, M. A. (2009). Pacifier habit: history and multidisciplinary view. *J Pediatr (Rio J), 85*(6), 480–489. doi:10.2223/JPED.1951.

Chambrone, L., Guglielmetti, M. R., Pannuti, C. M., & Chambrone, L. A. (2011). Evidence grade associating periodontitis to preterm birth and/or low birth weight: I. A systematic review of prospective cohort studies. *J Clin Periodontol, 38*(9), 795–808. doi:10.1111/j.1600-051X.2011.01755.x.

Chambrone, L., Pannuti, C. M., Guglielmetti, M. R., & Chambrone, L. A. (2011). Evidence grade associating periodontitis with preterm birth and/or low birth weight: II: a systematic review of randomized trials evaluating the effects of periodontal treatment. *J Clin Periodontol, 38*(10), 902–914. doi:10.

1111/j.1600-051X.2011.01761.x.

Cochrane Deutschland. (2020). Evidenzbasierte Medizin. Retrieved from https://www.cochrane.de/de/ebm.

Deutsche Arbeitsgemeinschaft für Jugendzahnpflege e. V. (2017). Epidemiologische Begleituntersuchungen zur Gruppenprophylaxe 2016. Retrieved from https://www.daj.de/fileadmin/user_upload/PDF_Downloads/Epi_2016/Epi_final_BB1801_final.pdf.

Deutsche Arbeitsgemeinschaft für Jugendzahnpflege e. V. (2020). Frühkindliche Karies: zentrale Inhalte der Gruppenprophylaxe für unter 3-jährige Kinder. Erweiterte Empfehlungen der Deutschen Arbeitsgemeinschaft für Jugendzahnpflege e. V. Retrieved from https://www.daj.de/fileadmin/user_upload/PDF_Downloads/PM_Empfehlungen_Expertise_2016/DAJ_Empfehlungen-2020.pdf.

Deutsche Gesellschaft für Endodontologie und zahnärztliche Traumatologie e. V. (2020). DGZMK – Patienteninformation. Retrieved from https://www.dget.de/content/2-fuer-zahnaerzte/4-wissenschaftliche-mitteilungen/patienteninformation-zahntrauma-dgetdgzmk_11_21.pdf.

Deutsche Gesellschaft für Zahnerhaltung, Deutsche Gesellschaft für Kinderzahnheilkunde, & Deutsche Gesellschaft für Präventive Zahnheilkunde. (2018). Fachgesellschaften beschließen neue Fluorid-Empfehlungen für Kinderzahnpasten. Retrieved from https://www.dgpzm.de/sites/default/files/meldung/dateien/pressetext_dgzmk.pdf.

Dogramaci, E. J., & Rossi-Fedele, G. (2016). Establishing the association between nonnutritive sucking behavior and malocclusions: A systematic review and meta-analysis. *J Am Dent Assoc, 147*(12), 926–934 e926. doi:10.1016/j.adaj.2016.08.018.

Ebelseder, K. (2018). »The art of doing nothing« nach Milchzahntrauma. *Informationen aus Orthodontie & Kieferorthopädie, 50*(01), 46–51.

Elhennawy, K., Jost-Brinkmann, P., Zaslansky, P., Radlanski, R., & Schwendicke, F. (2019). Was wissen wir über MIH-Schmelz? Eine systematische Literaturübersicht. *Deutsche Zahnärztliche Zeitung, 74*(5), 332–338.

Göstemeyer, G., & Schwendicke, F. (2020). Ernährung und Karies. *Quintessenz Zahnmedizin, 71*(5), 490–496.

Isaksson, H., Alm, A., Koch, G., Birkhed, D., & Wendt, L. K. (2013). Caries prevalence in Swedish 20-year-olds in relation to their previous caries experience. *Caries Res, 47*(3), 234–242. doi:10.1159/000346131.

Kassenzahnärztliche Bundesvereinigung (KZBV). (2020). Gesunde Kinderzähne. Retrieved from https://www.kzbv.de/gesunde-kinderzaehne.1299.de.html.

Koletzko, B., Bergmann, K., & Przyrembel, H. (2013). Prophylaktische Fluoridgabe im Kindesalter. *Monatsschrift Kinderheilkunde, 161,* 508–509.

Krastl, G., Weiger, R., & Filippi, A. (2020). *Zahntrauma – Therapieoptionen für die Praxis.* Berlin: Quintessence Publishing.

mampa. (2022). Zahnunfall! Was tun?! Retrieved from https://www.mampa.eu/zahnunfall-was-tun/.

Nelson, A. M. (2012). A comprehensive review of evidence and current recommendations related to pacifier usage. *J Pediatr Nurs, 27*(6), 690–699. doi:10.1016/j.pedn.2012.01.004.

Ramamurthy, P., Rath, A., Sidhu, P., Fernandes, B., Nettem, S., Fee, P. A., … Walsh, T. (2022). Sealants for preventing dental caries in primary teeth. *Cochrane Database Syst Rev, 2,* CD012981. doi:10.1002/14651858.CD012981.pub2.

Schmid, R. (2018). Pädiater und Zahnärzte heftig im Clinch. *Kinderärztliche Praxis.* Retrieved from https://www.kinderaerztliche-praxis.de/a/kariesprophylaxe-paediater-und-zahnaerzte-heftig-im-clinch-1944360.

Silva, M. J., Scurrah, K. J., Craig, J. M., Manton, D. J., & Kilpatrick, N. (2016). Etiology of molar incisor hypomineralization – A systematic review. *Community Dent Oral Epidemiol, 44*(4), 342–353. doi:10.1111/cdoe.12229.

Splieth, C. H., Banerjee, A., Bottenberg, P., Breschi, L., Campus, G., Ekstrand, K. R., … Domejean, S. (2020). How to Intervene in the Caries Process in Children: A Joint ORCA and EFCD Expert Delphi Consensus Statement. *Caries Res, 54*(4), 297–305. doi:10.1159/000507692.

Stadt-Land-Mama. (2022). Mein Kind hat sich den Zahn ausgeschlagen: Was soll ich tun? Retrieved from https://www.stadtlandmama.de/content/mein-kind-hat-sich-den-zahn-ausgeschlagen-was-soll-ich-tun#comments.

Steffen, R., Kramer, N., & Bekes, K. (2017). The Wurzburg MIH concept: the MIH treatment need index (MIH TNI): A new index to assess and plan treatment in patients with molar incisior hypomineralisation (MIH). *Eur Arch Paediatr Dent, 18*(5), 355–361. doi:10.1007/s40368-017-0301-0.

Stiftung Kindergesundheit. (2021a). Stillen – der beste Start in ein gesundes Leben. Retrieved from https://www.kindergesundheit.de/app/download/12060638/Newsletter_09.pdf.

Stiftung Kindergesundheit. (2021b). Wie Fluoride Kinderzähne schützen. Re-

trieved from https://www.kindergesundheit.de/app/download/11886644/
Newsletter_05.pdf.

Toumba, K. J., Twetman, S., Splieth, C., Parnell, C., van Loveren, C., & Lygidakis, N. (2019). Guidelines on the use of fluoride for caries prevention in children: an updated EAPD policy document. *Eur Arch Paediatr Dent*, *20*(6), 507–516. doi:10.1007/s40368-019-00464-2.

Uhlmann, U. (2019). *Kinderzahnheilkunde – Grundlagen für die tägliche Praxis*. Berlin: Quintessenz Verlags-GmbH.

Wagner, Y., & Heinrich-Weltzien, R. (2016). Effect of a thin-neck pacifier on primary dentition: a randomized controlled trial. *Orthod Craniofac Res*, *19*(3), 127–136. doi:10.1111/ocr.12126.

Wester, M. (2021). Warum Milchzähne schneller Karies bekommen als bleibende Zähne. Retrieved from https://www.drmeganwester.com/post/warum-milchzähne-schneller-karies-bekommen-als-bleibende-zähne.

Wright, J. T., Hanson, N., Ristic, H., Whall, C. W., Estrich, C. G., & Zentz, R. R. (2014). Fluoride toothpaste efficacy and safety in children younger than 6 years: a systematic review. *J Am Dent Assoc*, *145*(2), 182–189. doi:10.14219/jada.2013.37.

Zimmer, S., Zuralski, H., Bizhang, M., Ostermann, T., & Barthel, C. R. (2016). Anterior Open Bite In 27 Months Old Children after Use of a Novel Pacifier – A Cohort Study. *J Clin Pediatr Dent*, *40*(4), 328–333. doi:10.17796/1053-4628-40.4.328.

恒牙：不是每个孩子都需要正畸，也不是每个大人都必须拔智齿

Arbeitsgemeinschaft der Wissenschaftlichen Medizinischen Fachgesellschaften (AWMF). (2013). S2k-Leitlinie – Fluoridierungsmaßnahmen zur Kariesprophylaxe. Retrieved from https://www.awmf.org/leitlinien/detail/ll/083-001.html.

Arbeitsgemeinschaft der Wissenschaftlichen Medizinischen Fachgesellschaften (AWMF). (2017). S3-Leitlinie – Fissuren- und Grübchenversiegelung. Retrieved from https://www.awmf.org/leitlinien/detail/ll/083-002.html.

Arbeitsgemeinschaft der Wissenschaftlichen Medizinischen Fachgesellschaften (AWMF). (2019). S2k – Leitlinie – Operative Entfernung von Weisheitszähnen. Retrieved from https://www.awmf.org/leitlinien/detail/ll/007-003.html.

Arbeitsgemeinschaft der Wissenschaftlichen Medizinischen Fachgesellschaf-
ten (AWMF). (2021a). Angemeldetes Leitlinienvorhaben – Ideale Behand-
lungszeitpunkte kieferorthopädischer Anomalien. Retrieved from https://
www.awmf.org/leitlinien/detail/ll/007-003.html.

Arbeitsgemeinschaft der Wissenschaftlichen Medizinischen Fachgesellschaf-
ten (AWMF). (2021b). S3-Leitlinie (Kurzversion) Ideale Behandlungszeit-
punkte kieferorthopädischer Anomalien. Retrieved from https://www.awmf.
org/uploads/tx_szleitlinien/083-038k_S3_Ideale-Behandlungszeitpunkte-
kieferorthopaedischer-Anomalien_2021-12.pdf.

Bundesausschuss der Zahnärzte und Krankenkassen. (2003). Richtlinie
des Gemeinsamen Bundesausschusses für eine ausreichende, zweck-
mäßige und wirtschaftliche vertragszahnärztliche Versorgung (Behand-
lungsrichtlinie). *Bundesanzeiger*. Retrieved from https://www.g-ba.de/
downloads/62-492-78/RL-Z_Behandlung_2006-03-01.pdf.

Deutsche Arbeitsgemeinschaft für Jugendzahnpflege e. V. (2005). Leitli-
nie »Fluoridierungsmaßnahmen«. Retrieved from https://www.daj.de/
fileadmin/user_upload/PDF_Downloads/LeitlinieF_vollversion25-07-05.
pdf.

Deutsche Gesellschaft für Kieferorthopädie e. V. (2017). Überarbeitung der
Stellungnahme Optimaler Zeitpunkt für die Durchführung kieferortho-
pädischer Maßnahmen (unter besonderer Berücksichtigung der kiefer-
orthopädischen Frühbehandlung). Retrieved from https://www.dgkfo-
vorstand.de/fileadmin/redaktion/veroeffentlichungen/Stellungnahme_
Behandlungsbeginn.pdf.

Deutsche Gesellschaft für Kieferorthopädie e. V. (2018). Positionspapier
der Deutschen Gesellschaft für Kieferorthopädie zum medizinischen
Nutzen kieferorthopädischer Behandlung. Retrieved from https://www.
dgkfo-vorstand.de/fileadmin/redaktion/upload_vorstand/Praesiord
ner/Bundesrechnungshof/DGKFO-Positionspapier_Nutzen_der_KFO.
pdf.

Fernandes, M. J., Ogden, G. R., Pitts, N. B., Ogston, S. A., & Ruta, D. A. (2009).
Incidence of symptoms in previously symptom-free impacted lower third
molars assessed in general dental practice. *Br Dent J, 207*(5), E10; discussion
218–219. doi:10.1038/sj.bdj.2009.804.

Gemeinsamer Bundesausschuss. (2019). Mutterschafts-Richtlinien. Retrieved
from https://www.g-ba.de/richtlinien/19/.

Kassenzahnärztliche Bundesvereinigung (KZBV). Ab welchem Alter sollte behandelt werden? *Medizinische Infos*. Retrieved from https://www.kzbv. de/ab-welchem-alter-sollte-behandelt-werden.141.de.html.

Meyer-Wübbold, K., Hellwig, E., Fischer, P., Geurtsen, W., & Günay, H. (2020). Zahnärztliche Diagnostik und Therapie schwangerer Patientinnen. *Zahnärztliche Mitteilungen, 110*(6), 48–56.

Rahman, A., & Günay, H. (2005). Stand des Bewusstseins der Zahn- und Mundgesundheit während der Schwangerschaft. *Deutsche Zahnärztliche Zeitung, Abstractheft P277.*

Rakhshan, V. (2015). Meta-Analysis of Observational Studies on the Most Commonly Missing Permanent Dentition (Excluding the Third Molars) in Non-Syndromic Dental Patients or Randomly-Selected Subjects, and the Factors Affecting the Observed Rates. *J Clin Pediatr Dent, 39*(3), 199–207. doi:10.17796/1053-4628-39.3.198.

Schwendicke, F., Splieth, C., Breschi, L., Banerjee, A., Fontana, M., Paris, S., … Manton, D. J. (2019). When to intervene in the caries process? An expert Delphi consensus statement. *Clin Oral Investig, 23*(10), 3691–3703. doi:10. 1007/s00784-019-03058-w.

Seeling, S., & Prütz, F. (2018). Inanspruchnahme kieferorthopädischer Behandlung durch Kinder und Jugendliche in Deutschland – Querschnittergebnisse aus KiGGS Welle 2 und Trends. *Journal of Health Monitoring, 3*(4), 78–85.

Shoshani-Dror, D., Shilo, D., Ginini, J. G., Emodi, O., & Rachmiel, A. (2018). Controversy regarding the need for prophylactic removal of impacted third molars: An overview. *Quintessence Int, 49*(8), 653–662. doi:10.3290/j. qi.a40784.

Splieth, C. H., Banerjee, A., Bottenberg, P., Breschi, L., Campus, G., Ekstrand, K. R., … Domejean, S. (2020). How to Intervene in the Caries Process in Children: A Joint ORCA and EFCD Expert Delphi Consensus Statement. *Caries Res, 54*(4), 297–305. doi:10.1159/000507692.

我打架打赢了，可我的门牙不见了！

Arbeitsgemeinschaft der Wissenschaftlichen Medizinischen Fachgesellschaf-

ten (AWMF). (2018). S2k-Leitlinie – Therapie des dentalen Traumas bleibender Zähne. Retrieved from https://www.awmf.org/leitlinien/detail/ ll/083-004.html.

Bücking, W. (2015). *Die dentale Trickkiste.* Berlin: Quintessenz Verlags-GmbH.

Deutsche Gesellschaft für Endodontologie und zahnärztliche Traumatologie e. V. (2020). DGZMK-Patienteninformation. Retrieved from https:// www.dget.de/content/2-fuer-zahnaerzte/4-wissenschaftliche-mitteilungen/ patienteninformation-zahntrauma-dgetdgzmk_11_21.pdf.

Filippi, A. (2017). Zahnunfälle bei Kindern und das Verhalten am Unfallort. *Praxis, 106*(4), 187–193.

Filippi, A. (2020). Zahntrauma – was tun? Retrieved from https://www.quint essence-publishing.com/deu/de/news/zahnmedizin/interdisziplinaer/ zahntrauma-was-tun.

Krastl, G., Filippi, A., & Weiger, R. (2008). Frontzahntrauma: Zahnhartsubstanzverletzungen. *Zahnmedizin up2date, 6,* 519–537.

Krastl, G., Filippi, A., & Weiger, R. (2019). Primärversorgung nach Zahntrauma: MUSS – SOLL – KANN. *Quintessenz Zahnmedizin 70*(9), 990–1002.

Krastl, G., Weiger, R., & Filippi, A. (2020). *Zahntrauma – Therapieoptionen für die Praxis.* Berlin: Quintessence Publishing.

mampa. (2022). Zahnunfall! Was tun?! Retrieved from https://www.mampa. eu/zahnunfall-was-tun/.

Robert Koch Institut. (2022). Tetanus – RKI-Ratgeber. Retrieved from https:// www.rki.de/DE/Content/Infekt/EpidBull/Merkblaetter/Ratgeber_Tetanus. html.

Stadt-Land-Mama. (2022). Mein Kind hat sich den Zahn ausgeschlagen: Was soll ich tun? Retrieved from https://www.stadtlandmama.de/content/mein-kind-hat-sich-den-zahn-ausgeschlagen-was-soll-ich-tun#comments.

牙刷、牙线、牙缝刷：谁才是真正的口腔清洁冠军？

Arbeitsgemeinschaft der Wissenschaftlichen Medizinischen Fachgesellschaften (AWMF). (2016). S2k-Leitlinie – Kariesprophylaxe bei bleibenden Zähnen – grundlegende Empfehlungen. Retrieved from https://www.awmf.

org/leitlinien/detail/ll/083-021.html.

Arbeitsgemeinschaft der Wissenschaftlichen Medizinischen Fachgesellschaf-ten (AWMF). (2017). Patienteninformation zur präventiven Zahnerhal-tung. Retrieved from https://www.awmf.org/uploads/tx_szleitlinien/083-021p_S2k_Kariesprophylaxe_2017-12.pdf.

Bundesinstitut für Risikobewertung. (2018). Für gesunde Zähne: Fluorid-Vorbeugung bei Säuglingen und Kleinkindern. Retrieved from https://www.bfr.bund.de/cm/343/fuer-gesunde-zaehne-fluorid-vorbeugung-bei-saeuglingen-und-kleinkindern.pdf doi:10.17590/20180531-085715-0.

Bundeszahnärztekammer. (2018). Position – Verwendung fluoridhaltiger Zahnpasta ist sicher und schützt wirksam vor Karies. Retrieved from https://www.bzaek.de/service/positionen-statements/einzelansicht/ver wendung-fluoridhaltiger-zahnpasta-ist-sicher-und-schuetzt-wirksam-vor-karies.html.

Clark-Perry, D., & Levin, L. (2020). Systematic review and meta-analysis of randomized controlled studies comparing oscillating-rotating and other powered toothbrushes. *J Am Dent Assoc, 151*(4), 265–275 e266. doi:10.1016/j. adaj.2019.12.012.

Deutsche Gesellschaft für Zahnerhaltung. (2016). Gesundheitsinformation Kariesprophylaxe bei bleibenden Zähnen. Retrieved from https://www. dgz-online.de/sites/default/files/seite/dateien/gesunheitsinformation_kariesprohylaxe_06-2018_zzq.pdf.

Devila, A., Lasta, R., Zanella, L., Agnol, M. D., & Rodrigues-Junior, S. A. (2020). Efficacy and Adverse Effects of Whitening Dentifrices Compared With Other Products: A Systematic Review and Meta-analysis. *Oper Dent, 45*(2), E77-E90. doi:10.2341/18-298-L.

Dörfer, C. (2011). Abrasivität von Zahnpasten und ihre klinische Bedeutung. *Oralprophylaxe & Kinderzahnheilkunde 33*, 18–22.

Figuero, E., Herrera, D., Tobias, A., Serrano, J., Roldan, S., Escribano, M., & Martin, C. (2019). Efficacy of adjunctive anti-plaque chemical agents in managing gingivitis: A systematic review and network meta-analyses. *J Clin Periodontol, 46*(7), 723–739. doi:10.1111/jcpe.13127.

Figuero, E., Nobrega, D. F., Garcia-Gargallo, M., Tenuta, L. M., Herrera, D., & Carvalho, J. C. (2017). Mechanical and chemical plaque control in the simultaneous management of gingivitis and caries: a systematic review. *J Clin Periodontol, 44 Suppl 18*, S116-S134. doi:10.1111/jcpe.12674.

Harks, I., Jockel-Schneider, Y., Schlagenhauf, U., May, T. W., Gravemeier, M., Prior, K., ... Ehmke, B. (2016). Impact of the Daily Use of a Microcrystal Hydroxyapatite Dentifrice on De Novo Plaque Formation and Clinical/ Microbiological Parameters of Periodontal Health. A Randomized Trial. *PLoS One, 11*(7), e0160142. doi:10.1371/journal.pone.0160142.

Initiative proDente e. V. (2019). Ja zu Fluorid in der Zahnpasta. Retrieved from https://www.prodente.de/zaehne/prophylaxe/ja-zu-fluorid-in-der-zahnpasta.html.

Initiative proDente e. V. (2020). Zahnbürsten: Welche ist die Richtige? Retrieved from https://www.prodente.de/presse/schwerpunkt/zahnbuersten-welche-ist-die-richtige.html.

Initiative proDente e. V. (2022). Zahnbürtse. Retrieved from https://www.prodente.de/zaehne/prophylaxe/zahnbuerste.html.

Jepsen, S., Blanco, J., Buchalla, W., Carvalho, J. C., Dietrich, T., Dorfer, C., ... Machiulskiene, V. (2017). Prevention and control of dental caries and periodontal diseases at individual and population level: consensus report of group 3 of joint EFP/ORCA workshop on the boundaries between caries and periodontal diseases. *J Clin Periodontol, 44 Suppl 18,* S85-S93. doi:10.1111/jcpe.12687.

Jordan, R. A., Hong, H. M., Lucaciu, A., & Zimmer, S. (2014). Efficacy of straight versus angled interdental brushes on interproximal tooth cleaning: a randomized controlled trial. *Int J Dent Hyg, 12*(2), 152–157. doi:10.1111/idh.12042.

Limeback, H., Enax, J., & Meyer, F. (2021). Biomimetic hydroxyapatite and caries prevention: a systematic review and meta-analysis. *Can J Dent Hyg, 55*(3), 148–159.

Macgregor, I. D., & Rugg-Gunn, A. J. (1985). Toothbrushing duration in 60 uninstructed young adults. *Community Dent Oral Epidemiol, 13*(3), 121–122. doi:10.1111/j.1600-0528.1985.tb00423.x.

Madlena, M., Nagy, G., Gabris, K., Marton, S., Keszthelyi, G., & Banoczy, J. (2002). Effect of amine fluoride toothpaste and gel in high risk groups of Hungarian adolescents: results of a longitudinal study. *Caries Res, 36*(2), 142–146. doi:10.1159/000057873.

Marinho, V. C., Higgins, J. P., Sheiham, A., & Logan, S. (2003). Fluoride toothpastes for preventing dental caries in children and adolescents. *Cochrane Database Syst Rev*(1), CD002278. doi:10.1002/14651858.CD002278.

Poyato-Ferrera, M., Segura-Egea, J. J., & Bullon-Fernandez, P. (2003). Comparison of modified Bass technique with normal toothbrushing practices for efficacy in supragingival plaque removal. *Int J Dent Hyg, 1*(2), 110–114. doi:10.1034/j.1601-5037.2003.00018.x.

Riley, P., & Lamont, T. (2013). Triclosan/copolymer containing toothpastes for oral health. *Cochrane Database Syst Rev*(12), CD010514. doi:10.1002/14651858.CD010514.pub2.

Schlagenhauf, U., Kunzelmann, K. H., Hannig, C., May, T. W., Hosl, H., Gratza, M., … Proff, P. (2019). Impact of a non-fluoridated microcrystalline hydroxyapatite dentifrice on enamel caries progression in highly caries-susceptible orthodontic patients: A randomized, controlled 6-month trial. *J Investig Clin Dent, 10*(2), e12399. doi:10.1111/jicd.12399.

Schwendicke, F., Splieth, C. H., Bottenberg, P., Breschi, L., Campus, G., Domejean, S., … Banerjee, A. (2020). How to intervene in the caries process in adults: proximal and secondary caries? An EFCD-ORCA-DGZ expert Delphi consensus statement. *Clin Oral Investig, 24*(9), 3315–3321. doi:10.1007/s00784-020-03431-0.

Sjogren, K., Lundberg, A. B., Birkhed, D., Dudgeon, D. J., & Johnson, M. R. (2004). Interproximal plaque mass and fluoride retention after brushing and flossing–a comparative study of powered toothbrushing, manual toothbrushing and flossing. *Oral Health Prev Dent, 2*(2), 119–124.

Slot, D. E., Wiggelinkhuizen, L., Rosema, N. A., & Van der Weijden, G. A. (2012). The efficacy of manual toothbrushes following a brushing exercise: a systematic review. *Int J Dent Hyg, 10*(3), 187–197. doi:10.1111/j.1601-5037.2012.00557.x.

Stiftung Warentest. (2020). Die beste Zahncreme im Test. Retrieved from https://www.test.de/Zahnpasta-im-Test-4607097-0/.

Tag der Zahngesundheit. (2016). Statement Prof. Dr. Zimmer. Retrieved from https://www.tagderzahngesundheit.de/2016/statement-prof-dr-stefan-zimmer/.

Twetman, S., & Keller, M. K. (2016). Fluoride Rinses, Gels and Foams: An Update of Controlled Clinical Trials. *Caries Res, 50 Suppl 1*, 38–44. doi:10.1159/000439180.

Wainwright, J., & Sheiham, A. (2014). An analysis of methods of toothbrushing recommended by dental associations, toothpaste and toothbrush companies and in dental texts. *Br Dent J, 217*(3), E5. doi:10.1038/sj.bdj.2014.651.

Walsh, T., Worthington, H. V., Glenny, A. M., Marinho, V. C., & Jeroncic, A. (2019). Fluoride toothpastes of different concentrations for preventing dental caries. *Cochrane Database Syst Rev, 3,* CD007868. doi:10.1002/14651858. CD007868.pub3.

Worthington, H. V., MacDonald, L., Poklepovic Pericic, T., Sambunjak, D., Johnson, T. M., Imai, P., & Clarkson, J. E. (2019). Home use of interdental cleaning devices, in addition to toothbrushing, for preventing and controlling periodontal diseases and dental caries. *Cochrane Database Syst Rev, 4,* CD012018. doi:10.1002/14651858.CD012018.pub2.

Wright, G. Z., Banting, D. W., & Feasby, W. H. (1979). The Dorchester dental flossing study: final report. *Clin Prev Dent, 1*(3), 23–26.

Yaacob, M., Worthington, H. V., Deacon, S. A., Deery, C., Walmsley, A. D., Robinson, P. G., & Glenny, A. M. (2014). Powered versus manual toothbrushing for oral health. *Cochrane Database Syst Rev*(6), CD002281. doi:10. 1002/14651858.CD002281.pub3.

Zimmer, S. (2017). Tägliche Mundhygiene. *Bayrisches Zahnärzteblatt, 17,* 56–65.

Zimmer, S., Ozturk, M., Barthel, C. R., Bizhang, M., & Jordan, R. A. (2011). Cleaning efficacy and soft tissue trauma after use of manual toothbrushes with different bristle stiffness. *J Periodontol, 82*(2), 267–271. doi:10.1902/ jop.2010.100328.

一天一苹果，牙医远离我？

Arbeitsgemeinschaft der Wissenschaftlichen Medizinischen Fachgesellschaften (AWMF). (2016). S2k-Leitlinie – Kariesprophylaxe bei bleibenden Zähnen – grundlegende Empfehlungen. Retrieved from https://www.awmf. org/leitlinien/detail/ll/083-021.html.

Baumgartner, S., Imfeld, T., Schicht, O., Rath, C., Persson, R. E., & Persson, G. R. (2009). The impact of the stone age diet on gingival conditions in the absence of oral hygiene. *J Periodontol, 80*(5), 759–768. doi:10.1902/jop. 2009.080376.

Betts, J. A., Chowdhury, E. A., Gonzalez, J. T., Richardson, J. D., Tsintzas, K., & Thompson, D. (2016). Is breakfast the most important meal of the day? *Proc Nutr Soc, 75*(4), 464–474. doi:10.1017/S0029665116000318.

Chapple, I. L., Bouchard, P., Cagetti, M. G., Campus, G., Carra, M. C., Cocco,

F., … Schulte, A. G. (2017). Interaction of lifestyle, behaviour or systemic diseases with dental caries and periodontal diseases: consensus report of group 2 of the joint EFP/ORCA workshop on the boundaries between caries and periodontal diseases. *J Clin Periodontol, 44 Suppl 18,* S39-S51. doi:10.1111/jcpe.12685.

Coca Cola Deutschland. (2022). 10 Fakten über Coca-Cola und Zucker. Retrieved from https://www.coca-cola-deutschland.de/uber-uns/fakten-uber/fakten-zu-coca-cola-und-zucker.

Deutsche Gesellschaft für Ernährung e. V. (2017). Vollwertig essen und trinken nach den 10 Regeln der DGE. Retrieved from https://www.dge.de/fileadmin/public/doc/fm/10-Regeln-der-DGE.pdf.

Deutsches Krebsforschungszentrum. Fehlinformationen zum Rauchen. [https://www.dkfz.de/de/rauchertelefon/Fehlinformationen_zum_Rauchen.html]. Retrieved from https://www.dkfz.de/de/rauchertelefon/Fehlinformationen_zum_Rauchen.html.

Dodds, M. W. (2012). The oral health benefits of chewing gum. *J Ir Dent Assoc, 58*(5), 253–261.

Edinburgh, R. M., Hengist, A., Smith, H. A., Travers, R. L., Betts, J. A., Thompson, D., … Gonzalez, J. T. (2019). Skipping Breakfast Before Exercise Creates a More Negative 24-hour Energy Balance: A Randomized Controlled Trial in Healthy Physically Active Young Men. *J Nutr, 149*(8), 1326–1334. doi:10.1093/jn/nxz018.

Haighton, L., Roberts, A., Jonaitis, T., & Lynch, B. (2019). Evaluation of aspartame cancer epidemiology studies based on quality appraisal criteria. *Regul Toxicol Pharmacol, 103,* 352–362. doi:10.1016/j.yrtph.2019.01.033.

Hamp, S., Olsson, S., & Farso-Madsen, K. (1984). A macroscopic and radiologic investigation of dental diseases of the dog. *Veterinary Radiology, 25,* 86–92.

Hennequin-Hoenderdos, N. L., Slot, D. E., & Van der Weijden, G. A. (2016). The incidence of complications associated with lip and/or tongue piercings: a systematic review. *Int J Dent Hyg, 14*(1), 62–73. doi:10.1111/idh.12118.

Kassenzahnärztliche Bundesvereinigung (KZBV). Ernährung. *Medizinische Infos,* (10. 07. 2020). Retrieved from https://www.kzbv.de/ernahrung.64.de.html.

Kast, B. (2018). *Der Ernährungskompass: Das Fazit aller wissenschaftlichen Studien zum Thema Ernährung – Mit den 12 wichtigsten Regeln der gesunden*

Ernährung. München: C. Bertelsmann Verlag.

Kawachi, I., Colditz, G. A., Stampfer, M. J., Willett, W. C., Manson, J. E., Rosner, B., ... Speizer, F. E. (1993). Smoking cessation in relation to total mortality rates in women. A prospective cohort study. *Ann Intern Med, 119*(10), 992–1000. doi:10.7326/0003-4819-119-10-199311150-00005.

Kawachi, I., Colditz, G. A., Stampfer, M. J., Willett, W. C., Manson, J. E., Rosner, B., ... Hennekens, C. H. (1993). Smoking cessation and decreased risk of stroke in women. *JAMA, 269*(2), 232–236.

Kawachi, I., Colditz, G. A., Stampfer, M. J., Willett, W. C., Manson, J. E., Rosner, B., ... Hennekens, C. H. (1994). Smoking cessation and time course of decreased risks of coronary heart disease in middle-aged women. *Arch Intern Med, 154*(2), 169–175.

Keukenmeester, R. S., Slot, D. E., Putt, M. S., & Van der Weijden, G. A. (2013). The effect of sugar-free chewing gum on plaque and clinical parameters of gingival inflammation: a systematic review. *Int J Dent Hyg, 11*(1), 2–14. doi:10.1111/j.1601-5037.2012.00562.x.

Lussi, A., Carvalho, T. S., & Cvikl, B. (2015). Europastudie zu Überempfindlichkeit und Säureschäden. 30 Minuten Karenz sind unnötig. *Zahnärztl Mitt, 18,* 48–56.

Ly, K. A., Milgrom, P., & Rothen, M. (2008). The potential of dental-protective chewing gum in oral health interventions. *J Am Dent Assoc, 139*(5), 553–563. doi:10.14219/jada.archive.2008.0215.

McDowell, J. D. (2006). An overview of epidemiology and common risk factors for oral squamous cell carcinoma. *Otolaryngol Clin North Am, 39*(2), 277–294. doi:10.1016/j.otc.2005.11.012.

Nociti, F. H., Jr., Casati, M. Z., & Duarte, P. M. (2015). Current perspective of the impact of smoking on the progression and treatment of periodontitis. *Periodontol 2000, 67*(1), 187–210. doi:10.1111/prd.12063.

Nowak, D., Gohlke, H., Hering, T., Herth, F., Jany, B., Raupach, T., ... Loddenkemper, R. (2015). Positionspapier der Deutschen Gesellschaft für Pneumologie und Beatmungsmedizin e. V. (DGP) zur elektronischen Zigarette (E-Zigarette). *Pneumologie, 69,* 131–134.

Riley, P., Moore, D., Ahmed, F., Sharif, M. O., & Worthington, H. V. (2015). Xylitol-containing products for preventing dental caries in children and adults. *Cochrane Database Syst Rev*(3), CD010743. doi:10.1002/14651858. CD010743.pub2.

Simons, D., Brailsford, S., Kidd, E. A., & Beighton, D. (2001). The effect of chlorhexidine acetate/xylitol chewing gum on the plaque and gingival indices of elderly occupants in residential homes. *J Clin Periodontol, 28*(11), 1010–1015. doi:10.1034/j.1600-051x.2001.281104.x.

van Loveren, C. (2019). Sugar Restriction for Caries Prevention: Amount and Frequency. Which Is More Important? *Caries Res, 53*(2), 168–175. doi:10.1159/000489571.

Woelber, J. P., Bremer, K., Vach, K., Konig, D., Hellwig, E., Ratka-Kruger, P., ... Tennert, C. (2016). An oral health optimized diet can reduce gingival and periodontal inflammation in humans – a randomized controlled pilot study. *BMC Oral Health, 17*(1), 28. doi:10.1186/s12903-016-0257-1.

Woelber, J. P., & Tennert, C. (2020). Chapter 13: Diet and Periodontal Diseases. *Monogr Oral Sci, 28*, 125–133. doi:10.1159/000455380.

Wölber, J., & Frankenberger, R. (2020). Schwerpunktausgabe: Zahnmedizin und Ernährung. *Quintessenz Zahnmedizin, 71*(5), 475–602.

Yunker, A. G., Patel, R., & Page, K. A. (2020). Effects of Non-nutritive Sweeteners on Sweet Taste Processing and Neuroendocrine Regulation of Eating Behavior. *Curr Nutr Rep.* doi:10.1007/s13668-020-00323-3.

防患于未然：我想预约口腔检查，这不疼对吧？

Ahovuo-Saloranta, A., Forss, H., Walsh, T., Hiiri, A., Nordblad, A., Makela, M., & Worthington, H. V. (2013). Sealants for preventing dental decay in the permanent teeth. *Cochrane Database Syst Rev*(3), CD001830. doi:10.1002/14651858.CD001830.pub4.

Arbeitsgemeinschaft der Wissenschaftlichen Medizinischen Fachgesellschaften (AWMF). (2017a). S3-Leitlinie – Fissuren- und Grübchenversiegelung. Retrieved from https://www.awmf.org/leitlinien/detail/ll/083-002.html.

Arbeitsgemeinschaft der Wissenschaftlichen Medizinischen Fachgesellschaften (AWMF). (2017b). S3-Leitlinie Nicht erholsamer Schlaf/Schlafstörung Kapitel »Schlafbezogene Atmungsstörungen bei Erwachsenen«. Retrieved from https://www.awmf.org/uploads/tx_szleitlinien/063-001l_S3_SBAS_2017-08_2_verlaengert_und_Hinweis_Teil-Aktualisierung_2020-07.pdf.

Arbeitsgemeinschaft der Wissenschaftlichen Medizinischen Fachgesellschaf-

ten (AWMF). (2019a). Diagnostik und Behandlung von Bruxismus. Retrieved from https://www.awmf.org/uploads/tx_szleitlinien/083-027 l_S3_Bruxismus-Diagnostik-Behandlung_2019-06.pdf.

Arbeitsgemeinschaft der Wissenschaftlichen Medizinischen Fachgesellschaften (AWMF). (2019b). Diagnostik und Therapie des Schnarchens des Erwachsenen. Retrieved from https://www.awmf.org/uploads/tx_szleitlinien/017-068k_S3_Diagnostik_Therapie_Schnarchen_Erwachsene_2019-8.pdf.

Axelsson, P., & Lindhe, J. (1974). The effect of a preventive programme on dental plaque, gingivitis and caries in schoolchildren. Results after one and two years. *J Clin Periodontol, 1*(2), 126–138. doi:10.1111/j.1600-051x.1974.tb01248.x.

Bundesausschuss der Zahnärzte und Krankenkassen. (2003). Richtlinie des Gemeinsamen Bundesausschusses für eine ausreichende, zweckmäßige und wirtschaftliche vertragszahnärztliche Versorgung (Behandlungsrichtlinie). *Bundesanzeiger.* Retrieved from https://www.g-ba.de/downloads/62-492-78/RL-Z_Behandlung_2006-03-01.pdf.

Bundeszahnärztekammer. (2019). Patienteninformation Professionelle Zahnreinigung. Retrieved from https://www.bzaek.de/fileadmin/PDFs/pati/bzaekdgzmk/2_03_pzr.pdf.

Die Daisy. (2020). Die Daisy. Heidelberg – Leipzig: DAISY Akademie + Verlag GmbH.

Gemeinsamer Bundesausschuss. (2021). Beschluss des Gemeinsamen Bundesausschusses über eine Änderung der Richtlinie Methoden vertragsärztliche Versorgung: Unterkieferprotrusionsschiene bei obstruktiver Schlafapnoe. Retrieved from https://www.g-ba.de/downloads/39-261-4576/2020-11-20_MVV-RL_Unterkieferprotrusionsschiene-OSA_BAnz.pdf.

IGeL Monitor. (2012). Professionelle Zahnreinigung. Retrieved from https://www.igel-monitor.de/igel-a-z/igel/show/professionelle-zahnreinigung.html

Initiative proDente e. V. (2018). Krankenkassen bezuschussen professionelle Zahnreinigung. Retrieved from https://www.zm-online.de/archiv/2018/05/praxis/103-gesetzliche-krankenkassen-unterstuetzen-die-pzr/.

Kuhn, M., & Turp, J. C. (2018). Risk factors for bruxism. *Swiss Dent J, 128*(2), 118–124.

Lamont, T., Worthington, H. V., Clarkson, J. E., & Beirne, P. V. (2018). Routine scale and polish for periodontal health in adults. *Cochrane Database Syst Rev, 12,* CD004625. doi:10.1002/14651858.CD004625.pub5.

Schindler, H., & Türp, J. (2016). *Konzept Okklusionsschiene*. Berlin: Quintessenz Publishing.

Schwendicke, F., & Göstemeyer, G. (2021). Evidenz der »professionellen Zahnreinigung«. *Der Freie Zahnarzt, 65*, 62–65.

Schwendicke, F., Splieth, C. H., Bottenberg, P., Breschi, L., Campus, G., Domejean, S., … Banerjee, A. (2020). How to intervene in the caries process in adults: proximal and secondary caries? An EFCD-ORCA-DGZ expert Delphi consensus statement. *Clin Oral Investig, 24*(9), 3315–3321. doi:10.1007/s00784-020-03431-0.

Senna, P., Del Bel Cury, A., & Rosing, C. (2012). Non-carious cervical lesions and occlusion: a systematic review of clinical studies. *J Oral Rehabil, 39*(6), 450–462. doi:10.1111/j.1365-2842.2012.02290.x.

Zahnärztliche Mitteilungen. (2018). 103 gesetzliche Krankenkassen unterstützen die PZR. *Zahnärztl Mitt, 5*. Retrieved from https://www.zm-online.de/archiv/2018/05/praxis/103-gesetzliche-krankenkassen-unterstuetzen-die-pzr/.

我的牙医在钻牙：他是要挖出石油来吗？

Arbeitsgemeinschaft der Wissenschaftlichen Medizinischen Fachgesellschaften (AWMF). (2016). S1-Handlungsempfehlung – Kompositrestaurationen im Seitenzahnbereich. Retrieved from https://www.awmf.org/leitlinien/detail/ll/083-028.html.

Arnetzl, G. (2006). Different Ceramic Technologies in a clinical long-term comparison. In W. Mörmann (Ed.), *State of the Art of CAD/CAM Restorations, 20 Years of CEREC* (pp. 65–72). Berlin: Quintessence Publishing.

Barros, M., De Queiroz Rodrigues, M. I., Muniz, F., & Rodrigues, L. K. A. (2020). Selective, stepwise, or nonselective removal of carious tissue: which technique offers lower risk for the treatment of dental caries in permanent teeth? A systematic review and meta-analysis. *Clin Oral Investig, 24*(2), 521–532. doi:10.1007/s00784-019-03114-5.

Beck, F., Lettner, S., Graf, A., Bitriol, B., Dumitrescu, N., Bauer, P., … Schedle, A. (2015). Survival of direct resin restorations in posterior teeth within a 19-year period (1996-2015): A meta-analysis of prospective studies. *Dent Mater, 31*(8), 958–985. doi:10.1016/j.dental.2015.05.004.

Bundesgesetzblatt. (2013). Gesetz zur Verbesserung der Rechte von Patientinnen und Patienten. Retrieved from https://www.bgbl.de/xaver/bgbl/start.xav?startbk=Bundesanzeiger_BGBl&bk=Bundesanzeiger_BGBl&start=//*%5B@attr_id=%27bgbl113s0277.pdf%27%5D#__bgbl__%2F%2F*%5B%40attr_id%3D%27bgbl113s0277.pdf%27%5D__1596430004447.

Bundesinstitut für Arzneimittel und Medizinprodukte. (2005). Amalgame in der zahnärztlichen Therapie. *BfArM Informationsschrift*. Retrieved from https://www.yumpu.com/de/document/read/35215684/amalgame-in-der-zahnarztlichen-therapie-bfarm.

Bundeszahnärztekammer. (2018). Positionspapier EU-Quecksilberverordnung. Retrieved from https://www.bzaek.de/service/positionen-statements/einzelansicht/amalgam-eu-quecksilberverordnung-eu-2017-852.html.

Bundeszahnärztekammer. (2019). Leitsätze zur zahnärztlichen Fortbildung. Retrieved from https://www.bzaek.de/fileadmin/PDFs/bfortb/fortbildung_leitsaetze.pdf.

DGZ-Fachinformation. (2017). Amalgam – eine aktuelle Bestandsaufnahme. *DGZ-Fachinformation*. Retrieved from https://www.dgz-online.de/sites/default/files/meldung/dateien/2017-06_dgz-fachinformation-amalgam_0.pdf.

Die Daisy. (2020). Die Daisy. Heidelberg – Leipzig: DAISY Akademie + Verlag GmbH.

Empfehlungen des Robert Koch-Instituts. (2007). Amalgam: Stellungnahme aus umweltmedizinischer Sicht. Mitteilung der Kommission »Methoden und Qualitätssicherung in der Umweltmedizin«. *Bundesgesundheitsbl – Gesundheitsforsch – Gesundheitsschutz, 50*(10), 1304–1307. doi:10.1007/s00103-007-0338-z.

Federlin, M., Wagner, J., Manner, T., Hiller, K. A., & Schmalz, G. (2007). Three-year clinical performance of cast gold vs ceramic partial crowns. *Clin Oral Investig, 11*(4), 345–352. doi:10.1007/s00784-007-0158-4.

Haller, B. (2009). Die postoperative Hypersensibilität. *Zahnärztl Mitt, 6*.

Innes, N. P., Frencken, J. E., Bjorndal, L., Maltz, M., Manton, D. J., Ricketts, D., … Schwendicke, F. (2016). Managing Carious Lesions: Consensus Recommendations on Terminology. *Adv Dent Res, 28*(2), 49–57. doi:10.1177/0022034516639276.

Institute of Health Metric and Evaluation (IHME). (2019). Global Burden of Disease Collaborative Network. Global Burden of Disease Study 2019 (GBD 2019). Retrieved from https://www.healthdata.org/gbd/2019.

Kakaboura, A., Masouras, C., Staikou, O., & Vougiouklakis, G. (2003). A comparative clinical study on the Carisolv caries removal method. *Quintessence Int, 34*(4), 269–271.

Kassenzahnärztliche Bundesvereinigung (KZBV). (2020). Welche Zahnfüllung soll es sein? *Medizinische Infos.* Retrieved from https://www.kzbv.de/welche-zahnfullung-soll-es-sein.191.de.html.

Manhart, J., Chen, H., Hamm, G., & Hickel, R. (2004). Buonocore Memorial Lecture. Review of the clinical survival of direct and indirect restorations in posterior teeth of the permanent dentition. *Oper Dent, 29*(5), 481–508.

Meyer-Lückel, H., Paris, S., & Schult, A. (2017). Update Kariesinfiltration 2017. *Zahnmedizin up2date, 3,* 267–290.

Reiss, B. (2006). Clinical results of Cerec inlays in a dental practice over a period of 18 years. *Int J Comput Dent, 9*(1), 11–22.

Schmidt, C., Meyer-Lückel, H., Paris, S., & Schulte, A. (2020). Zehn Jahre Kariesinfiltration – Erfolgreich bei Karies und auch bei Fluorose. *Zahnärztliche Mitteilungen, 04.*

Schweinsberg, F. (2002). Metalle/Quecksilber. In H. Wichmann, H. Schlipköter, & G. Fülgraff (Eds.), *Handbuch der Umweltmedizin* (Vol. VI-3, pp. 1–28). Landsberg/Lech: ecomed Medizin.

Schwendicke, F. (2017). Kariesexkavation heute: Ziele und Durchführung. *Quintessenz Zahnmedizin, 68*(2), 125–135.

Schwendicke, F., Frencken, J. E., Bjorndal, L., Maltz, M., Manton, D. J., Ricketts, D., … Innes, N. P. (2016). Managing Carious Lesions: Consensus Recommendations on Carious Tissue Removal. *Adv Dent Res, 28*(2), 58–67. doi:10.1177/0022034516639271.

Shu, X., Mai, Q. Q., Blatz, M., Price, R., Wang, X. D., & Zhao, K. (2018). Direct and Indirect Restorations for Endodontically Treated Teeth: A Systematic Review and Meta-analysis, IAAD 2017 Consensus Conference Paper. *J Adhes Dent, 20*(3), 183–194. doi:10.3290/j.jad.a40762.

Sozialgesetzbuch (SGB V). (2020). §136a SGB V Richtlinien des Gemeinsamen Bundesausschusses zur Qualitätssicherung in ausgewählten Bereichen. Retrieved from https://www.sozialgesetzbuch-sgb.de/sgbv/136a.html.

World Health Organization. (2017). WHO Technical Information Note: Sugar and dental caries. Retrieved from https://apps.who.int/iris/bitstream/handle/10665/259413/WHO-NMH-NHD-17.12-eng.pdf;jsessionid=35760562CDCABE3C46CCF98C07908C08?sequence=1.

Zahnärztliche Mitteilungen. (2018). Amalgam: Alternativen für Kinder und Schwangere. Retrieved from https://www.zm-online.de/news/praxis/amalgam-alternativen-fuer-kinder-und-schwangere/.

根管治疗？我宁愿再生两个孩子！

Berg, B., Cremer, M., Flothkötter, M., Koletzko, B., Krämer, N., Krawinkel, M., ... Weißenborn, A. (2021). Kariesprävention im Säuglings- und frühen Kindesalter. Handlungsempfehlungen des bundesweiten Netzwerks Gesund ins Leben. *Monatsschrift Kinderheilkunde, 169.*

Bundesausschuss der Zahnärzte und Krankenkassen. (2003). Richtlinie des Gemeinsamen Bundesausschusses für eine ausreichende, zweckmäßige und wirtschaftliche vertragszahnärztliche Versorgung (Behandlungsrichtlinie). *Bundesanzeiger.* Retrieved from https://www.g-ba.de/downloads/62-492-78/RL-Z_Behandlung_2006-03-01.pdf.

Bundeszahnärztekammer. (2012). Gebührenordnung für Zahnärzte (GOZ). Retrieved from https://www.bzaek.de/fileadmin/PDFs/GOZ/gebuehrenordnung_fuer_zahnaerzte_2012.pdf.

Deutsche Gesellschaft für Endodontologie und zahnärztliche Traumatologie e. V. (2022). Qualitätsrichtlinien endodontischer Behandlung: Konsenspapier der Europäischen Gesellschaft für Endodontologie (European Society of Endodontology). Retrieved from https://www.dget.de/content/2-fuer-zahnaerzte/5-befundboegen/ese_guidelines_deutsch.pdf.

European Society of Endodontology (ESE). (2019). In the News ... The Benefits of Root Canal Treatment. *Position Statement.* Retrieved from https://www.e-s-e.eu/pdf/news/benefits-of-root-canal-treatment-785.pdf.

Genco, R. J., & Sanz, M. (2020). Clinical and public health implications of periodontal and systemic diseases: An overview. *Periodontol 2000, 83*(1), 7–13. doi:10.1111/prd.12344.

Hülsmann, M., Weiger, R., Heidemann, D., Petschelt, A., Raab, W. H., & Schäfer, E. (2004). Wissenschaftliche Stellungnahme der DGZMK: Revision einer Wurzelbehandlung. *Wissenschaftliche Stellungnahme.* Retrieved from https://secure.owidi.de/documents/10165/1936281/Revision_einer_Wurzelkanalbehandlung_2004.pdf/6d42a2cc-e51c-451c-a1e8-896aaf6e48f9.

Neeb, J., & Schubert, J. (2015). *Begründungskatalog Behandeln – Nachschlagen – Begründen*. Berlin: Quintessenz Verlags-GmbH.

Ng, Y. L., Mann, V., Rahbaran, S., Lewsey, J., & Gulabivala, K. (2007). Outcome of primary root canal treatment: systematic review of the literature – part 1. Effects of study characteristics on probability of success. *Int Endod J, 40*(12), 921–939. doi:10.1111/j.1365-2591.2007.01322.x.

Ng, Y. L., Mann, V., Rahbaran, S., Lewsey, J., & Gulabivala, K. (2008). Outcome of primary root canal treatment: systematic review of the literature – Part 2. Influence of clinical factors. *Int Endod J, 41*(1), 6–31. doi:10.1111/j.1365-2591. 2007.01323.x.

Nischwitz, D. (2019). *In aller Munde*. München: Mosaik.

Sakkas, A., Winter, K., Rath, M., Mascha, F., Pietzka, S., Schramm, A., & Wilde, F. (2019). Factors influencing the long-term prognosis of root tip resected teeth. *GMS Interdiscip Plast Reconstr Surg DGPW, 8,* Doc13. doi:10.3205/iprs000139.

Schwendicke, F. (2017). Kariesexkavation heute: Ziele und Durchführung. *Quintessenz Zahnmedizin, 68*(2), 125–135.

Segura-Egea, J. J., Martin-Gonzalez, J., & Castellanos-Cosano, L. (2015). Endodontic medicine: connections between apical periodontitis and systemic diseases. *Int Endod J, 48*(10), 933–951. doi:10.1111/iej.12507.

Staehle, H. (2022). Die andere Zahnmedizin: Alte Ideen in neuer Verpackung? *Zahnärztliche Mitteilungen*. Retrieved from https://www.zm-online.de/archiv/2022/08/zahnmedizin/die-andere-zahnmedizin-alte-ideen-in-neuer-verpackung/.

Staehle, H. J., Koch, M. J., & Pioch, T. (2005). Double-blind study on materials testing with applied kinesiology. *J Dent Res, 84*(11), 1066–1069. doi:10.1177/154405910508401119.

Vahedi, B. (2022). Neue Leitlinie zur Wurzelspitzenresektion: Von Indikation bis Therapiedurchführung. Retrieved from https://epaper.zwp-online.info/epaper/9691/export-article/64.

von Arx, T., Jensen, S. S., & Hanni, S. (2007). Clinical and radiographic assessment of various predictors for healing outcome 1 year after periapical surgery. *J Endod, 33*(2), 123–128. doi:10.1016/j.joen.2006.10.001.

Bundesausschuss der Zahnärzte und Krankenkassen. (2003). Richtlinie des Gemeinsamen Bundesausschusses für eine ausreichende, zweckmäßige und wirtschaftliche vertragszahnärztliche Versorgung (Behandlungsrichtlinie). *Bundesanzeiger.* Retrieved from https://www.g-ba.de/downloads/62-492-78/RL-Z_Behandlung_2006-03-01.pdf.

Deutsche Gesellschaft für Ästhetische Zahnmedizin e. V. (2020a). Ratgeber: Bleaching – Zähne schonend aufhellen. Retrieved from https://www.dgaez.de/patienten/ratgeber/bleaching/.

Deutsche Gesellschaft für Ästhetische Zahnmedizin e. V. (2020b). Ratgeber: Unsichtbare Kieferorthopädie – wenn Zähne aus der Reihe tanzen. Retrieved from https://www.dgaez.de/patienten/ratgeber/kieferorthopaedie/.

Deutsche Gesellschaft für Zahn-, Mund- und Kieferheilkunde. (2007). Wissenschaftliche Stellungnahme: Zahnfarbene Restaurationen aus Keramik: Inlays, Teilkronen und Veneers. Retrieved from https://www.dgzmk.de/zahnfarbene-restaurationen-aus-keramik-inlays-teilkronen-und-veneers.

Dym, H., & Pierre, R., 2nd. (2020). Diagnosis and Treatment Approaches to a »Gummy Smile«. *Dent Clin North Am, 64*(2), 341–349. doi:10.1016/j.cden.2019.12.003.

Giessmann, M. (2022). Plötzlich wollte ich nur noch raus. *Zahnärztliche Mitteilungen, 4,* 14–16.

Kassam, S. K., & Stoops, F. R. (2020). Are clear aligners as effective as conventional fixed appliances? *Evid Based Dent, 21*(1), 30–31. doi:10.1038/s41432-020-0079-5.

Koubi, S. (2021). *Keramikveneers:* Quintessence Publishing.

Kwon, S. R., & Wertz, P. W. (2015). Review of the Mechanism of Tooth Whitening. *J Esthet Restor Dent, 27*(5), 240–257. doi:10.1111/jerd.12152.

Larsson, P., Bondemark, L., & Haggman-Henrikson, B. (2020). The impact of oro-facial appearance on oral health-related quality of life: A systematic review. *J Oral Rehabil.* doi:10.1111/joor.12965.

Maio, G. (2009). Die Zahnmedizin zwischen Heilkunde und Beauty-Industrie. *Schweiz Monatsschr Zahnmed, 119*(1).

Mele, M., Felice, P., Sharma, P., Mazzotti, C., Bellone, P., & Zucchelli, G. (2018). Esthetic treatment of altered passive eruption. *Periodontol 2000, 77*(1),

65–83. doi:10.1111/prd.12206.

Minoux, M., & Serfaty, R. (2008). Vital tooth bleaching: biologic adverse effects-a review. *Quintessence Int, 39*(8), 645–659.

Papageorgiou, S. N., Golz, L., Jager, A., Eliades, T., & Bourauel, C. (2016). Lingual vs. labial fixed orthodontic appliances: systematic review and meta-analysis of treatment effects. *Eur J Oral Sci, 124*(2), 105–118. doi:10.1111/eos.12250.

Robertson, L., Kaur, H., Fagundes, N. C. F., Romanyk, D., Major, P., & Flores Mir, C. (2020). Effectiveness of clear aligner therapy for orthodontic treatment: A systematic review. *Orthod Craniofac Res, 23*(2), 133–142. doi:10.1111/ocr.12353.

Zahnärztliche Mitteilungen. (2021). Verbraucherzentralen zu gewerblichen Aligner-Anbietern. Das Geschäftsmodell ist problematisch. Retrieved from https://www.zm-online.de/archiv/2021/18/politik/das-geschaeftsmodell-ist-problematisch/.

运动让我得到健康，也会让我失去自己的牙?

Bundesausschuss der Zahnärzte und Krankenkassen. (2003). Richtlinie des Gemeinsamen Bundesausschusses für eine ausreichende, zweckmäßige und wirtschaftliche vertragszahnärztliche Versorgung (Behandlungsrichtlinie). *Bundesanzeiger.* Retrieved from https://www.g-ba.de/downloads/62-492-78/RL-Z_Behandlung_2006-03-01.pdf.

Bundesverband der Kinderzahnärzte. (2022). Sport-Mundschutz ist cool – und hilft Zahntraumata vorzubeugen. Retrieved from https://www.bukiz.de/themen/zahnunfall/mundschutz-ist-cool.html.

Dias, A., Redinha, L., Mendonca, G. V., & Pezarat-Correia, P. (2020). A systematic review on the effects of occlusal splint therapy on muscle strength. *Cranio, 38*(3), 187–195. doi:10.1080/08869634.2018.1505085.

Institut für Qualität und Wirtschaftlichkeit im Gesundheitswesen. (2020). Abschlussbericht N18-03: Unterkieferprotrusionsschiene bei obstruktiver Schlafapnoe. Retrieved from https://www.iqwig.de/de/projekte-ergebnisse/projekte/nichtmedikamentoese-verfahren/n-projekte/n18-03-unterkieferprotrusionsschiene-bei-leichter-bis-mittelgradiger-obstruktiver-schlaf apnoe-bei-erwachsenen.9673.html.

Merle, C. L., Richter, L., Challakh, N., Haak, R., Schmalz, G., Needleman, I., ... Wustenfeld, J. (2022). Orofacial conditions and oral health behavior of young athletes: A comparison of amateur and competitive sports. *Scand J Med Sci Sports, 32*(5), 903–912. doi:10.1111/sms.14143.

Needleman, I., Ashley, P., Meehan, L., Petrie, A., Weiler, R., McNally, S., ... Taylor, R. (2016). Poor oral health including active caries in 187 UK professional male football players: clinical dental examination performed by dentists. *Br J Sports Med, 50*(1), 41–44. doi:10.1136/bjsports-2015-094953.

Needleman, I., Ashley, P., Petrie, A., Fortune, F., Turner, W., Jones, J., ... Porter, S. (2013). Oral health and impact on performance of athletes participating in the London 2012 Olympic Games: a cross-sectional study. *Br J Sports Med, 47*(16), 1054–1058. doi:10.1136/bjsports-2013-092891.

Oh, M., & Jost-Brinkmann, P. (2013). Der Sportmundschutz – für jung und alt. *ZMK, 29,* 830–836.

Oliveira, J. A., Hoppe, C. B., Gomes, M. S., Grecca, F. S., & Haas, A. N. (2015). Periodontal disease as a risk indicator for poor physical fitness: a cross-sectional observational study. *J Periodontol, 86*(1), 44–52. doi:10.1902/jop.2014.140270.

Ringhof, S., Hellmann, D., Meier, F., Etz, E., Schindler, H. J., & Stein, T. (2015). The effect of oral motor activity on the athletic performance of professional golfers. *Front Psychol, 6,* 750. doi:10.3389/fpsyg.2015.00750.

Scannapieco, F. A. (1998). Position paper of The American Academy of Periodontology: periodontal disease as a potential risk factor for systemic diseases. *J Periodontol, 69*(7), 841–850.

噫，好臭啊！我得了牙周病！

Arbeitsgemeinschaft der Wissenschaftlichen Medizinischen Fachgesellschaften (AWMF). (2021). Die Behandlung von Parodontitis Stadium I bis III – Die deutsche Implementierung der S3-Leitlinie »Treatment of Stage I–III Periodontitis« der European Federation of Periodontology (EFP). Retrieved from https://www.awmf.org/leitlinien/detail/ll/083-043.html.

Baumgartner, S., Imfeld, T., Schicht, O., Rath, C., Persson, R. E., & Persson, G. R. (2009). The impact of the stone age diet on gingival conditions in the absence of oral hygiene. *J Periodontol, 80*(5), 759–768. doi:10.1902/jop.

2009.080376.

Billings, M., Holtfreter, B., Papapanou, P. N., Mitnik, G. L., Kocher, T., & Dye, B. A. (2018). Age-dependent distribution of periodontitis in two countries: Findings from NHANES 2009 to 2014 and SHIP-TREND 2008 to 2012. *J Clin Periodontol, 45 Suppl 20*, S130-S148. doi:10.1111/jcpe.12944.

Bundesausschuss der Zahnärzte und Krankenkassen. (2003). Richtlinie des Gemeinsamen Bundesausschusses für eine ausreichende, zweckmäßige und wirtschaftliche vertragszahnärztliche Versorgung (Behandlungsrichtlinie). *Bundesanzeiger.* Retrieved from https://www.g-ba.de/downloads/62-492-78/RL-Z_Behandlung_2006-03-01.pdf.

Die Daisy. (2020). Die Daisy. Heidelberg – Leipzig: DAISY Akademie + Verlag GmbH.

Eke, P. I., Dye, B. A., Wei, L., Slade, G. D., Thornton-Evans, G. O., Borgnakke, W. S., … Genco, R. J. (2015). Update on Prevalence of Periodontitis in Adults in the United States: NHANES 2009 to 2012. *J Periodontol, 86*(5), 611–622. doi:10.1902/jop.2015.140520.

Fang, H., Han, M., Li, Q. L., Cao, C. Y., Xia, R., & Zhang, Z. H. (2016). Comparison of full-mouth disinfection and quadrant-wise scaling in the treatment of adult chronic periodontitis: a systematic review and meta-analysis. *J Periodontal Res, 51*(4), 417–430. doi:10.1111/jre.12326.

Filippi, A. (2008). Halitosis – Aktueller Stand und Perspektiven. *Zahnmedizin up2date*, 351–366. doi:10.1055/s-2008-1038357.

Filippi, A. (2011). *Halitosis – Professionelle Behandlung von Mundgeruch in der zahnärztlichen Praxis.* Berlin: Quintessence Publishing.

GBD 2017 Disease and Injury Incidence and Prevalence Collaborators. (2018). Global, regional, and national incidence, prevalence, and years lived with disability for 354 diseases and injuries for 195 countries and territories, 1990–2017: a systematic analysis for the Global Burden of Disease Study 2017. *Lancet, 392*(10159), 1789–1858. doi:10.1016/S0140-6736(18)32279-7.

Gemeinsamer Bundesausschuss. (2020). Beschluss des Gemeinsamen Bundesausschusses über eine Richtlinie zur systematischen Behandlung von Parodontitis und anderer Parodontaler- krankungen (PAR-Richtlinie): Erstfassung. Retrieved from https://www.g-ba.de/downloads/39-261-4623/2020-12-17_PAR-RL_Erstfassung_BAnz.pdf.

Hujoel, P. P., & Lingstrom, P. (2017). Nutrition, dental caries and periodontal disease: a narrative review. *J Clin Periodontol, 44 Suppl 18*, 79–84. doi:10.

1111/jcpe.12672.

Institut der Deutschen Zahnärzte. (2016). Fünfte Deutsche Mundgesundheits-
studie (DMS V). Retrieved from https://www.bzaek.de/fileadmin/PDFs/
dms/Zusammenfassung_DMS_V.pdf.

Jepsen, K., & Jepsen, S. (2016). Antibiotics/antimicrobials: systemic and local
administration in the therapy of mild to moderately advanced periodontitis.
Periodontol 2000, 71(1), 82–112. doi:10.1111/prd.12121.

Jockel-Schneider, Y., Gossner, S. K., Petersen, N., Stolzel, P., Hagele, F., Schweig-
gert, R. M., … Schlagenhauf, U. (2016). Stimulation of the nitrate-nitrite-
NO-metabolism by repeated lettuce juice consumption decreases gingival
inflammation in periodontal recall patients: a randomized, double-blinded,
placebo-controlled clinical trial. *J Clin Periodontol, 43*(7), 603–608. doi:10.
1111/jcpe.12542.

Kassenzahnärztliche Bundesvereinigung (KZBV). (2021). Systematische Be-
handlung von Parodontitis und anderer Parodontalerkrankungen. Retrie-
ved from https://www.kzbv.de/par-richtlinie.1498.de.html.

Kassenzahnärztliche Vereinigung Bayerns. (2021). KZVB: Die neue PAR-
Richtlinie – Abstract – Alles auf einen Blick. Retrieved from https://www.
kzvb.de/fileadmin/user_upload/Abrechnung/Tipps/PAR/PAR-Rili_Alles_
auf_einen_Blick.pdf.

Kuru, B. E., Laleman, I., Yalnizoglu, T., Kuru, L., & Teughels, W. (2017). The
Influence of a Bifidobacterium animalis Probiotic on Gingival Health:
A Randomized Controlled Clinical Trial. *J Periodontol, 88*(11), 1115–1123.
doi:10.1902/jop.2017.170213.

Lee, H. J., Kim, S. J., Park, Y. S., Ko, J., & Cho, H. J. (2019). Association between
semi-solid yogurt intake and periodontitis in Korean adults. *J Periodontal
Implant Sci, 49*(4), 206–214. doi:10.5051/jpis.2019.49.4.206.

Lindhe, J., Lang, N. P., & Karring, T. (2008). *Clinical Periodontology and Im-
plant Dentistry:* John Wiley & Sons.

Miron, R. J., Sculean, A., Cochran, D. L., Froum, S., Zucchelli, G., Nemcovsky,
C., … Bosshardt, D. D. (2016). Twenty years of enamel matrix derivative:
the past, the present and the future. *J Clin Periodontol, 43*(8), 668–683.
doi:10.1111/jcpe.12546.

Schlagenhauf, U., Rehder, J., Gelbrich, G., & Jockel-Schneider, Y. (2020). Con-
sumption of Lactobacillus reuteri-containing lozenges improves periodon-
tal health in navy sailors at sea: A randomized controlled trial. *J Periodontol.*

doi:10.1002/JPER.19-0393.

Schwarz, F., Derks, J., Monje, A., & Wang, H. L. (2018). Peri-implantitis. *J Clin Periodontol, 45 Suppl 20,* 246–266. doi:10.1111/jcpe.12954.

Splieth, C., Giesenberg, J., Fanghanel, J., Bernhardt, O., & Kocher, T. (2002). Periodontal attachment level of extractions presumably performed for periodontal reasons. *J Clin Periodontol, 29*(6), 514–518. doi:10.1034/j.1600-051x. 2002.290607.x.

Van der Velden, U. (2017). What exactly distinguishes aggressive from chronic periodontitis: is it mainly a difference in the degree of bacterial invasiveness? *Periodontol 2000, 75*(1), 24–44. doi:10.1111/prd.12202.

Verband der privaten Krankenversicherung. (2022). Der PKV-Basistarif. Retrieved from https://www.pkv.de/themen/krankenversicherung/so-funk tioniert-die-pkv/basistarif/.

Wölber, J., & Frankenberger, R. (2020). Schwerpunktausgabe: Zahnmedizin und Ernährung. *Quintessenz Zahnmedizin, 71*(5), 475–602.

Zahnärztliche Mitteilungen. (2018). 103 gesetzliche Krankenkassen unterstützen die PZR. *Zahnärztl Mitt, 5.* Retrieved from https://www.zm-online. de/archiv/2018/05/praxis/103-gesetzliche-krankenkassen-unterstuetzen-die-pzr/.

Zangrando, M. S., Damante, C. A., Sant'Ana, A. C., Rubo de Rezende, M. L., Greghi, S. L., & Chambrone, L. (2015). Long-term evaluation of periodontal parameters and implant outcomes in periodontally compromised patients: a systematic review. *J Periodontol, 86*(2), 201–221. doi:10.1902/jop. 2014.140390.

有洞就有桥：我需要假牙！

Arbeitsgemeinschaft der Wissenschaftlichen Medizinischen Fachgesellschaften (AWMF). (2020). S3-Leitlinie – Implantatprothetische Versorgung des zahnlosen Oberkieferes. Retrieved from https://www.awmf.org/ uploads/tx_szleitlinien/083-010 l_S3_Implantatprothetische-Versorgung-zahnloser-Oberkiefer_2021-03.pdf.

Arbeitsgemeinschaft der Wissenschaftlichen Medizinischen Fachgesellschaften (AWMF). (2021). S3-Leitlinie – Vollkeramische Kronen und Brücken. Retrieved from https://www.awmf.org/leitlinien/detail/ll/083-012.html.

Bundesausschuss der Zahnärzte und Krankenkassen. (2003). Richtlinie des Gemeinsamen Bundesausschusses für eine ausreichende, zweckmäßige und wirtschaftliche vertragszahnärztliche Versorgung (Behandlungsrichtlinie). *Bundesanzeiger*. Retrieved from https://www.g-ba.de/downloads/62-492-78/RL-Z_Behandlung_2006-03-01.pdf.

Bundesgesetzblatt. (2013). Gesetz zur Verbesserung der Rechte von Patientinnen und Patienten. Retrieved from https://www.bgbl.de/xaver/bgbl/start.xav?startbk=Bundesanzeiger_BGBl&bk=Bundesanzeiger_BGBl&start=//*%5B@attr_id=%27bgbl113s0277.pdf%27%5D#__bgbl__%2F%2F*%5B%40attr_id%3D%27bgbl113s0277.pdf%27%5D__1596430004447.

Bundesgesundheitsministerium. (2017). Zuzahlungsregelung der gesetzlichen Krankenversicherung. *Informationsblatt Nr. 223–06*. Retrieved from https://www.bundesgesundheitsministerium.de/fileadmin/Dateien/3_Downloads/A/Arzneimittelversorgung/Zuzahlungsregelungen_der_GKV.pdf.

Daudt Polido, W., Aghaloo, T., Emmett, T. W., Taylor, T. D., & Morton, D. (2018). Number of implants placed for complete-arch fixed prostheses: A systematic review and meta-analysis. *Clin Oral Implants Res, 29 Suppl 16*, 154–183. doi:10.1111/clr.13312.

Deutsche Krebshilfe e. V. (2014). Mundhöhlenkrebs. Ein Ratgeber für Patientinnen und Patienten. Retrieved from https://www.krebshilfe.de/infomaterial/Patientenleitlinien/Mundhoehlenkrebs_Patientenleitlinie_DeutscheKrebshilfe.pdf.

Die Daisy. (2020). Die Daisy. Heidelberg – Leipzig: DAISY Akademie + Verlag GmbH.

Gou, M., Chen, H., Kang, J., & Wang, H. (2019). Antagonist enamel wear of tooth-supported monolithic zirconia posterior crowns in vivo: A systematic review. *J Prosthet Dent, 121*(4), 598–603. doi:10.1016/j.prosdent.2018.06.005.

Institut der Deutschen Zahnärzte. (2016). Fünfte Deutsche Mundgesundheitsstudie (DMS V). Retrieved from https://www.bzaek.de/fileadmin/PDFs/dms/Zusammenfassung_DMS_V.pdf.

Jung, R. E., Zembic, A., Pjetursson, B. E., Zwahlen, M., & Thoma, D. S. (2012). Systematic review of the survival rate and the incidence of biological, technical, and aesthetic complications of single crowns on implants reported in longitudinal studies with a mean follow-up of 5 years. *Clin Oral Implants*

Res, *23 Suppl 6*, 2–21. doi:10.1111/j.1600-0501.2012.02547.x.

Kassenzahnärztliche Bundesvereinigung (KZBV). (2016). Einigung auf Vergütung bei Adhäsivbrücken. Retrieved from https://www.kzbv.de/pressemitteilung-vom-29-6-2016.1039.de.html.

Kassenzahnärztliche Bundesvereinigung (KZBV). (2019). Jahrbuch 2019. Retrieved from https://www.kzbv.de/jahrbuch-2019.768.de.html.

Kassenzahnärztliche Bundesvereinigung (KZBV). (2021). Jahrbuch 2021. Retrieved from https://www.kzbv.de/kzbv2021-jahrbuch-ohne-goz.media.f1b1 223cf58b71cee7fc89ec746f8bf9.pdf.

Kern, M. (2005). Clinical long-term survival of two-retainer and single-retainer all-ceramic resin-bonded fixed partial dentures. *Quintessence Int, 36*(2), 141–147.

Kern, M. (2017). Fifteen-year survival of anterior all-ceramic cantilever resin-bonded fixed dental prostheses. *J Dent, 56*, 133–135. doi:10.1016/j.jdent.2016. 11.003.

Kerschbaum, T. (2004). Langzeitüberlebensdauer von Zahnersatz. Eine Übersicht. *Quintessenz Zahnmedizin, 55*, 1113–1126.

Lang, N. P., Kiel, R. A., & Anderhalden, K. (1983). Clinical and microbiological effects of subgingival restorations with overhanging or clinically perfect margins. *J Clin Periodontol, 10*(6), 563–578. doi:10.1111/j.1600-051x.1983. tb01295.x.

Mourshed, B., Samran, A., Alfagih, A., Samran, A., Abdulrab, S., & Kern, M. (2018). Anterior Cantilever Resin-Bonded Fixed Dental Prostheses: A Review of the Literature. *J Prosthodont, 27*(3), 266–275. doi:10.1111/jopr.12555.

Pjetursson, B. E., Thoma, D., Jung, R., Zwahlen, M., & Zembic, A. (2012). A systematic review of the survival and complication rates of implant-supported fixed dental prostheses (FDPs) after a mean observation period of at least 5 years. *Clin Oral Implants Res, 23 Suppl 6*, 22–38. doi:10.1111/j.1600-0501. 2012.02546.x.

Pospiech, P. (2015). Ist die herausnehmbare Teilprothese noch up to date? *Zahnmedizin up2date, 2*, 149–169.

Sailer, I., Fehmer, V., & Pjetursson, B. (2022). *Festsitzende Restaurationen. Klinische Konzepte zur Auswahl von Material und Fertigungstechnik:* Quintessenz Publishing Deutschland.

Sailer, I., Strasding, M., Valente, N. A., Zwahlen, M., Liu, S., & Pjetursson, B. E. (2018). A systematic review of the survival and complication rates of zirconia-ceramic and metal-ceramic multiple-unit fixed dental prostheses. *Clin Oral Implants Res, 29 Suppl 16*, 184–198. doi:10.1111/clr.13277.

Sozialgesetzbuch (SGB V). (2020). § 136a SGB V Richtlinien des Gemeinsamen Bundesausschusses zur Qualitätssicherung in ausgewählten Bereichen. Retrieved from https://www.sozialgesetzbuch-sgb.de/sgbv/136a.html.

Splieth, C., Giesenberg, J., Fanghanel, J., Bernhardt, O., & Kocher, T. (2002). Periodontal attachment level of extractions presumably performed for periodontal reasons. *J Clin Periodontol, 29*(6), 514–518. doi:10.1034/j.1600-051x. 2002.290607.x.

Stober, T., Bermejo, J. L., Schwindling, F. S., & Schmitter, M. (2016). Clinical assessment of enamel wear caused by monolithic zirconia crowns. *J Oral Rehabil, 43*(8), 621–629. doi:10.1111/joor.12409.

Vagropoulou, G. I., Klifopoulou, G. L., Vlahou, S. G., Hirayama, H., & Michalakis, K. (2018). Complications and survival rates of inlays and onlays vs complete coverage restorations: A systematic review and analysis of studies. *J Oral Rehabil, 45*(11), 903–920. doi:10.1111/joor.12695.

Walton, T. R. (2013). The up to 25-year survival and clinical performance of 2,340 high gold-based metal-ceramic single crowns. *Int J Prosthodont, 26*(2), 151–160. doi:10.11607/ijp.3136.

Walton, T. R. (2015). An Up-to-15-Year Comparison of the Survival and Complication Burden of Three-Unit Tooth-Supported Fixed Dental Prostheses and Implant-Supported Single Crowns. *Int J Oral Maxillofac Implants, 30*(4), 851–861. doi:10.11607/jomi.4220.

Wolfart, M., & Kern, J. (2016). Indikationen für die Prothetik – wie viele Implantate sind nötig? *Zahnärztl Mitt, 10*, 64–71.

救命啊，我的牙医要在我的骨头上开个洞！关于种植牙您想知道的一切

Afrashtehfar, K. I., & Del Fabbro, M. (2020). Clinical performance of zirconia implants: A meta-review. *J Prosthet Dent, 123*(3), 419–426. doi:10.1016/j. prosdent.2019.05.017.

Arbeitsgemeinschaft der Wissenschaftlichen Medizinischen Fachgesellschaften (AWMF). (2020a). S2k-Leitlinie – Implantologische Indikation für die Anwendung von Knochenersatzmaterialien. Retrieved from https:// www.awmf.org/uploads/tx_szleitlinien/083-009 l_S2K_Implantologische-

Indikationen-Anwendung-Knochenersatzmaterialien_2020-11.pdf.

Arbeitsgemeinschaft der Wissenschaftlichen Medizinischen Fachgesell-schaften (AWMF). (2020b). S3-Leitlinie – Implantatprothetische Versorgung des zahnlosen Oberkiefers. Retrieved from https://www.awmf.org/uploads/tx_szleitlinien/083-010 l_S3_Implantatprothetische-Versorgung-zahnloser-Oberkiefer_2021-03.pdf.

Associates Brånemark Osseoingetration Centers. (2005). Retrieved from http://branemark.se/osseointegration/history/.

Bärmann, C. (2019). *Die Geschichte der dentalen Implantologie.* Retrieved from https://shop.medical-instinct.de/produkt/die-geschichte-der-dentalen-implantologie-mp3-download/.

Bauer, B. (2015). How many different dental implant systems and companies are there? Retrieved from https://www.bauersmiles.com/2015/06/dental-implant-systems.html/.

Benic, G. I., & Hammerle, C. H. (2014). Horizontal bone augmentation by means of guided bone regeneration. *Periodontol 2000, 66*(1), 13–40. doi:10.1111/prd.12039.

Benic, G. I., Mir-Mari, J., & Hammerle, C. H. (2014). Loading protocols for single-implant crowns: a systematic review and meta-analysis. *Int J Oral Maxillofac Implants, 29 Suppl,* 222–238. doi:10.11607/jomi.2014suppl.g4.1.

Bundesausschuss der Zahnärzte und Krankenkassen. (2003). Richtlinie des Gemeinsamen Bundesausschusses für eine ausreichende, zweck-mäßige und wirtschaftliche vertragszahnärztliche Versorgung (Behandlungsrichtlinie). *Bundesanzeiger.* Retrieved from https://www.g-ba.de/downloads/62-492-78/RL-Z_Behandlung_2006-03-01.pdf.

Busenlechner, D., Haas, R., & Pommer, G. (2017). Titanallergie: Fiktion oder Tatsache? *Zahn Krone 1,* 32–34.

Buser, D., Sennerby, L., & De Bruyn, H. (2017). Modern implant dentistry based on osseointegration: 50 years of progress, current trends and open questions. *Periodontol 2000, 73*(1), 7–21. doi:10.1111/prd.12185.

Cosyn, J., De Lat, L., Seyssens, L., Doornewaard, R., Deschepper, E., & Verva-eke, S. (2019). The effectiveness of immediate implant placement for single tooth replacement compared to delayed implant placement: A systematic review and meta-analysis. *J Clin Periodontol, 46 Suppl 21,* 224–241. doi:10.1111/jcpe.13054.

Elnayef, B., Porta, C., Suarez-Lopez Del Amo, F., Mordini, L., Gargallo-Albiol,

J., & Hernandez-Alfaro, F. (2018). The Fate of Lateral Ridge Augmentation: A Systematic Review and Meta-Analysis. *Int J Oral Maxillofac Implants, 33*(3), 622–635. doi:10.11607/jomi.6290.

Europäische Konsensuskonferenz. (2021). Praxisleitfaden 2021: Update Keramik in der Implantologie. Retrieved from https://bdizedi.org/praxisleitfaden-2021-update-keramik-in-der-implantologie/.

Gallucci, G. O., Benic, G. I., Eckert, S. E., Papaspyridakos, P., Schimmel, M., Schrott, A., & Weber, H. P. (2014). Consensus statements and clinical recommendations for implant loading protocols. *Int J Oral Maxillofac Implants, 29 Suppl*, 287–290. doi:10.11607/jomi.2013.g4.

Geckili, O. (2018). Limited Evidence Suggests That Zirconia Abutments Generate Less Bleeding on Probing Around Implants Compared to Titanium Abutments. *J Evid Based Dent Pract, 18*(4), 346–348. doi:10.1016/j.jebdp.2018.10.006.

Howe, M. S., Keys, W., & Richards, D. (2019). Long-term (10-year) dental implant survival: A systematic review and sensitivity meta-analysis. *J Dent, 84*, 9–21. doi:10.1016/j.jdent.2019.03.008.

Jung, R. E., Al-Nawas, B., Araujo, M., Avila-Ortiz, G., Barter, S., Brodala, N., … Windisch, P. (2018). Group 1 ITI Consensus Report: The influence of implant length and design and medications on clinical and patient-reported outcomes. *Clin Oral Implants Res, 29 Suppl 16*, 69–77. doi:10.1111/clr.13342.

Kämmerer, P., Lehmann, K., & Al-Nawas, B. (2011). Thema: Allergische Reaktionen auf zahnärztliche Implantate aus Titan? *ZZI*. Retrieved from https://www.online-zzi.de/fileadmin/user_upload/Heftarchiv/ZZI/article/2011/1/44276771-ECA4-4D88-A345-450CC2B7B87E/44276771EC A44D88A345450CC2B7B87E_internationale-neuigkeiten_1_original.pdf.

Kroetz, K. (2021) *Keramikimplantate/Interviewer: Deutsche Gesellschaft für Implantologie.* https://www.dginet.de/leitlinien.

Laurell, L., & Lundgren, D. (2011). Marginal bone level changes at dental implants after 5 years in function: a meta-analysis. *Clin Implant Dent Relat Res, 13*(1), 19–28. doi:10.1111/j.1708-8208.2009.00182.x.

Love, F. (2014). The man who made people smile. Retrieved from https://www.nobelbiocare.com/blog/news/the-man-who-made-people-smile/.

Malo, P., de Araujo Nobre, M., Lopes, A., Ferro, A., & Botto, J. (2019). The All-on-4 treatment concept for the rehabilitation of the completely edentulous mandible: A longitudinal study with 10 to 18 years of follow-up. *Clin*

Implant Dent Relat Res, 21(4), 565–577. doi:10.1111/cid.12769.

Mombelli, A., Hashim, D., & Cionca, N. (2018). What is the impact of titanium particles and biocorrosion on implant survival and complications? A critical review. *Clin Oral Implants Res, 29 Suppl 18*, 37–53. doi:10.1111/clr.13305.

Morton, D., Gallucci, G., Lin, W. S., Pjetursson, B., Polido, W., Roehling, S., ... Zhou, W. (2018). Group 2 ITI Consensus Report: Prosthodontics and implant dentistry. *Clin Oral Implants Res, 29 Suppl 16*, 215–223. doi:10.1111/clr.13298.

Müller, L. (2021). *Neue Leitlinie zu Materialunverträglichkeiten bei dentalen, enossalen Implantaten/Interviewer: Deutsche Gesellschaft für Implantologie.* https://www.dginet.de/leitlinien.

Nobel Biocare News. (2012). A 44-year success story. Retrieved from https://dentalimplants-usa.com/wp-content/uploads/2018/03/NobelBiocare ImplantPatient.pdf.

Papaspyridakos, P., De Souza, A., Vazouras, K., Gholami, H., Pagni, S., & Weber, H. P. (2018). Survival rates of short dental implants (</= 6 mm) compared with implants longer than 6 mm in posterior jaw areas: A meta-analysis. *Clin Oral Implants Res, 29 Suppl 16*, 8–20. doi:10.1111/clr.13289.

Roehling, S., Schlegel, K. A., Woelfler, H., & Gahlert, M. (2019). Zirconia compared to titanium dental implants in preclinical studies-A systematic review and meta-analysis. *Clin Oral Implants Res, 30*(5), 365–395. doi:10.1111/clr.13425.

Sicilia, A., Cuesta, S., Coma, G., Arregui, I., Guisasola, C., Ruiz, E., & Maestro, A. (2008). Titanium allergy in dental implant patients: a clinical study on 1500 consecutive patients. *Clin Oral Implants Res, 19*(8), 823–835. doi:10.1111/j.1600-0501.2008.01544.x.

Silva, M. J., Scurrah, K. J., Craig, J. M., Manton, D. J., & Kilpatrick, N. (2016). Etiology of molar incisor hypomineralization – A systematic review. *Community Dent Oral Epidemiol, 44*(4), 342–353. doi:10.1111/cdoe.12229.

Suarez-Lopez Del Amo, F., Garaicoa-Pazmino, C., Fretwurst, T., Castilho, R. M., & Squarize, C. H. (2018). Dental implants-associated release of titanium particles: A systematic review. *Clin Oral Implants Res.* doi:10.1111/clr.13372.

Thomas, P., Summer, B., & Iglhaut, G. (2017). Aspekte der Titanverträglichkeit. *Zahnärztl Mitt, 1*, 30–32.

Trindade, R., Albrektsson, T., Tengvall, P., & Wennerberg, A. (2016). Foreign Body Reaction to Biomaterials: On Mechanisms for Buildup and Breakdown of Osseointegration. *Clin Implant Dent Relat Res, 18*(1), 192–203. doi:10.1111/cid.12274.

Troeltzsch, M., Kauffmann, P., Gruber, R., Brockmeyer, P., Moser, N., ... Schliephake, H. (2016). Clinical efficacy of grafting materials in alveolar ridge augmentation: A systematic review. *J Craniomaxillofac Surg, 44*(10), 1618–1629. doi:10.1016/j.jcms.2016.07.028.

黏膜：不只是牙，整个口腔都归牙医管

Arbeitsgemeinschaft der Wissenschaftlichen Medizinischen Fachgesellschaften (AWMF). (2016). S2k-Leitlinie – Diagnostik und Therapieoptionen von Aphten und aphtoiden Läsionen der Mund- und Rachenschleimhaut. Retrieved from https://www.awmf.org/leitlinien/detail/ll/007-101.html.

Deutsche Krebshilfe e. V. (2008). Erkennung oraler Risikoläsionen in der zahnärztlichen Praxis. Retrieved from https://www.bzaek.de/fileadmin/PDFs/Infos/dkratgeber.pdf.

Institut der Deutschen Zahnärzte. (2010). Leitlinie: Vorläuferläsionen des oralen Plattenepithelkarzinoms. Retrieved from https://secure.owidi.de/documents/10165/1942099/vorlaeuferpeckurz.pdf/287da094-0634-48b1-9596-e368888cbbb0.

Remmerbach, T., & Reichardt, T. (2016). Erkrankungen der Mundschleimhaut. *ZMK, 32*(1–2), 6–18.

Wu, M., Chen, S. W., & Jiang, S. Y. (2015). Relationship between gingival inflammation and pregnancy. *Mediators Inflamm, 2015*, 623427. doi:10.1155/2015/623427.

Zentrum für Krebsregisterdaten. (2022). Krebs in Deutschland für 2017/2018. Retrieved from https://www.krebsdaten.de/Krebs/DE/Content/Publikationen/Krebs_in_Deutschland/kid_2021/krebs_in_deutschland_2021.pdf?__blob=publicationFile.

apoBank. (2020). Existenzgründung Zahnärzt*innen 2020 Retrieved from https://www.apobank.de/dam/jcr:8f319bb5-632d-45d8-ab40-8cf8f76cf0fb/existenzgruendung_zahnaerzte_2020.pdf.

Barnett, R. (2017). *Mut zur Lücke. Kunst und Geschichte der Zahnheilkunde* (Vol. 1). Köln: DuMont Buchverlag.

Bundesministerium für Justiz. (2021). »Approbationsordnung für Zahnärzte und Zahnärztinnen vom 8. Juli 2019 (BGBl. I S. 933), die durch Artikel 1 der Verordnung vom 22. September 2021 (BGBl. I S. 4335) geändert worden ist«. Retrieved from https://www.gesetze-im-internet.de/zappro/BJNR093310019.html.

Bundeszahnärztekammer. (2009). Delegationsrahmen der Bundeszahnärztekammer für zahnmedizinische Fachangestellte. Retrieved from https://www.bzaek.de/service/positionen-statements/einzelansicht/delegationsrahmen-der-bundeszahnaerztekammer-fuer-zahnmedizinische-fachangestellte.html.

Geisenheimer, I. (2018). Berufe im Wandel der Zeit. Der Zahn der Zeit – Vom Bader zum Zahnarzt. In *Heimatjahrbuch des Saale-Orla-Kreises* (S. 132–136).

Groß, D. (2019). *Die Geschichte des Zahnarztberufes in Deutschland*. Berlin: Quintessenz.

Kassenzahnärztliche Bundesvereinigung (KZBV). (2018). Jahrbuch 2018.

Kassenzahnärztliche Bundesvereinigung (KZBV). (2021). Jahrbuch 2021. Retrieved from https://www.kzbv.de/kzbv2021-jahrbuch-ohne-goz.media.f1b1223cf58b71cee7fc89ec746f8bf9.pdf.

Pajalic, A. (2015). *Lokalanästhetika – von der Geschichte bis zur Gegenwart – Entwicklung, Pharmakologie und Anwendungsgebiete von lokal wirksamen Betäubungsmitteln.* (Dr. med. dent.), Med Uni Graz, Graz.

Statistisches Bundesamt. (2019). Statistisches Jahrbuch 2019. Retrieved from https://www.destatis.de/DE/Themen/Querschnitt/Jahrbuch/jb-einkommenKonsumLeben.pdf?__blob=publicationFile.

Statistisches Bundesamt. (2020). Qualität der Arbeit – Wöchentliche Arbeitszeit. Retrieved from https://www.destatis.de/DE/Themen/Arbeit/Arbeitsmarkt/Qualitaet-Arbeit/Dimension-3/woechentliche-arbeitszeitl.html.

Taubenheim, L., & Bender, W. (2020). Entwicklungsgeschichte der Lokalanästhesie – vom Kokain über Procain zu Articain. *ZMK*. Retrieved from https://www.zmk-aktuell.de/fachgebiete/allgemeine-zahnheilkunde/ story/entwicklungsgeschichte-der-lokalanaesthesie–vom-kokain-ueber- procain-zu-articain__8942.html.

Will, R., & Will, S. (2014). Die Geschichte und Entwicklung der Zahnmedizin ist ein untrennbarer Teil der Medizingeschichte. In *Deutsche Zahnärztliche Zeitung* (Vol. 69, 162–164).

Zahnärztliche Mitteilungen. (2016). Wer arbeitet am längsten? Retrieved from https://www.zm-online.de/news/nachrichten/wer-arbeitet-am-laengsten/.

法定医保还是私人医保？保险总是让人眼花缭乱

Bundesministerium für Gesundheit. (2020). Krankenversicherung. Retrieved from https://www.bundesgesundheitsministerium.de/themen/ krankenversicherung.html.

Bundeszahnärztekammer. (2012). Gebührenordnung für Zahnärzte (GOZ). Retrieved from https://www.bzaek.de/fileadmin/PDFs/GOZ/gebuehren ordnung_fuer_zahnaerzte_2012.pdf.

Bundeszahnärztekammer. (2015). Position: »Deutschland muss sich im europäischen Vergleich der Gesundheitssysteme nicht verstecken«. Retrieved from https://www.kzbv.de/pressemitteilung-vom-3-3-2015.909.de.html.

Bundeszahnärztekammer. (2019). Leitsätze zur zahnärztlichen Fortbildung. Retrieved from https://www.bzaek.de/fileadmin/PDFs/bfortb/fortbildung_ leitsaetze.pdf.

Bundeszahnärztekammer. (2020). Position: Der Steigerungssatz. Retrieved from https://www.zahnaerzte-wl.de/pages/positionspapiere-der-bzaek-2.

Cochrane Deutschland. (2020). Evidenzbasierte Medizin. Retrieved from https://www.cochrane.de/de/ebm.

Institut für Qualität und Wirtschaftlichkeit im Gesundheitswesen. (2018). Systematische Behandlung von Parodontopathien. Retrieved from https:// www.iqwig.de/presse/pressemitteilungen/pressemitteilungen-detailseite_ 10184.html.

Kassenzahnärztliche Bundesvereinigung (KZBV). (2020). Welche Zahnfüllung soll es sein? *Medizinische Infos*. Retrieved from https://www.kzbv.de/ welche-zahnfullung-soll-es-sein.191.de.html.

Kassenzahnärztliche Bundesvereinigung (KZBV). (2022). Bonusheft. Retrieved from https://www.kzbv.de/bonusheft.39.de.html.

Klingenberger, D., Schneider, M., Hofmann, U., & Köse, A. (2015). EURO-Z-II. Preisvergleich zahnärztlicher Leistungen im europäischen Kontext. Retrieved from https://www.idz.institute/fileadmin/Content/Publikationen-PDF/Bd_34-EURO-Z_II.pdf.

Ohmann, C. (2015). Klinische Studien in der Pädiatrie: Herausforderungen und aktuelle Entwicklungen. *Klin Pädiatr, 220*, 221–223.

Türp, J. (2015). Evidenzbasierte Zahnmedizin. *PARODONTOLOGIE, 26*(2), 113–121.

Türp, J., & Antes, G. (2013). Evidenzbasierte Zahnmedizin – aktueller Stand. *Deutsche Zahnärztliche Zeitung, 68*(2), 72–75.

Verband der privaten Krankenversicherung. (2022a). Was ändert sich mit Rentenerhalt? Retrieved from https://www.pkv.de/themen/krankenversicherung/so-funktioniert-die-pkv/was-aendert-sich-mit-rentenerhalt/.

Verband der privaten Krankenversicherung. (2022b). Welche Regelungen gibt es für Arbeitnehmer? Retrieved from https://www.pkv.de/themen/krankenversicherung/so-funktioniert-die-pkv/private-krankenversicherung-arbeitnehmer/.

本书的"禁忌证"及"不良反应":还有啥要说来着?

Edelhoff, D., & Sorensen, J. A. (2002a). Tooth structure removal associated with various preparation designs for anterior teeth. *J Prosthet Dent, 87*(5), 503–509. doi:10.1067/mpr.2002.124094.

Edelhoff, D., & Sorensen, J. A. (2002b). Tooth structure removal associated with various preparation designs for posterior teeth. *Int J Periodontics Restorative Dent, 22*(3), 241–249.

Splieth, C., Giesenberg, J., Fanghanel, J., Bernhardt, O., & Kocher, T. (2002). Periodontal attachment level of extractions presumably performed for periodontal reasons. *J Clin Periodontol, 29*(6), 514–518. doi:10.1034/j.1600-051x.2002.290607.x.

远离那个牙医

爆笑口腔健康护理指南

AUF DEN ZAHN GEFÜHLT:
Wie unsere Zähne stark und gesund bleiben

导读手册

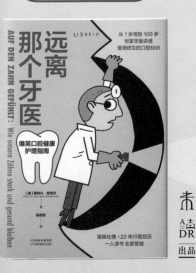

各大电商及实体书店有售

首先，
测试一下

您在日常生活中
能不能照顾好自己的牙齿吧！

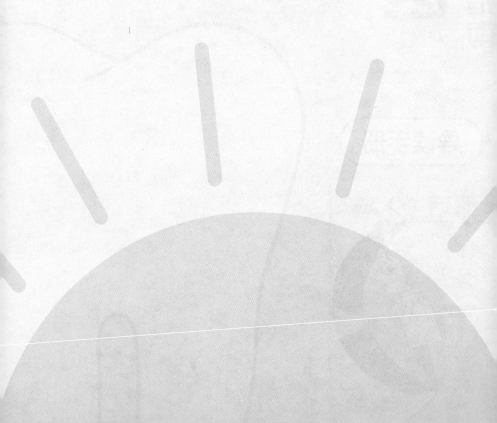

请在您认为 **正确的句子** 前打对钩：

☐ 虽然乳牙迟早会掉，但出了问题也不能放着不管。

☐ 给孩子刷乳牙时应该适当用力。

☐ 吸烟对牙龈格外有害。

☐ 把牙刷头朝上放能减少细菌滋生。

☐ 加餐吃得越频繁，越容易得龋齿。

□一年至少要洗一次牙。

□刷牙可以采取"晚上认真刷，早上随便刷"原则。

□刷完牙不用漱口，把沫吐了就行。

□用普通牙刷认真刷牙，清洁效果不比电动牙刷差。

□牙齿断了应该立刻带着断牙去找医生。

数一数

打钩的数量

10个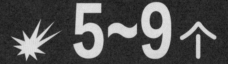

太强了！看来您已经不需要导读
手册了，请直接翻开这本书走向
护牙"进阶"之路吧！

5~9个

不错！但想拥有健康的口腔还需
要更深的了解，这本书对您大有
帮助。

少于5个

很遗憾，我估计您的牙齿不太好，
因为您对它了解太少了，读完这
本手册，请认真读书吧！

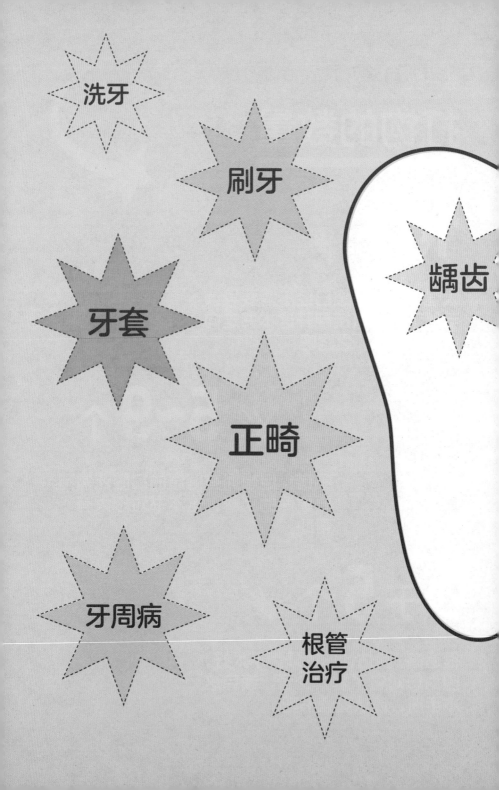

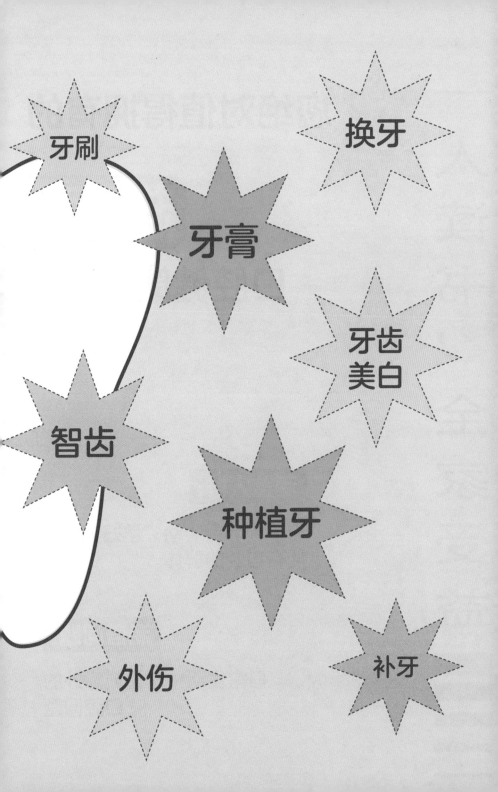

一人读书，全家受益

您绝对值得拥有的

超强

口腔健康指南

涵盖人群：

老 / 中 / 青 / 幼 / 孕妇等
拥有口腔的群体

涵盖问题：

日常生活中常见或意外的
口腔问题

1

人　群：幼儿

关键词：乳牙 / 正畸

孩子的第一颗牙
比您想的重要得多

· 选择安抚奶嘴：奶嘴颈越细越好，体积和个头越大使用者牙列不齐的风险就越高。

· 孩子长到 2 周岁之后，每天要用大约豌豆大小的牙膏刷 2 次牙。

· 孩子满 5 岁起，应该每隔一段时间就检查一下口腔深处是否有恒磨牙已经探出了头。

不是每个孩子
都需要正畸

· 小学低年级是让孩子第一次见正
畸医生的合适时机，10 岁是开始
正畸治疗的最佳年龄。

· 除非出现严重畸形，否则不建议
10 岁以下的孩子接受正畸治疗。

也不是每个大人
都需要拔智齿

· 只有会出问题的智齿才需要被拔掉。

· 如果需要拔智齿，请在 25 岁之前拔，因为出现并发症的概率会随着年龄上升。

2

人　群：成人

关键词：智齿 / 清洁 / 美化

牙刷 VS 牙线 VS 牙缝刷:

谁才是真正的口腔清洁冠军?

· 对于治疗急性炎症，我的第一个建议是扔掉您的旧牙刷。

· 出于卫生层面的考量，我建议您还是不要使用竹制牙刷。

· 如果使用含氟牙膏，就不一定非要使用牙线。

· 容易得牙周病和牙龈炎的人更应该使用牙缝刷。

·有一点请您注意：牙齿填充物是不能漂白的。

·"漂白会不会损伤我的牙齿？""不会。"

·成人阶段用牙套移动牙齿与十几岁时做正畸的治疗效果非常接近，但操作起来会更麻烦。

·通常情况下做牙贴面都要先把牙齿磨小，即便是完全健康的牙齿也不能幸免。

如何收获

亮白美牙？

3

人　群：成人 / 老人

关键词：假牙 / 种植牙

救命啊，我的牙医要在我的骨头上开个洞！

·除非必要，能不做牙冠就不做牙冠。

·如果您面临着有关假牙的选择，我建议您最好为上颌选择精心制作的活动假牙，在下颌做种植牙，然后安装固定假牙。

·希望种植体制造商和科学家听了我下面的这句大实话不要打我：用金属钛制成的种植体只不过是一颗普通的金属螺丝。

·做骨增量前记得咨询：一是并发症；二是准备做多少增量。

·假牙的材质也有陶瓷和金属两种选择，金属材质的假牙外面同样会覆盖上一层陶瓷贴面。

关于种直牙

孕期，您的牙龈也会发生变化

· 高风险孕妇应当在孕早期（怀孕的第一个月至第三个月）联系牙医，讨论如何在不进一步损害牙龈的情况下平安度过孕期。

· 如果孕妇的牙龈炎治疗不及时，有可能会造成早产和更多的妊娠并发症。

4

人　群：孕妇

关键词：牙龈出血

5

人　群：全年龄段人群

关键词：口腔疾病 / 治疗方法

噫，好臭啊，我得了牙周病！

· 导致牙周病的是细菌，但真正的罪魁祸首是您那试图通过自毁来抵抗细菌的免疫系统。

· 如果您有牙周病，那一定要把牙缝清洁到位。

· 绝大多数牙周病可以在不使用抗生素的情况下，仅靠牙周袋深度清洁治愈，并且不再继续恶化。

· 作为牙周病患者，可以在口腔中繁殖"好"细菌。

要做 **根管治疗** ，
我宁愿
再生两个孩子

· 一些情况下，根管治疗不是非做不可。

· 如果您的牙齿出现了剧烈疼痛，而且咬合时也会牙痛，那八成需要接受根管治疗。

· 对待根管炎症，正确的治疗方案应该是清理细菌的源头（龋洞）并封住空腔（根管），而这就是根管治疗。

· 与拔牙后装牙桥或做种植牙相比，根管治疗既省钱又省时间。

!

我的牙医在钻牙，

关于龋齿和补牙

· 不钻牙治疗龋齿确实是可行的，但速度很慢，而且最后还是免不了要稍微钻上一钻。

· 补牙后可能有几天没法用这颗牙咬东西，但如果过了一个星期这颗牙依然疼痛，那就有问题了。

· 用黄金做的假磨牙确实比陶瓷材质的经久耐用。

他是要挖出石油来吗？

牙齿不见了
怎么办

一

绝对不要用手接触牙根部分，
只能捏牙冠部分。

二

不要擦掉牙上的脏污，用保鲜
膜裹住牙齿，保持牙齿湿润。

· 活动假牙很容易修复。

· 通过面部是否对称可以判断骨裂与否。

超实用

口腔健康指南

远离牙医的

最好办法

就是在日常中

护理好自己的口腔

害怕看牙医？

那只要在生活中
护理好自己的口腔
就行了！

本书贴近每个人的日常生活，
作者不仅讲明医学理论，还在
每章的"小贴士"环节中给出
简明直白的建议，让您读有所
获，切实改善自己的口腔健康
状况。

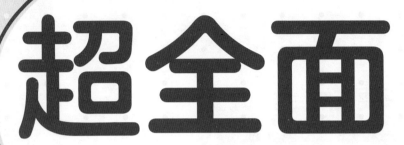

超全面

受众覆盖

从乳牙到假牙，
从智齿到外伤，
让每个人找到
自己需要的口腔健康建议

孩子乳牙上有龋齿
可以放着不管吗？ 当然不可以。

我应该选择
"更新、更快"的
种植牙方案吗？

成熟的方案比大多数激进的
新方案好得多。

长期牙龈出血
是什么情况？

可能是牙周病的初期警报。

本书作者菲克尔医生从专业角度全面考虑读者需求，
为不同年龄段、被不同问题困扰的读者解决口腔问题。

爆笑吐槽
× 真实病例

德国医生竟能
如此反差萌
让您开怀大笑,
炫出好牙!

钻别人的牙是什么感觉？

钻牙或钻骨头基本上和钻木头或钻墙面没什么区别。

牙医家属的牙
真的总是完美无瑕吗？

我的女儿每天都能看牙医，但只能在我下班时看。

真的有人想当牙医吗？

一方面，很少有人想跟牙医交换工作；另一方面，绝大部分人真的很尊敬牙医，毕竟牙疼实在太折磨人了。

最重要的是，你们牙医
一定赚得很多吧！

在德国来看是这样，但……

妙梗不断的菲克尔医生在本书中充分展现搞笑功力！他将击碎"德国人""牙医"等身份留给您的"严肃""可怕"印象，不光用亲身接触过的真实病例为您科普医学知识，还会把真实的牙医生活展现给您，让您轻松愉快地走进牙医日常，在他的妙语连珠中重新认识这个职业。

最后，
来正式介绍一下
这位有干货又幽默的牙医吧！

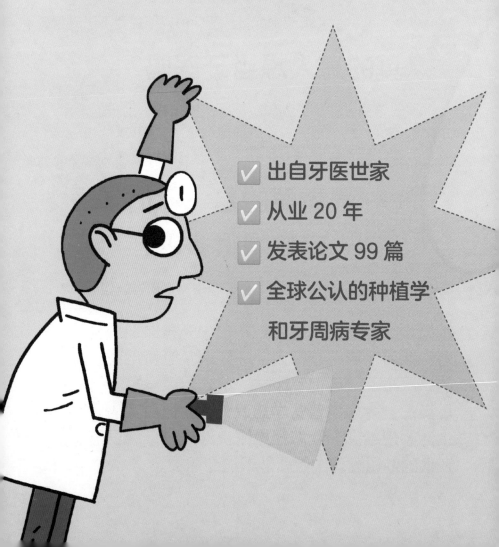

- ✓ 出自牙医世家
- ✓ 从业 20 年
- ✓ 发表论文 99 篇
- ✓ 全球公认的种植学
  和牙周病专家

教授 · 博士 · 医学 · 牙医

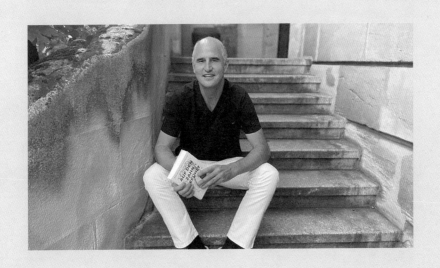

斯特凡 · 菲克尔
（Prof. Dr. med. dent. Stefan Fickl）

1977 年出生，接管了他父亲的牙科诊所，而他的祖父也是一名牙医。在慕尼黑和纽约工作后，他于 2011 年获得教授资格，并于 2017 年被任命为维尔茨堡大学的副教授。他是全球公认的种植学和牙周病专家，凭此进入了德国第三大新闻周刊《焦点》（Focus）的名单。

收获满满！
大众读者诚意推荐

斯特凡·菲克尔是一名执业牙医，他在这本非虚构类图书中谈到了博士学位和好牙医的标准、乳牙、牙套、刷牙、使用牙线、牙缝刷、营养、龋齿、根管治疗、牙周病、假牙、种植牙和黏膜等话题。

　　我最近拔了两颗智齿，你可能会认为我暂时已经听够了牙医的话题，但事实恰恰相反：由于我的手术预约，我对牙齿话题相当着迷，想了解更多关于牙齿的知识。这本非虚构类图书来得正是时候！

　　从一开始，菲克尔就以一种有趣的方式写作、自嘲，并以一种寓教于乐的方式解释牙科知识。我非常喜欢阅读这本书，也学到了很多关于牙齿的知识。

　　对我这个门外汉来说，我觉得菲克尔的解释非常细致，对我进一步了解牙齿非常有帮助。今后我一定会更好地保护我的牙齿。

——德国亚马逊读者

爱意满满！
同行读者感动推荐

作为一名执业牙医，我总是开玩笑地把对牙医的恐惧称为"牙医过敏症"，而作者也使用了许多我已经融入日常生活的表达和解释方式，这让我激动不已。这本书为患者提供了丰富的信息，是一部充满爱意、让人非常感同身受的作品。可以看出作者是多么热爱他的职业。你喜欢帮助别人，当你能帮助别人提高生活质量时，你会感到很高兴。当病人回来做例行检查时，听到他放松地坐在椅子上说"现在我一点儿也不害怕了"是最令人激动的。我很高兴能读到这本书，它告诉我牙医也可以帮助病人。它告诉我，牙医也可以走一条重视患者的道路。

本书结构合理，涵盖了牙科的各个领域。这样，每个读者都可以选择适合自己或目前需要的章节阅读，此外，还可以对牙科的所有服务以及如何治疗有全面的了解。本书每一章都包含与患者相关的事实摘要，如医疗保险补贴、自身成本和治疗方式等。

我也从这本书中获得了一些建议，我会把这些收获用在我的日常工作中。

我给这本书打了满星，甚至额外加了一颗星，因为我非常喜欢这本书（作为同行，我有足够的能力来判断书中的专业内容是否准确）。

感谢斯特凡·菲克尔教授的这本书：）

——Goodreads 读者

在微博、豆瓣、小红书、抖音搜索

远离那个牙医

参与话题互动，就有机会收获新书！